はじめに

　平成12年度に成立した改正栄養士法では，新たに管理栄養士の免許制度が実現しました．また，同法では，管理栄養士免許の制度化とともに，傷病者の療養のための栄養の指導など，管理栄養士に免許される業務が明示されました．病院等保険医療機関に勤務する管理栄養士をはじめとして，その後の管理栄養士のめざましい活躍はますます勢いを増しています．

　一方，平成12年度の栄養士法の改正では，栄養士の身分や業務に関わる改正は行われていません．しかし，厚生労働省の委託を受けた特定非営利活動法人日本栄養改善学会は，「管理栄養士養成のための栄養学教育モデル・コア・カリキュラム」とともに，「栄養士養成のための栄養学教育モデル・コア・カリキュラム」も一緒に提言しています．両カリキュラムを臨床栄養領域から概観すると，管理栄養士には主として病棟や外来において，医療チームの一員として患者の栄養管理や栄養食事指導に必要な知識・技術が求められ，栄養士には主として入院時食事療養部門で医療の一環として，治療食の調製に必要な知識・技術が求められているように思われます．また，令和2年度の診療報酬の改定では，管理栄養士の技術料ともいうことができる診療報酬上の評価において，対象の拡大と算定の充実が図られています．

　このような状況の下で，管理栄養士と栄養士の養成における「臨床栄養学実習」をみたとき，栄養アセスメントの手技や栄養管理計画の作成技法など，管理栄養士に必要とされる内容を含みながら，適切に栄養管理がなされた治療食の調製と提供により治療に関わる業務は，管理栄養士ならびに栄養士のどちらにとっても大切なものであると考えます．

　そこで，病院等医療機関の管理栄養士・栄養士に求められている知識・技術の修得に適応した，『食事療養の実務』を学ぶためのよりよい教科書を目指して，今回の改訂を行いました．改訂は，長年病院等医療機関で経験を積んだ管理栄養士が力を合わせて行い，臨地実習生の指導を通じて感じている知識・技術の強化を第一に心がけました．具体的には，各学会から公表されている最新の診療ガイドラインなどの収載，令和2年度診療報酬改定における管理栄養士・栄養士関連部分の詳細，とくに「入院時食事療養費に係る帳票等の見直し」や「適時・適温の食事提供の見直し」の収載などに配慮しました．

　本書のねらいは，養成施設卒業後入院時食事療養の職場に就職したとき，遅滞なく業務の遂行に入っていける管理栄養士・栄養士を養成することであり，現場指向の授業に適した教科書であると考えております．

　本書は，食事療養に関する実務を理論的に理解するための教科書として，おもに教室における授業での活用を想定して編集してあります．治療食の調製に必要な知識・技術を学ぶための調理実習室での授業には，本書の別冊として作成した「管理栄養士・栄養士になるための臨床栄養学実習 別冊『食事療養実務実習書』」の使用をお薦めいたします．

　新しい時代の要請に応え得る医療職場で働く有為な管理栄養士・栄養士となるために，本書をご活用賜り，より充実した「臨床栄養学実習」としていただければ幸いです．

　令和2年7月

　　　　　　　　　　　　　　　　　　　　　　　　　　　　　　著 者 一 同

株式
会社 学建書院

管理栄養士・栄養士になるための
臨床栄養学実習

食事療養実務入門

——「日本人の食事摂取基準（2020年版）」対応——
——「日本食品標準成分表 2020年版（八訂）」対応——

編　集

芦川修貳

服部富子

株式
会社 学建書院

執 筆 (50音順)

芦 川 修 貳 　北海道文教大学客員教授

石 川 祐 一 　茨城キリスト教大学教授

今 泉 博 文 　北海道文教大学教授

鈴 木 陽 子 　北海道文教大学助教

須 永 将 広 　独立行政法人 国立病院機構渋川医療センター 栄養管理室長

田 中 　 寛 　東京家政大学教授

服 部 富 子 　北海道文教大学教授

藤 井 　 茂 　元国際学院埼玉短期大学教授

松 本 信 子 　北海道文教大学准教授

矢ヶ崎栄作 　国立研究開発法人 国立国際医療研究センター病院 栄養管理室長

もくじ

第3章
一般治療食

第4章
特別治療食

第5章
検 査 食

第6章
入院時食事療養制度概説

臨床栄養学実習をはじめる前に

1

Ⅰ　臨床栄養のとらえ方

1　臨床栄養の現状

　近年，病院等医療機関に勤務する管理栄養士が，病棟やベッドサイドで活躍する機会が増加している．病棟やベッドサイドにおいて管理栄養士は，多職種の共働による医療チームにその一員として参画し，患者の栄養状態の管理と改善を担当することによって，症状の重症化予防とともに早期退院をめざした治療の一翼を担っている．

　管理栄養士が医療チームに参画し分担する業務について，その専門性が診療報酬において評価されている事項には次のようなものがある．

(1) 基本診療料関係

　管理栄養士が病棟などにおいて，医療チームの一員として従事する代表的な業務に，入院患者の『基本診療料』の算定に必要な「入院診療計画書」作成への参画がある．「基本診療料の施設基準」に規定されている算定要件の要旨には，

① 当該保険医療機関内に，栄養管理を担当する常勤の管理栄養士が 1 名以上配置されていること．

② 管理栄養士をはじめとして，医師，看護師その他の医療従事者が共働して栄養管理を行う体制を整備し，あらかじめ栄養管理手順（栄養スクリーニングを含む栄養状態の評価，栄養管理計画，定期的な評価など）を作成すること．

③ 入院時に患者の栄養状態を医師，看護師，管理栄養士が共働して確認し，特別な栄養管理の必要の有無について「入院診療計画書」に記載していること．

④「入院診療計画書」において，特別な栄養管理が必要と医学的に判断される患者については，栄養状態の評価を行い，医師，管理栄養士，看護師その他の医療従事者が共働して，当該患者ごとの栄養状態，摂食機能および食形態を考慮した栄養管理計画を作成していること．

⑤ 栄養管理計画には，栄養補給に関する事項（栄養補給量，補給方法，特別食の有無など），栄養食事相談に関する事項（入院時栄養食事指導，退院時の指導の計画など），その他栄養管理上の課題に関する事項，栄養状態の評価の間隔などを記載すること．また，当該計画書の写しを診療録（カルテ）に貼付すること．

⑥ 当該患者について，栄養管理計画に基づいた栄養管理を行うとともに，栄養状態を定期的に記録していること．

⑦ 当該患者の栄養状態を定期的に評価し，必要に応じて栄養管理計画を見直していること．
などがある（ただし，臨場感を考え「共同」を「共働」と表記した．）．

　「基本診療料の施設基準」には，病院経営の根幹をなす『基本診療料』の算定にあたって，医師，看護師その他医療従事者とともに構成される医療チームに，管理栄養士が構成員の一人として参画する場合の位置づけと，取り扱う業務の内容が明示されている．

(2) 医療チームによる加算関係

　病棟やベッドサイドにおいて管理栄養士が担っている医療チームの一員としての活動には，『基本診療料』関係以外に，

① 栄養障害の状態にある患者，また，栄養管理しなければ栄養障害の状態になることが見込まれる患者に対し，入院生活の QOL の向上，原疾患の治癒促進および感染症等の合併症予防などを目的として，栄養管理に係る専門知識を有した多職種の参画による診療を評価する『栄養サポートチーム（Nutrition Support Team：NST）加算』

② 摂食障害を有する患者に対して，医師，看護師，精神保健福祉士，臨床心理技術者および管理栄養士などによる，集中的かつ多面的な治療の計画的な提供を評価する『摂食障害入院医療管理加算』

③ 摂食機能または嚥下機能の回復のために必要な指導管理を，医師，看護師，言語聴覚士，薬剤師，管理栄養士等が共働して行う多職種チームによる介入を評価する『摂食嚥下支援加算(摂食機能療法)』

④ 医療機関と薬局との連携強化やきめ細かな栄養管理を通じてがん患者に対するより質の高い医療を提供する観点から，療養のため必要な栄養の指導を実施する場合には，管理栄養士と連携を図ることなどを評価する『連携充実加算』

⑤ 重症患者の集中治療室への入室後，早期(48時間以内)に経口移行・維持および低栄養の改善等の栄養管理を，専任の管理栄養士が医師，看護師，薬剤師等と共働して実施した場合の評価としての『早期栄養介入管理加算』

⑥ 回復期リハビリテーション病棟における栄養管理の充実を図る観点から，当該病棟に専任の常勤管理栄養士1名以上の配置を推進する『回復期リハビリテーション病棟入院料算定の施設基準に，専任の常勤管理栄養士の配置努力規定』

⑦ 多職種連携を推進する観点から，小児在宅患者訪問口腔リハビリテーション指導管理料に『栄養サポートチーム等連携加算の設定』

⑧ 厚生労働省が告示で定める「特掲診療料の施設基準等」に規定されている，糖尿病指導の経験を有する専任の医師，看護師または保健師および管理栄養士によって構成される透析予防診療チームによる診療を評価する『糖尿病透析予防指導管理加算』

などがある．いずれも管理栄養士が医師，看護師，薬剤師等医療専門職種と共働して診療に当たることを診療報酬で評価(「管理栄養士の技術料」ということができる．)するものである．とくに，近年2年ごとに行われる診療報酬の改定においては，管理栄養士関連の評価対象項目の拡大が特筆されるところである．

　平成22年度の診療報酬の改定で新たに採用されたNST加算の制度化を契機として，病院等医療機関の病棟やベッドサイドにおける管理栄養士業務の拡大とともに，臨床の場で活躍する管理栄養士に対する評価が著しく向上した．また，同時期に発出された厚生労働省医政局長通知「医療スタッフの協働・連携によるチーム医療の推進について」(平成22年4月30日付け医政発0430第1号)においては，薬剤師，リハビリテーション関係職種などとともに管理栄養士が，医療チームの一員として実施することができる業務の具体例が示され，病院等医療機関における管理栄養士が取り扱う業務の範囲とその内容が広く認知された．

「医療スタッフの協働・連携によるチーム医療の推進について」の要旨

　近年，質が高く，安心で安全な医療を求める患者・家族の声が高まる一方で，医療の高度化や複雑化に伴う業務の増大により医療現場の疲弊が指摘されるなど，医療のあり方が根本的に問われているところである．こうした現在の医療のあり方を大きく変え得る取組として，多種多様な医療スタッフが，おのおのの高い専門性を前提とし，目的と情報を共有し，業務を分担するとともにたがいに連携・補完し合い，患者の状況に的確に対応した医療を提供する「チーム医療」に注目が集まっており，現に，さまざまな医療現場で「チーム医療」の実践が広まりつつある．

　このため，厚生労働省では，「チーム医療」を推進する観点から，「医師及び医療関係職と事務職員等との間等での役割分担の推進について」(平成19年12月28日付け医政発第1228001号厚生労働省医政局長通知)を発出し，各医療機関の実情に応じた適切な役割分担を推進するよう周知するとともに，平成21年8月から「チーム医療の推進に関する

検討会」を開催し，日本の実情に即した医療スタッフの協働・連携のあり方などについて検討を重ね，平成22年3月19日に報告書『チーム医療の推進について』を取りまとめた．

　今般，当該報告書の内容をふまえ，関係法令に照らし，医師以外の医療スタッフが実施することができる業務の内容について下記のとおり整理したので，貴職におかれては，その内容について御了知のうえ，各医療機関において効率的な業務運営がなされるよう，貴管内の保健所設置市，特別区，医療機関，関係団体などに周知方願いたい．

　なお，厚生労働省としては，医療技術の進展や教育環境の変化などに伴い，医療スタッフの能力や専門性の程度，患者・家族・医療関係者のニーズなども変化することを念頭に置き，今後も，医療現場の動向の把握に努めるとともに，各医療スタッフが実施することができる業務の内容などについて，適時検討を行う予定である．

記

1　基本的な考え方

　各医療スタッフの専門性を十分活用して，患者・家族とともに質の高い医療を実現するためには，各医療スタッフがチームとして目的と情報を共有したうえで，医師などによる包括的指示を活用し，各医療スタッフの専門性に積極的に委ねるとともに，医療スタッフ間の連携・補完を一層進めることが重要である．

　実際に各医療機関においてチーム医療の検討を進めるに当たっては，局長通知に示したとおり，まずは当該医療機関における実情(医療スタッフの役割分担の現状や業務量，知識・技術など)を十分に把握し，各業務における管理者および担当者間においての責任の所在を明確化したうえで，安心・安全な医療を提供するために必要な具体的な連携・協力方法を決定し，医療スタッフの協働・連携によるチーム医療を進めることとし，質の高い医療の実施はもとより，快適な職場環境の形成や効率的な業務運営の実施に努められたい．

　なお，医療機関のみならず，各医療スタッフの養成機関，職能団体，各種学会などにおいても，チーム医療の実現の前提となる各医療スタッフの知識・技術の向上，複数の職種の連携に関する教育・啓発の推進などの取組が積極的に進められることが望ましい．

2　各医療スタッフが実施することができる業務の具体例

(1)，(2)　略
(3) 管理栄養士

　近年，患者の高齢化や生活習慣病の有病者の増加に伴い，患者の栄養状態を改善・維持し，免疫力低下の防止や治療効果およびQOLの向上などを推進する観点から，傷病者に対する栄養管理・栄養指導や栄養状態の評価・判定などの専門家として，医療現場において果たし得る役割は大きなものとなっている．

　以下に掲げる業務については，現行制度の下において管理栄養士が実施することができることから，管理栄養士を積極的に活用することが望まれる．

① 一般食(常食)について，医師の包括的な指導を受けて，その食事内容や形態を決定し，または変更すること．
② 特別治療食について，医師に対し，その食事内容や形態を提案すること(食事内容などの変更を提案することを含む．)．
③ 患者に対する栄養指導について，医師の包括的な指導(クリティカルパスによる明示など)を受けて，適切な実施時期を判断し，実施すること．
④ 経腸栄養療法を行う際に，医師に対し，使用する経腸栄養剤の種類の選択や変更など

> を提案すること.
> (4), (5), (6) 略

　医政局長通知では，これまで医師の指示の下で行わなければならないと考えられていた業務のうち，現行制度の下であっても医師の包括的指導(たとえば，院長決定による「約束食事箋」や「食事基準」に基づく業務)を受ければ，管理栄養士の判断で実施できる範囲と内容が明確にされ，管理栄養士の医療職種としての専門性が次第に確立してきている.

　これら病棟やベッドサイドで医療チームの一員として診療に参画する管理栄養士を，「(仮称)臨床専門管理栄養士」などの名称を冠し，医療専門職種として確立していこうという取り組みが，いくつかの学会などによって発足または検討が行われている.　学会などによって名称は異なっているが，今後の病棟およびベッドサイドにおける管理栄養士の活躍に着目していることに変わりはない.

2 食事療法の現状

　現在，病院等医療機関においては，食事療法を「入院時食事療養および入院時生活療養」とよんでいる(本書では，病院等医療機関の治療食の提供を，原則として「入院時食事療養」に限定して記述し，「食事療法」を「食事療養」と記述する).　わが国における病院等医療機関における治療食の提供業務は，「完全給食制度」から「基準給食制度」，そして「入院時食事療養制度」へと変遷してきた.　「入院時食事療養制度」の発足によって治療食の提供業務は，それ以前の「給食」というとらえ方から，治療の一環としての「療養」というとらえ方へと大きな転換が図られた.

「給食」と「療養」

給食とは…「特定の集団を対象に栄養管理された食事を提供するプロセス」および「提供される食事」のこと.
療養とは…病状や病態の改善を目的として，病気を治すための治療や養生を行うこと.

---

(1) 入院時食事療養と管理栄養士
　入院時食事療養の実務の詳細は，本書の記述によるところである.
　多くの病院等医療機関における管理栄養士業務の実態は，治療食の調製業務を外部に委託している病院などを除き，治療食の提供を目的とした入院時食事療養関連業務が依然として主体である.　多くの病院等医療機関では，調理場横の栄養部門事務室に席を置き，多忙な食事療養関連業務の合間を縫うようにして，病棟やベッドサイドでの業務，また，外来および入院患者対象の栄養食事指導に従事している.

(2) 入院時食事療養と臨床栄養
　病院等医療機関における入院時食事療養は，各種疾病の治療や病状のコントロールなどを目的として，適切な栄養管理を行うために必要な病態生理や栄養代謝など臨床栄養学関連の学問を基礎とし，入院患者を対象として，臨床的に提供される治療食を根拠として運営されている.　このような病院等医療機関には，入院時食事療養を主体とした管理栄養士業務を「臨床栄養」と位置づける考え方がある.

3　臨床栄養のとらえ方

　　現状における病院等医療機関に勤務する管理栄養士の「臨床栄養」には，第一に「管理栄養士の参画が条件とされている病棟やベッドサイドで展開されるチーム医療，また，外来を含む栄養食事指導に関連する業務」というとらえ方と，第二に「入院時食事療養に基づく治療食の調製に関連する業務を主体とし，一部病棟やベッドサイドおよび栄養食事指導に関連する業務を含む」という2つの考え方が見受けられる．

　　今後は，平成24年4月1日施行の「栄養管理実施加算」の「基本診療料」への吸収，また，平成28年4月1日施行の診療報酬の改正による栄養食事指導料評価の大幅な改善，さらには令和2年4月1日施行の診療報酬の改正による病棟における管理栄養士の評価の拡大などを受け，前者による「新しい臨床栄養」のとらえ方が病院等医療機関においてより一層明確にされていくものと考えられる．

Ⅱ　病院栄養部門が担当するおもな業務

　　病院等医療機関の栄養部門が担当する業務は，病棟やベッドサイドにおけるチーム医療，入院時食事療養関連業務および栄養指導・教育関連業務に大別することができる．栄養部門の多様な業務を体系的に整理すると次のとおりである．

1　病棟やベッドサイドにおけるチーム医療

- 基本診療料関係
  - 入院診療計画書
  - 栄養管理計画
- チーム医療による加算関係
  - 摂食嚥下支援加算（摂食機能療法）
  - 栄養サポートチーム（NST）加算
  - 早期栄養介入管理加算
  - 糖尿病透析予防指導管理料
  - 入院時支援加算
  - 退院時共同指導料
  - 回復期リハビリテーション病棟入院料算定
  - 緩和ケア診療加算

2　治療食の栄養管理

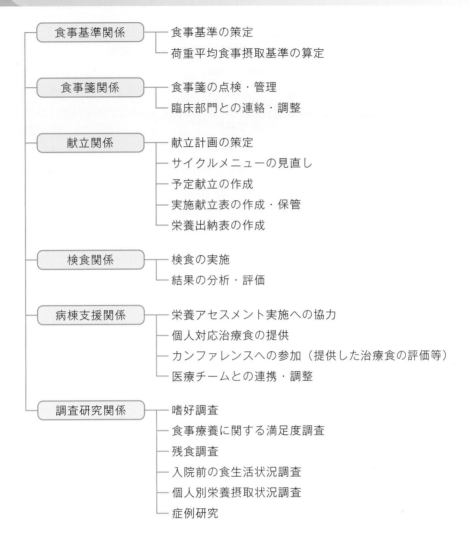

食事基準関係 ── 食事基準の策定
　　　　　　 └ 荷重平均食事摂取基準の算定

食事箋関係 ── 食事箋の点検・管理
　　　　　　 └ 臨床部門との連絡・調整

献立関係 ── 献立計画の策定
　　　　　 ├ サイクルメニューの見直し
　　　　　 ├ 予定献立の作成
　　　　　 ├ 実施献立表の作成・保管
　　　　　 └ 栄養出納表の作成

検食関係 ── 検食の実施
　　　　　 └ 結果の分析・評価

病棟支援関係 ── 栄養アセスメント実施への協力
　　　　　　 ├ 個人対応治療食の提供
　　　　　　 ├ カンファレンスへの参加（提供した治療食の評価等）
　　　　　　 └ 医療チームとの連携・調整

調査研究関係 ── 嗜好調査
　　　　　　 ├ 食事療養に関する満足度調査
　　　　　　 ├ 残食調査
　　　　　　 ├ 入院前の食生活状況調査
　　　　　　 ├ 個人別栄養摂取状況調査
　　　　　　 └ 症例研究

　令和2年度診療報酬改定に合わせ，入院時食事療養費に係る帳票等の見直しが行われた．医療従事者の負担軽減や業務の効率化を図る観点から，入院時食事療養費で求められている帳票等について，電子的データでの保管および患者ごと個別に栄養管理が実施されている場合（栄養管理体制の整備：栄養管理手順に基づき管理栄養士等が患者ごとに栄養管理を実施）には，必ず備えるべきとされてきた帳票のうち，集団としての栄養管理を行ううえで必要な帳票が除外された．

　ただし，栄養管理体制が整備されていない施設においては，管理栄養士等による患者ごとの栄養管理が実施されていないと考えられ，引き続き帳票等の作成が求められている．また，食事の提供に関する業務を委託している場合には，食事療養の質の確保の観点から除外対象の帳票等であっても整備が求められている．

　以上のことから本書では，帳票等を除外しない仕様を採用することにした．とくに，入院時食事療養における治療食の管理では，病棟業務とは異なり，効率的・効果的に各種治療食を調製するために，集団としての栄養管理手法の活用が有用である点も考慮した．

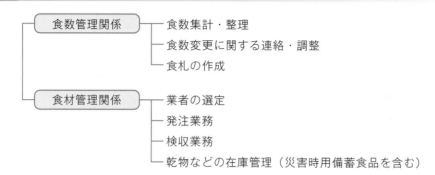

3　食数・食材管理

```
├─ 食数管理関係 ─┬─ 食数集計・整理
│                ├─ 食数変更に関する連絡・調整
│                └─ 食札の作成
│
└─ 食材管理関係 ─┬─ 業者の選定
                 ├─ 発注業務
                 ├─ 検収業務
                 └─ 乾物などの在庫管理（災害時用備蓄食品を含む）
```

4　調理作業

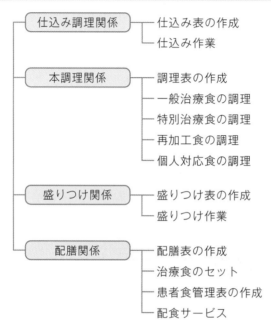

```
├─ 仕込み調理関係 ─┬─ 仕込み表の作成
│                  └─ 仕込み作業
│
├─ 本調理関係 ─┬─ 調理表の作成
│              ├─ 一般治療食の調理
│              ├─ 特別治療食の調理
│              ├─ 再加工食の調理
│              └─ 個人対応食の調理
│
├─ 盛りつけ関係 ─┬─ 盛りつけ表の作成
│                └─ 盛りつけ作業
│
└─ 配膳関係 ─┬─ 配膳表の作成
             ├─ 治療食のセット
             ├─ 患者食管理表の作成
             └─ 配食サービス
```

※調理作業については，各作業の工程表の作成が重要な業務となっている．

5　下膳・洗浄作業

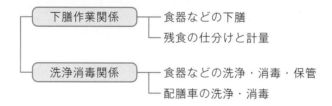

```
├─ 下膳作業関係 ─┬─ 食器などの下膳
│                └─ 残食の仕分けと計量
│
└─ 洗浄消毒関係 ─┬─ 食器などの洗浄・消毒・保管
                 └─ 配膳車の洗浄・消毒
```

6　衛生・安全管理

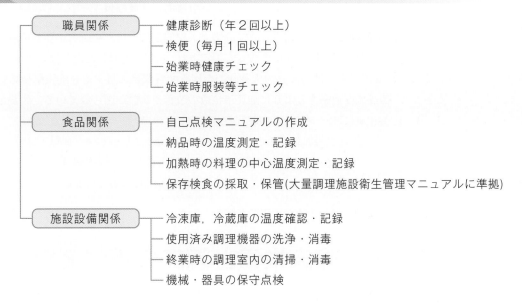

- 職員関係
  - 健康診断（年2回以上）
  - 検便（毎月1回以上）
  - 始業時健康チェック
  - 始業時服装等チェック
- 食品関係
  - 自己点検マニュアルの作成
  - 納品時の温度測定・記録
  - 加熱時の料理の中心温度測定・記録
  - 保存検食の採取・保管(大量調理施設衛生管理マニュアルに準拠)
- 施設設備関係
  - 冷凍庫，冷蔵庫の温度確認・記録
  - 使用済み調理機器の洗浄・消毒
  - 終業時の調理室内の清掃・消毒
  - 機械・器具の保守点検

7　栄養指導・教育

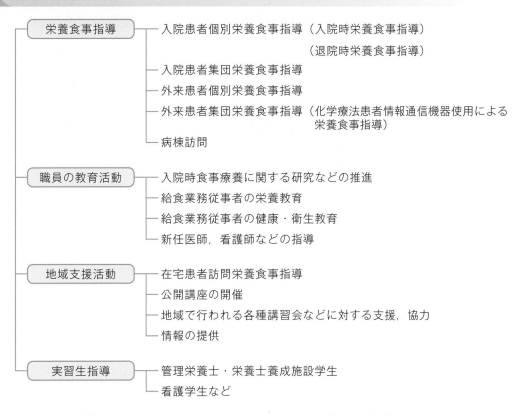

- 栄養食事指導
  - 入院患者個別栄養食事指導（入院時栄養食事指導）
    - （退院時栄養食事指導）
  - 入院患者集団栄養食事指導
  - 外来患者個別栄養食事指導
  - 外来患者集団栄養食事指導（化学療法患者情報通信機器使用による栄養食事指導）
  - 病棟訪問
- 職員の教育活動
  - 入院時食事療養に関する研究などの推進
  - 給食業務従事者の栄養教育
  - 給食業務従事者の健康・衛生教育
  - 新任医師，看護師などの指導
- 地域支援活動
  - 在宅患者訪問栄養食事指導
  - 公開講座の開催
  - 地域で行われる各種講習会などに対する支援，協力
  - 情報の提供
- 実習生指導
  - 管理栄養士・栄養士養成施設学生
  - 看護学生など

　病院等医療機関やこれに準じた栄養管理を行っている介護老人保健施設などであって，食事の調製業務を委託によって行っている場合には，「1 病棟やベッドサイドにおけるチーム医療」，「2 治療食の栄養管理」および「7 栄養指導・教育」を委託施設側管理栄養士の業務とし，その他を受託会社側の管理栄養士などの担当業務と区分されていることが多い．

介護老人保健施設

　介護保険法に規定される「介護老人保健施設」は，病院および診療所などとともに医療法において「医療提供施設」と規定され，病院に近似した取り扱いが行われている．近年，「介護老人保健施設」の栄養部門が施行する業務に対する介護報酬の算定は，病院における評価と連動するように加算単位数の改善や新設が図られている．栄養部門が関連する介護報酬には，つぎのようなものがある．

- ・栄養改善加算
- ・栄養マネジメント加算
- ・介護食加算
- ・栄養スクリーニング加算
- ・低栄養リスク改善加算
- ・再入所時栄養連携加算

Ⅲ　臨床栄養と臨床栄養学実習

1　病院等医療機関における管理栄養士・栄養士業務の実態

　一般的な病院等医療機関において管理栄養士・栄養士が所属する栄養部門が担当している業務は，「Ⅱ　病院等の栄養部門が担当するおもな業務」に示したとおりである．

　「臨床栄養学実習」で学ぶべき内容は，「Ⅰ　臨床栄養のとらえ方」で紹介したように，管理栄養士が病棟やベッドサイドで行う業務，外来の栄養相談室などで行う栄養食事指導業務，および在宅患者訪問栄養食事指導を基本とすべきであろう．しかし，管理栄養士が病棟専任あるいは栄養食事指導専任として設置されている病院等医療機関は，先進的な一部の病院などにとどまっている．また，養成施設卒業後の管理栄養士・栄養士の就業実態から類推すると，「Ⅱ　病院栄養部門が担当するおもな業務」のうち2から6の業務に従事している管理栄養士・栄養士が多数存在するものと考えられる．

　平成12年3月の栄養士法の一部改正に伴う同法政省令や管理栄養士養成カリキュラムの改正により，「新しい臨床栄養」のとらえ方が重要視されたことは大きな前進である．しかし，現状の管理栄養士養成制度には，病棟専任管理栄養士または栄養食事指導専任管理栄養士の養成という観点からみると，病院等医療機関が求めるレベル・内容とは相当程度の乖離が認められる．また，栄養士養成においては，「新しい臨床栄養」のとらえ方から取り残されている状況がある．

　長期的な視点に立てば，「新しい臨床栄養」への取り組みは，大学病院や国立医療研究センターなどの高機能病院からその他の病院へ次第に普及してくるものと考えられ，管理栄養士養成施設における教育・養成のレベル，内容もふさわしいものに進展していくであろう．この過程において，病院等医療機関の厨房に隣接する栄養部門事務室に所属し，専門的に入院時食事療養を担当する管理栄養士・栄養士と，病棟や外来に所属し医療チームの一員としての業務や栄養食事指導を専門的に担当する「（仮称）臨床専門管理栄養士」との専門分化が図られ，結果として「新しい臨床栄養」のとらえ方に基づく「（仮称）臨床専門管理栄養士」免許制度が創設され，広く社会に認められることが期待されるところである．

2　管理栄養士・栄養士養成施設における臨床栄養学実習

「(仮称)臨床専門管理栄養士」のレベルは，最低条件として現行の管理栄養士以上でなければならないであろう．現在の管理栄養士・栄養士養成施設における授業の内容に比べ，相当程度高度なレベル(たとえば「大学院修士課程卒以上」など)が求められる．しかし，現状を概括すると「(仮称)臨床専門管理栄養士」レベルとするための管理栄養士の教育と能力開発は，病院等医療機関における実務を通しての卒後教育にゆだねざるを得ない状況がある．

現在，病院等医療機関における治療食の調製は，主治医が発行する「食事箋」によるほか，病棟やベッドサイドにおいて管理栄養士が参画する医療チームによって作成される「栄養管理計画」により，患者の病状などに適応する治療食が選定され，入院時食事療養担当者(管理栄養士・栄養士)の管理の下で行われている．入院時食事療養を担当する管理栄養士・栄養士は，調理師などを統制して「食事箋」や「栄養管理計画」の内容が適切に反映された品質の治療食を調製し，患者に提供する業務に従事している．

疾病治療の一環としての治療食の提供は，栄養アセスメントなどに基づき医療チームが設定する「栄養管理計画」と，選定された食事基準(給与栄養目標量)などが適切に反映された品質の治療食の調製を両輪とするものである．この2つの業務は，専門性を異にするが，いずれも高度の知識・技術と経験を必要とし，両者が円滑に機能することで治療の一環を担うことを可能にする．

このテキストでは，現在の病院等医療機関における管理栄養士・栄養士の就業実態，また，就職後の経験が浅い管理栄養士・栄養士が多く担当する業務に配慮して，入院時食事療養関連の業務に着目した内容を中心に，医療職場の実態に即した学習をめざすことにする．

Ⅳ　栄養アセスメントとパラメータ

A　栄養アセスメント(栄養評価)

1　栄養アセスメントとは

臨床栄養における栄養アセスメントとは，栄養管理の施行を検討する患者の栄養状態を的確に把握することを目的として，診察，身体計測，血液および尿の生化学的検査，栄養素等摂取量などの多様な指標を用い，総合的・体系的に評価を行うことである．また，栄養アセスメントの結果に基づいて施行された栄養管理の経過の評価や効果の判定に活用されるとともに，症例によっては合併症の発生予測など予後の経過を推察することを目的としても実施されている．

食事療養のための栄養アセスメントは，提供する治療食の種類，調製の形態(常食，かゆ食，嚥下調整食，流動食および経管栄養食など)，再加工調理の採否および禁忌食品などを的確に選定することを目的として，臨床栄養における栄養アセスメントに準拠した評価項目に，食歴や病歴(とくに，入院前の食生活状況や食物アレルギー，食事療養を必要とする疾病とその実施状況)などを付加した内容で，患者の栄養状態と食事に関する総合的な評価を目的としても実施されている．

2　栄養アセスメントの意義

入院患者を対象とした疾病治療の一環としての入院時食事療養は，治療食の提供や栄養療法

の施行によって行われている．この治療食の提供や栄養療法の施行が適切かつ効果的に行われるためには，最初に対象となる患者の栄養状態や食生活の状況などを，可能なかぎり多様な指標により正確に把握することが大切である．

そのうえで，把握された各種のデータに基づき，医師，管理栄養士，看護師，薬剤師などによって構成される医療チーム(NST など)によって，対象患者の栄養状態，摂食機能および日常生活動作能力(ADL)などの総合評価が行われる．

その結果から，最もふさわしいと考えられる食事療養の手法が検討され，実際に施行されるとともに臨床での栄養管理および栄養食事指導の基礎資料ともなっている．

たとえば，著しい低栄養状態が確認された高齢患者の外科手術を執刀するために，事前に手術に耐えられる体力の回復を目的とした栄養状態の改善を図るための治療食(一般に「術前食」とよばれている)や栄養療法が試みられることはまれではない．また，糖尿病などの慢性疾患を有する患者の外科手術執刀の検討においても，病状のコントロールが不良のケースでは，事前に病状のコントロールを目的とした治療食の提供が試みられている．

栄養アセスメントは，個々の患者の栄養状態や摂食機能，ADL などに，的確に対応できる栄養補給方法の選択に重要な役割を担うとともに，施行中の治療食や栄養療法の適否などの評価と見直しのためにも，きわめて重要な管理栄養士の業務と位置づけられてきている．さらに，外科領域においては，術前の栄養状態が術後の回復過程に及ぼす影響などの検討から，治療効果を評価する指標の１つにあげる考え方もある．

3　栄養アセスメントの段階

現在，病院等医療機関で行われている栄養アセスメントは，対象患者をふるい分けるための栄養スクリーニング，食事療養や栄養療法など計画(plan)の段階，実施(do)の段階および評価(check)の段階，評価の結果に基づく計画の見直しと改善計画の再実施(action)により構成されている．

(1) 栄養スクリーニング

栄養スクリーニングの目的は，食事療養や栄養療法の対象となる患者を適切に抽出し，栄養アセスメントにつなげることである．本来，栄養アセスメントは，すべての入院患者を対象として施行することが望ましい．しかし，平均在院期間の短縮に伴う日々の入院患者の増加，また，病棟(ベッドサイド)で栄養アセスメントにかかわる管理栄養士の配置が充分でないことなどから，入院患者すべてを栄養アセスメントの対象とすることは困難である．

そこで，栄養アセスメントの対象患者を把握するための栄養スクリーニングが行われる．適切な栄養スクリーニングには，次のような項目が必要である．

① 過去２週間から１か月間の体重変化量
② 過去２週間から１か月間の平均的な食事摂取量 / 日の減少率
③ 過去２週間から１か月間に確認された消化器症状 (吐き気，嘔吐，下痢の持続)
④ 受診時の脱水または浮腫の有無
⑤ 受診時の摂食障害または嚥下障害の有無
⑥ 受診時の褥瘡の有無
⑦ その他の特記事項

(2) 計画の段階における栄養アセスメント

治療食の提供や栄養療法の施行開始の段階(一般的には入院時)で行われ，患者の栄養状態や

摂食機能, 日常生活動作能力(ADL)などを評価することで, 最もふさわしい栄養補給方法の選定を目的とした栄養アセスメントである.

　一般的には, 入院前の栄養素等摂取量の過不足に伴う身体状況や, 疾患ごとに特有に認められる栄養状態の異常などについて, 病棟における医療チームによって評価・判定〔たとえば, 生化学検査値と関連学会のガイドラインや各医療機関の基準範囲(正常値)との比較〕が行われている.

(3) 実施の段階における栄養アセスメント

　治療食の提供や栄養療法の施行中の経過観察(monitoring)として行われる. 入院期間が長期化する患者について, 施行している栄養補給方法が適切に対応できているかどうか, 検討することを目的とした栄養アセスメントである.

　治療食や栄養療法を通じて給与・投与されている栄養素などが, 患者の病状の改善や病態のコントロールについて, 期待した効果を上げているかを判定することによって行われる. 効果が認められないときには, この段階で計画の見直しが検討される.

(4) 評価の段階における栄養アセスメント

　治療食の提供や栄養療法の施行による病状の改善や病態コントロールの状況を確認する段階(一般的には退院時)で, 食事療養の効果判定とともに, 予後の合併症発症ハイリスクの判別や治療効果の推定を目的とした栄養アセスメントである.

　一般的には, 退院時における栄養状態などを入院時と比較することによって行われている. 食事療養の効果判定を容易にするために, 入院時に施行した栄養アセスメントと同じ内容で実施されている.

(5) 計画の見直しと再実施

　治療食の提供や栄養療法の施行開始時に設定した計画は, 評価の段階における栄養アセスメントの結果に基づいて, 「見直しの必要がない」と「見直しの必要がある」とに判別する. 「見直しの必要がない」ケースでは, 施行中の計画をそのまま継続する. 「見直しの必要がある」ケースでは, 施行中の計画を見直して改善計画を作成し, これを再実施する.

　計画(P), 実施(D), 評価(C)および改善計画の再実施(A)のサイクルをPDCAマネジメントサイクルとよぶが, いずれの段階においても栄養アセスメントは必要である.

B　栄養パラメータ(栄養指標)

1　栄養パラメータとは

　栄養アセスメントに必要な臨床データなどを得るための診察, 身体計測, 血液および尿の生化学検査, 免疫能検査, 身体構成成分の測定, 筋力測定, エネルギー代謝量の測定および栄養素等摂取量などの指標のことである.

2　栄養パラメータの実際

　栄養アセスメントを施行している病院等医療機関の報告などを参考に, 一部は採用が望ましいと思われる事項について取りまとめた.

(1) 診察と栄養パラメータ

　患者の栄養状態を把握することを目的として, 問診と身体観察が行われている.

問　　診　主訴，対象疾病病歴，既往歴，家族歴，生活歴，食歴，職業歴など．

身体観察　体格，眼球，口腔粘膜，舌，爪，上肢，下肢および皮膚症状など．

(2) 身体計測と栄養パラメータ

患者の成長の遅延，体重の変動，体脂肪の蓄積および骨格筋消耗の有無などの把握を目的として行われている．

身長，体重（BMI）

体脂肪量（体脂肪率）

上 腕 筋（上腕三頭筋囲，上腕筋面積）

腹 囲 長

(3) 血液生化学検査と栄養パラメータ

筋たんぱく質量，臓器たんぱく質量，栄養素の過不足とその程度，代謝異常の有無などの把握を目的として行われている．

血清たんぱく質　総たんぱく質，アルブミン，プレアルブミン，トランスフェリン，レチノール結合たんぱく質，ヘモグロビン，アポリポたんぱく質およびアミノ酸パターンなど．

脂　　質　LDL-コレステロール，HDL-コレステロール，トリグリセライド（中性脂肪），リン脂質および脂肪酸パターンなど．

炭水化物　空腹時血糖，グリコヘモグロビン A1c など．

そ の 他　亜鉛，セレンなどの微量元素，甲状腺ホルモンなど．

(4) 尿生化学検査と栄養パラメータ

筋たんぱく質量，臓器たんぱく質量，栄養素の過不足とその程度，代謝異常の有無などの把握を目的として行われている．

クレアチニン

尿素窒素

3-メチルヒスチジン

(5) 免疫能検査と栄養パラメータ

低栄養状態の患者の感染症の合併を防止するため，さまざまな生体防御機能障害の程度などを把握することを目的として行われている．

細胞性免疫能　リンパ球，免疫グロブリン，遅延型皮膚反応など．

サイトカイン産生能　インターロイキン，インターフェロンなど．

(6) 身体構成成分と栄養パラメータ

身体構成成分測定値の変動から，栄養状態の把握を目的として行われている．

体脂肪量（除脂肪量）

骨 塩 量

(7) 筋力測定と栄養パラメータ

生体内たんぱく質の状況把握を目的として行われている．

握　　力

呼吸筋力

(8) エネルギー代謝量と栄養パラメータ

消費エネルギー量に見合う適切なエネルギーおよび栄養素量等の把握を目的として行われて

いる.

間接エネルギー測定法

カロリーカウンター法

(9) 栄養素等摂取量調査と栄養パラメータ

栄養素等の摂取状態および食品の摂取状況の把握を目的として行われている.

摂取量記録法　食事記録から摂取した食品と量を求め，食品成分表を用いて栄養素量などを算出する.

- ・自記式秤量記録法…患者が摂取した食品または料理の内容と量を，患者および家族が秤で計量して記録する.
- ・自記式目安量記録法…患者が摂取した食品または料理の内容とその目安量を，患者および家族が記録する.
- ・秤量記録法…患者が摂取した食品または料理の内容と量を，栄養士などが秤で計量して記録する.
- ・聴取記録法…患者が摂取した食品または料理の内容とその目安量を，栄養士などが聞き取り記録する.

影膳法　実際に摂取した食品と同じ量について，科学的に栄養成分の分析を行う.

生体指標法　生体内における食事の量的・質的摂取状況を反映する栄養素などを測定する.

(10) その他の検査と栄養パラメータ

CT スキャン（Computed Tomography Scan）　回転面における透視エックス線量の分布をコンピュータを用いて画像に構成し，断面の形態や異常の把握を目的として行われている（内臓脂肪蓄積の判定に用いられている）.

MRI（磁気共鳴映像法）　ある種の原子核に特定の電磁波を当てて共鳴現象を起こさせ，放出されるエネルギーをコンピュータを用いて断層映像を構成し，生体内組織のエネルギー代謝や物質代謝の状況，および異常の把握を目的として行われている.

エコー（超音波断層法）　超音波振動を用いて，生体内の断面を画像に構成し，組織の性状や異常の把握を目的として行われている.

主観的包括的評価法

患者の記録		
1 体重の変化	◆%通常時体重	85〜95 % ＝ 軽度栄養障害 75〜84 % ＝ 中度栄養障害 0〜74 % ＝ 高度栄養障害
	◆%体重変化	1〜2 %以上 / 週間 ≧5%以上 / 1カ月 ≧ 7.5 %以上 / 3カ月 ≧ 10 %以上 / 6カ月 ⎱ 有意の体重変化
2 食物摂取状況（平常時との比較）	変化がある場合は，栄養不良との関連を確かめるために，その経緯を正確に把握する．	
3 消化器症状 （2週間の持続）	2週間以上持続している場合は，栄養リスクを伴う．	
4 機能状態 （活動性）	患者の日常生活の活動レベルを把握し，エネルギー必要量を推定する．	
5 疾患と栄養必要量の関係	◆代謝需要（ストレス）の目安は次の4段階で評価 　な　し……正常 　軽　度……軽度の感染症 　中等度……肺炎を併発している糖尿病患者 　高　度……重篤な腹膜炎を併発している患者 　　　　　　高度熱傷の患者 ◆スコア化する（0：正常　　1：軽度　　2：中等度　　3：高度）	
身体症状		
皮下脂肪の減少 筋 肉 消 失 浮　　　　腫 腹　　　　水	三頭筋（上腕中央），胸筋（胸のあたり） 四頭筋（大腿部），三角筋（肩の後ろ） 下腿（脛骨前部），仙骨 仰臥位で側腹部から背部を打診	
主観的包括的評価		
栄養状態良好，中等度の栄養不良，高度の栄養不良		

（臨床栄養，Vol. 107，No. 4，2005. 9，臨時増刊号，医歯薬出版）

客観的栄養評価法の代表的な生化学検査

静 的 指 標		動 的 指 標	
項目	基準値	項目	基準値
血清総蛋白	6.3〜7.9 g/dL	Rapid turnover protein 　プレアルブミン 　レチノール結合蛋白 　トランスフェリン	10〜40 mg/dL 2.4〜7.0 mg/dL 240〜400 mg/dL
アルブミン	3.9〜5.2 g/dL		
総コレステロール	132〜220 mg/dL		
コリンエステラーゼ	94〜228 IU/L	窒素平衡	± 0
末梢血リンパ球数	20〜42 %	アミノ酸代謝 　分岐鎖アミノ酸 / チロシン比 　分岐鎖アミノ酸 / 芳香族アミノ酸比 　アミノグラム	4.41〜10.05
血中ビタミン　B_1 　　　　　　　B_{12}	20〜50 ng/dL 233〜914 pg/dL		
微量元素　Fe 　　　　　Zn 　　　　　Cu	50〜170 μg/dL 65〜110 μg/dL 68〜128 μg/dL		
尿中クレアチニン	0.7〜2.4 g/日		

（臨床栄養，Vol. 107，No. 4，2005. 9，臨時増刊号，医歯薬出版）

C　栄養スクリーニング・栄養アセスメントの展開例

　　患者に施行される栄養スクリーニング・栄養アセスメントは，個々の病院等医療機関や対象となる疾患の違いによって用いられるパラメータや実施の方法が異なっている．ここでは，先駆的な医療機関における展開例を参考として示す．

1　栄養スクリーニング

　　これは，金沢大学医学部附属病院が公表している栄養スクリーニング表である．

栄養スクリーニング表

栄養スクリーニング表

実施日：　　年　　月　　日
記入者：
病　棟：　　病棟　　　階
病　名：

有：1点　　無：0点

入院日：　　年　　月　　日	点数
1．過去2週間で1％以上の体重が減少している	
2．2週間以上の摂取量低下がある（50％以下）	
3．2週間以上の消化器症状（吐き気，嘔吐，下痢）が持続している	
4．脱水，浮腫がある	
5．嚥下障害，または歯の異常がある	
6．褥瘡がある	
7．その他，37.0℃以上の発熱，血液データの異常（WBC，CRP値の上昇）TPNを挿入しているなど	
合　　　計	

　　注意：6に関しては褥瘡対策に関する診療計画に準ずる．

NST対象リストアップの流れ
　①入院アナムネ聴取時，または褥瘡対策に関する診療計画書記載時の栄養状態評価の一環として，この表に記入し評価する．
　②スコア2点以上はNSTリンクナースに提出し，報告する（2点以下でも重度レベルは報告）．
　③NSTリンクナースが報告を受けた場合はNSTスタッフとともに介入の要否を検討する．
　④要介入症例はさらに栄養アセスメントを実施したうえで主治医に提言する．
　⑤NST依頼症例となった場合は，次回からカンファレンス・回診を実施する．
　　　注意：入院中に症状が変化した場合も再度栄養アセスメントスコアシートを記入後，必要時にはリストアップする．

　　　　　　　　　　　NST連絡先：内線○○○○（栄養管理室）
金沢大学医学部附属病院NST

（臨床栄養，Vol. 107，No. 4，2005. 9，臨時増刊号，医歯薬出版）

2 栄養アセスメント・栄養ケアプランの実際

　病院等医療機関における栄養管理は，栄養スクリーニング・栄養アセスメントの実施から，栄養ケアプランの作成・実施，モニタリング，さらに評価・判定と必要な栄養ケアプランの見直しへつながる，PDCA マネジメントサイクルによって展開されている．

　ここでは，平成 30 年 9 月 12 日開催の一般社団法人全国栄養士養成施設協会が主催した「平成 30 年度 診療報酬・介護報酬同時改定と管理栄養士養成教育に求められる実践技能に関する研修会」において，独立行政法人国立病院機構渋川医療センター栄養管理室長 須永将広が，「カルテ記録〜臨床現場から〜」と題して講演したときの資料から，栄養アセスメントに関わる『看護および栄養管理等に関する情報(様式例)』を収載した(p.20)．また，比較的簡便な『栄養管理計画書(様式例)』と『栄養管理計画書(記入例)』を収載した．

栄養管理計画書 (様式例)

計画作成日　　　　.　　　.

フリガナ

氏名 _____ 様　(男・女)　　病　棟 _____

大・昭・平・令　年　月　日生(　歳)　　担当医師名 _____

入院日; _____　　担当管理栄養士名 _____

入院時栄養状態に関するリスク

栄養状態の評価と課題

栄養管理計画

目　標

栄養補給に関する事項

栄養補給量	栄養補給方法	□経口　□経腸栄養　□静脈栄養
・エネルギー　　　kcal	嚥下調整食の必要性	□なし
・たんぱく質　　　　g		□あり（学会分類コード:　　　）
・水　分　　　　　mL	食事内容	
・		
・	留意事項	

栄養食事指導等に関する事項

入院時栄養食事指導の必要性	□なし　□あり　（内容	実施予定日:　　月　　日）
栄養食事指導の必要性	□なし　□あり　（内容	実施予定日:　　月　　日）
退院時の指導の必要性	□なし　□あり　（内容	実施予定日:　　月　　日）

備　考

その他栄養管理上解決すべき課題に関する事項

栄養状態の再評価の時期　　　実施予定日:　　　月　　　日

退院時および終了時の総合的評価

栄養管理計画書（記入例）

計画作成日 ○○○年××月△△日

フリガナ

氏名 □ □ 　 □ □ □ 　様 （男・(女)）

大・(昭)・平・令 ○○ 年 ○○ 月 ○○ 日生（68歳）

入院日：　○○○ 年 ×× 月 △△ 日

病　棟　　**4 階**

担当医師名　　○○　　○○

担当管理栄養士名　△△　　△△

入院時栄養状態に関するリスク

疾患名：胃癌, 高血圧. 身体所見：身長 155 cm, 体重 47 kg, BMI 19.6 kg/m², 体重減少率 3 ％ 1 ヶ月.
血液生化学など：Hb 11.0 g/dL, Alb 3.2 g/dL, TP 6.0 g/dL, 食欲低下, 胃癌全摘手術予定.

栄養状態の評価と課題

評価：低栄養
　　食欲不振, 体重の改善, Hb, Alb の改善.

栄養管理計画

目　標

・低栄養の改善.
・術後の不安に寄り添いながら食事摂取量の充足を図る. 体重の増加, BMI 22 に近づける.

栄養補給に関する事項

栄養補給量
・エネルギー　　1,600　kcal
・たんぱく質　　　　60　　g
・水　分　　　1,400　　mL
・脂　質　　　　45 g
・炭水化物　　　240 g
・

栄養補給方法　　　☑経口　□経腸栄養　□静脈栄養

嚥下調整食の必要性　☑なし
　　　　　　　　　　□あり（学会分類コード：　　　　）

食事内容

留意事項
　　朝食時, 栄養補助食品 200 kcal 付加.

栄養食事指導等に関する事項

入院時栄養食事指導の必要性　　□なし　☑あり （内容　術後の食事について　　実施予定日：　　月　　日）
栄養食事指導の必要性　　　　　□なし　☑あり （内容　ダンピング症候群の予防　実施予定日：　　月　　日）
退院時の指導の必要性　　　　　□なし　☑あり （内容　分割食について　　　　実施予定日：　　月　　日）

備　考

その他栄養管理上解決すべき課題に関する事項

術後の体重, 食事摂取量を評価し, 栄養管理内容の調整を行う.

栄養状態の再評価の時期　　　実施予定日：　○○　月　○○　日

退院時および終了時の総合的評価

　（退院時）栄養状態改善. 今後は外来にて食事摂取量, 体重について経過観察を行う.

(本田佳子 編：トレーニーガイド 栄養食事療法の実習 栄養ケアマネジメント 第 12 版, 医歯薬出版, 2020)
(永井　徹, 長谷川輝美 編・著：ステップアップ臨床栄養管理演習 基本症例で学ぶ栄養管理プロセスの実際 第 2 版, 建帛社, 2020)

看護及び栄養管理等に関する情報

患 者 氏 名	
入 退 院 日	入院日： 年 月 日 ／ 退院（予定）日： 年 月 日

（太枠：必須記入）

<table>
<tr><td rowspan="20">栄養管理に関する情報</td><td colspan="6">栄養管理・栄養指導等の経過</td><td colspan="6"></td></tr>
<tr><td colspan="6">栄養管理上の注意点と課題</td><td colspan="6"></td></tr>
<tr><td rowspan="10">栄養評価</td><td colspan="4">評価日　　　　　年　　月　　日</td><td>過去（　週間）の体重変化</td><td colspan="2">増加・変化なし・減少：（　　kg　　%）</td></tr>
<tr><td colspan="4">身体計測　体重　kg　測定日（　／　）BMI　kg/㎡</td><td>下腿周囲長　cm・不明</td><td colspan="2">握力　kgf・不明</td></tr>
<tr><td rowspan="5">身体所見</td><td colspan="3">食 欲 低 下　無・有・不明（　　　　）</td><td colspan="2">消化器症状　無・有（嘔気・嘔吐・下痢・便秘）・不明</td></tr>
<tr><td colspan="3">味 覚 障 害　無・有・不明（　　　　）</td><td colspan="2">褥　瘡　無・有（部位等　　　）・不明</td></tr>
<tr><td colspan="3">浮　　　腫　無・有（胸水・腹水・下肢）・不明</td><td colspan="2">その他</td></tr>
<tr><td colspan="3">嚥 下 障 害　　　無・有</td><td rowspan="2">特 記 事 項</td><td></td></tr>
<tr><td colspan="3">咀 嚼 障 害　　　無・有</td><td></td></tr>
<tr><td colspan="4">検査・その他　過去1か月以内Alb値（　　）g/dL　・　測定なし</td><td colspan="2">そ の 他</td></tr>
<tr><td>1日栄養量</td><td>エネルギー</td><td>たんぱく質</td><td>食 塩</td><td>水 分</td><td>その他</td></tr>
<tr><td>必要栄養量</td><td>（　）kcal/標準体重kg
（　）kcal/現体重kg</td><td>（　）kcal/標準体重kg
（　）kcal/現体重kg</td><td>g</td><td>mL</td><td></td></tr>
<tr><td rowspan="20">退院時食事内容</td><td>摂取栄養量</td><td>（　）kcal/標準体重kg
（　）kcal/現体重kg</td><td>（　）kcal/標準体重kg
（　）kcal/現体重kg</td><td>g</td><td>mL</td><td></td></tr>
</table>

（以下、退院時食事内容・栄養補給法等の項目）

栄養補給法	経口・経腸（経口・経鼻・胃瘻・腸瘻）・静脈	食事回数：　　回/日	朝・昼・夕・その他（　　）

食 種	一般食・特別食（　　　　）・その他（　　）

食事形態	主食種類	朝	米飯・軟飯・全粥・パン・その他（　　）	量	g/食
		昼	米飯・軟飯・全粥・パン・その他（　　）		g/食
		夕	米飯・軟飯・全粥・パン・その他（　　）		g/食
	副食形態		常菜・軟菜・その他（　　）＊）自由記載：例　ペースト		
	嚥下調整食		不要・必要　コード（嚥下調整食の場合は必須）0j・0t・1j・2-1・2-2・3・4		
	とろみ調整食品の使用	無・有	種類（製品名）　　使用量（gまたは包）	とろみの濃度 薄い/中間/濃い	
	その他影響する問題点	無・有	（　　　　）		

禁止食品	食物アレルギー	無・有	乳・乳製品・卵・小麦・そば・落花生・えび・かに・青魚・大豆 その他・詳細（　　）
	禁止食品（治療,服薬,宗教上などによる事項）		

退院時栄養設定の詳細

栄養量	補 給 量	エネルギー	たんぱく質（アミノ酸）	脂 質	炭水化物（糖質）	食 塩	水 分	その他
	経 口（食 事）	kcal	g	g	g	g	mL	
	経 腸	kcal	g	g	g	g	mL	
	静 脈	kcal	g	g	g	g	mL	
	経 口 飲 水						mL	
	合 計	kcal	g	g	g	g	mL	
	（現体重当たり）	kcal	g/kg				mL	

経腸栄養詳細	種 類	朝：	昼：	夕：
	量	朝：　　mL	昼：　　mL	夕：　　mL
	投 与 経 路	経口・経鼻・胃瘻・腸瘻・その他（　　　　）		
	投 与 速 度	朝：　　mL/h	昼：　　mL/h	夕：　　mL/h
	追 加 水 分	朝：　　mL	昼：　　mL	夕：　　mL

静脈栄養詳細	種 類・量	
	投 与 経 路	末梢　・　中心静脈

備考	

（記入者氏名）＿＿＿＿＿＿＿＿

（照会先）＿＿＿＿＿＿＿＿

【記入上の注意】
1. 必要がある場合には，続紙に記載して添付すること．
2. 地域連携診療計画に添付すること．

（参考）

『栄養管理計画書(様式例)』の栄養補給に関する事項にある「嚥下調整食の必要性(学会分類コード)」の学会分類コードとは，『日本摂食・嚥下リハビリテーション学会嚥下調整食分類2021』のことである．同学会による「学会分類2021(食事)早見表」と「学会分類2021(とろみ)早見表」を収載する．

学会分類2021（食事）早見表

コード	名称	形態	目的・特色	主食の例	必要な咀嚼能力	他の分類との対応
0j	嚥下訓練食品0j	均質で、付着性・凝集性・かたさに配慮したゼリー　離水が少なく、スライス状にすくうことが可能なもの	重度の症例に対する評価・訓練用　少量をすくってそのまま丸呑み可能　残留した場合にも吸引が容易　たんぱく質含有量が少ない		（若干の送り込み能力）	嚥下食ピラミッドL0　えん下困難者用食品許可基準I
0t	嚥下訓練食品0t	均質で、付着性・凝集性・かたさに配慮したとろみ水（原則的には、中間のとろみあるいは濃いとろみ*のどちらかが適している）	重度の症例に対する評価・訓練用　少量ずつ飲むことを想定　ゼリー丸のみで誤嚥したりゼリーが口中で溶けてしまう場合　たんぱく質含有量が少ない		（若干の送り込み能力）	嚥下食ピラミッドL3の一部（とろみ水）
1j	嚥下調整食1j	均質で、付着性、凝集性、かたさ、離水に配慮したゼリー・プリン・ムース状のもの	口腔外ですでに適切な食塊状となっている（少量をすくってそのまま丸呑み可能）　送り込む際に多少意識して口蓋に舌を押しつける必要がある　0jに比し表面のざらつきあり	おもゆゼリー、ミキサー粥のゼリーなど	（若干の食塊保持と送り込み能力）	嚥下食ピラミッドL1・L2　えん下困難者用食品許可基準II　UDF区分かまなくてもよい（ゼリー状）　（UDF：ユニバーサルデザインフード）
2-1	嚥下調整食2-1	ピューレ・ペースト・ミキサー食など、均質でなめらかで、べたつかず、まとまりやすいもの　スプーンですくって食べることが可能なもの	口腔内の簡単な操作で食塊状となるもの（咽頭では残留、誤嚥をしにくいように配慮したもの）	粒がなく、付着性の低いペースト状のおもゆや粥	（下顎と舌の運動による食塊形成能力および食塊保持能力）	嚥下食ピラミッドL3　えん下困難者用食品許可基準III　UDF区分かまなくてもよい
2-2	嚥下調整食2-2	ピューレ・ペースト・ミキサー食などで、べたつかず、まとまりやすいもので不均質なものも含む　スプーンですくって食べることが可能なもの	口腔内の簡単な操作で食塊状となるもの（咽頭では残留、誤嚥をしにくいように配慮したもの）	やや不均質（粒がある）でもやわらかく、離水もなく付着性も低い粥類	（下顎と舌の運動による食塊形成能力および食塊保持能力）	嚥下食ピラミッドL3　えん下困難者用食品許可基準III　UDF区分かまなくてもよい
3	嚥下調整食3	形はあるが、押しつぶしが容易、食塊形成や移送が容易、咽頭でばらけず嚥下しやすいように配慮されたもの　多量の離水がない	舌と口蓋間で押しつぶしが可能なもの　押しつぶしや送り込みの口腔操作を要し（あるいはそれらの機能を賦活し）、かつ誤嚥のリスク軽減に配慮がなされているもの	離水に配慮した粥など	（舌と口蓋間の押しつぶし能力以上）	嚥下食ピラミッドL4　UDF区分舌でつぶせる
4	嚥下調整食4	かたさ・ばらけやすさ・貼りつきやすさなどのないもの　箸やスプーンで切れるやわらかさ	誤嚥と窒息のリスクを配慮して素材と調理方法を選んだもの　歯がなくても対応可能だが、上下の歯槽提間で押しつぶすあるいはすりつぶすことが必要で舌と口蓋間で押しつぶすことは困難	軟飯・全粥など	上下の歯槽提間の押しつぶし能力以上	嚥下食ピラミッドL4　UDF区分舌でつぶせる　およびUDF区分歯ぐきでつぶせる　およびUDF区分容易にかめるの一部

『日摂食嚥下リハ会誌25（2）：135-149, 2021』または日本摂食嚥下リハ学会ホームページ：https://www.jsdr.or.jp/wp-content/uploads/file/doc/classification2021-manual.pdf『嚥下調整食学会分類2021』を必ずご参照ください。

注1）学会分類2021は、概説・総論、学会分類2021（食事）、学会分類2021（とろみ）から成り、それぞれの分類には早見表を作成した。

注2）本表に該当する食事において、汁物を含む水分には原則とろみを付ける

ただし、個別に水分の嚥下評価を行ってとろみ付けが不要と判断された場合には、その原則は解除できる。

＊上記0tの「中間のとろみ・濃いとろみ」については、学会分類2021（とろみ）を参照されたい。

（日本摂食・嚥下リハビリテーション学会嚥下調整食分類2021）

学会分類 2021（とろみ）早見表

	段階 1　薄いとろみ	段階 2　中間のとろみ	段階 3　濃いとろみ
英語表記	Mildly thick	Moderately thick	Extremely thick
性状の説明 （飲んだとき）	「drink」するという表現が適切なとろみの程度 口に入れると口腔内に広がる 液体の種類・味や温度によっては，とろみが付いていることがあまり気にならない場合もある 飲み込む際に大きな力を要しない ストローで容易に吸うことができる	明らかにとろみがあることを感じ，かつ「drink」するという表現が適切なとろみの程度 口腔内での動態はゆっくりですぐには広がらない 舌の上でまとめやすい ストローで吸うのは抵抗がある	明らかにとろみが付いていて，まとまりがよい 送り込むのに力が必要 スプーンで「eat」するという表現が適切なとろみの程度 ストローで吸うことは困難
性状の説明 （見たとき）	スプーンを傾けるとすっと流れ落ちる フォークの歯の間から素早く流れ落ちる カップを傾け，流れ出た後には，うっすらと跡が残る程度の付着	スプーンを傾けるととろとろと流れる フォークの歯の間からゆっくりと流れ落ちる カップを傾け，流れ出た後には，全体にコーティングしたように付着	スプーンを傾けても，形状がある程度保たれ，流れにくい フォークの歯の間から流れ出ない カップを傾けても流れ出ない（ゆっくりと塊となって落ちる）
粘度 （mPa·s）	50–150	150–300	300–500
LST 値 （nm）	36–43	32–36	30–32
シリンジ法による 残留量（ml）	2.2–7.0	7.0–9.5	9.5–10.0

『日摂食嚥下リハ会誌 25（2）：135–149, 2021』または日本摂食嚥下リハ学会ホームページ：https://www.jsdr.or.jp/wp-content/uploads/file/doc/classification2021-manual.pdf『嚥下調整食学会分類 2021』を必ずご参照ください.

注 1）　学会分類 2021 は，概説・総論，学会分類 2021（食事），学会分類 2021（とろみ）から成り，それぞれの分類には早見表を作成した.

注 2）　LST 値と粘度は完全には相関しない．そのため，特に境界値付近においては注意が必要である.

注 3）　ニュートン流体では LST 値が高く出る傾向があるため注意が必要である.

注 4）　10 ml のシリンジ筒を用い，粘度測定したい液体を 10 ml まで入れ，10 秒間自然落下させた後のシリンジ内の残留量である.

（日本摂食・嚥下リハビリテーション学会嚥下調整食分類 2021）

D　身体計測の実際

　　身長，体重，皮下脂肪厚および上腕筋囲などの身体計測により，患者の体格や体脂肪，体たんぱく質および骨格筋の量と，各組織における栄養素蓄積の状況（構成成分）など，栄養アセスメントにおける基本的なデータを得ることができる．また，身体計測は，手技が比較的簡便で，非侵襲的および経済的に測定できる技法が多いことから，病院等医療機関において客観的な栄養状態の評価に活用されている．

　　測定値の評価には，一般的に「新日本人の身体計測基準値（JARD）」（日本栄養アセスメント研究会・身体計測基準値検討会，2001年）が用いられている．

1　身体計測の指標とアセスメント項目

① 身長（HT）：全身的な栄養状態
② 体重（BW）：全身的な栄養状態
　・理想体重（IBW，kg）＝身長（m）^{2} × 22
　・% 理想体重（%IBW）＝実測体重（kg）÷理想体重（kg）× 100
　・平常時体重比（%UBW）＝ 現体重（kg）÷平常時体重（kg）× 100
　・体重減少率（%LBW）＝〔平常時体重（kg）－現体重（kg）〕÷平常時体重（kg）× 100
③ 体格指数（BMI）＝体重（kg）÷身長（m）^{2}
④ 腹囲長（cm）：内臓脂肪の蓄積状態
　（メタボリックシンドロームの診断基準に用いられている）
　・男性：85 cm ≧内臓脂肪蓄積による肥満
　・女性：90 cm ≧内臓脂肪蓄積による肥満
　　（男性の 85 cm 以上および女性の 90 cm 以上は，CT 写真上における内臓脂肪面積が 100 cm^2 以上に相当）
⑤ ウエスト・ヒップ比：脂肪の蓄積状態
⑥ 上腕周囲長（AC，cm）：たんぱく質の蓄積状態
⑦ 皮下脂肪厚
　・上腕三頭筋背側部皮下脂肪厚（TSF，mm）：脂肪の蓄積状態
　　（アディポメータなどによる計測）
　・生体インピーダンス法（BIA，kg）：脂肪の蓄積状況
　　（生体の電気抵抗の値から体水分量を測定し，体水分量から体脂肪量を推定する．さらに，体脂肪量を用いて体脂肪率を算出している）
⑧ 上腕筋周囲長（AMC，cm）：たんぱく質の蓄積状態
　　（インサーテープなどによる計測）
⑨ 上腕筋面積（AMA，cm^2）：たんぱく質の蓄積状態

2　身体計測の方法

　（1）上腕周囲長（AC）の仰臥位測定法
■上腕三頭筋部の中心点上の円周の長さを測定する．
① 被測定者の頭部に枕をした仰臥の状態で測定する．
② 利き腕でない腕を測定する．
③ 測定する腕のひじを直角に折り曲げ，前腕部を腹部の上に手のひらを下に向け，身体と垂直になるように置く（利き腕でない腕に麻痺や骨折などがある場合には，反対の腕を測定する）．このとき，ひじの下に折りたたんだタオルなどを当てると，ベッドと腕との間に隙間

ができて測定が安定する.

④ インサーテープの裏側を用いて,肩先(肩峰 A)からひじ先(尺骨先端 B)までの長さの中心点に目印をつける.

⑤ 測定する腕を身体と水平にし,手のひらを上にして伸ばす.輪にしたインサーテープ(表側を使用する)の中に腕を通す.

⑥ 目印の位置でインサーテープを密着させ,皮膚を圧迫しない程度に締め,皮膚が戻るのに合わせてテープの目盛りを読みとる.

⑦ 測定は 2 回行う.2 回の測定値の差が 5 mm 以内の場合に,平均値を記録する.

■上腕周囲長から上腕筋肉周囲長と上腕筋面積の算出方法

・上腕筋肉周囲長(AMC,cm)＝上腕周囲長(AC,cm)－ 0.314 ×上腕三頭筋背側部皮下脂肪厚(TSF,mm)

・上腕筋面積(AMA,cm^2)＝上腕筋肉周囲長(AMC,cm)÷(4 × 3.14)

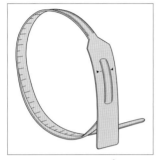

インサーテープ

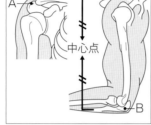

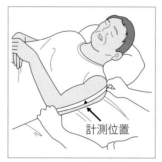

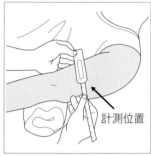

(2) 上腕三頭筋部皮下脂肪厚(TSF)の側臥位測定法

■上腕三頭筋の背側中心点で計測する.

① 上腕周囲長を測定した腕を上に,もう片方の腕を下にして状態をまっすぐ伸ばす.足は楽に曲げ,尻に軽く引き寄せる(浮腫がある場合には,そのことを記録する).

② 測定する腕の手のひらを下に向け,余分な力が入らないように身体の背部から腰にかけてたたんだタオルを当てる.

③ 上腕周囲長測定の中心点から 1 cm ひじに近い方の皮膚を,脂肪層と筋肉層を分離するように,親指とほかの 4 本の指で上腕と平行につまみ上げ,この状態を保持する.

④ アディポメータ(皮下脂肪計)を,つまみ上げた脂肪層の中心点で上腕に対して垂直に当て,圧力線が一直線になるまではさみ,3 秒後に目盛りを読み取る.

⑤ 目盛りは 2 mm の近似値まで正確に読み取る.

⑥ 測定は 2 回行い,2 回の測定値の差が 4 mm 以内になった場合,平均値を記録する.

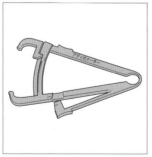

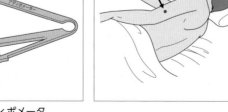

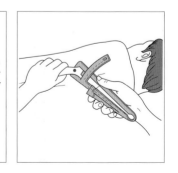

アディポメータ

(3) 肩甲骨下部皮下脂肪厚（SSF）の座位・側臥位測定法

■肩甲骨下端から背骨に対し斜めの角度で計測する．

① 利き腕でない腕のひじを直角に折り曲げ，前腕を腹部で身体と垂直になるように置く（浮腫がある場合には，そのことを記録する）．

② 肩甲骨下端（角）に目印をつける．

③ 目印から 1〜2 cm 下方の背骨に対して斜め 45 度の角度で，脂肪層と筋肉層を分離させるように，親指とほかの 4 本の指で上腕に対して平行につまみ上げ，この状態を保持する．

④ アディポメータをつまみ上げた脂肪層の中心点で上腕に対して垂直に当て，圧力線が一直線になるまではさみ，3 秒後に目盛りを読み取る．

⑤ 目盛りは，2 mm の近似値まで正確に読み取る．

⑥ 測定は 2 回行い，2 回の測定値の差が 4 mm 以内になった場合，平均値を記録する．

(4) 寝たきりなどで身長・体重の直接計測が困難な場合の対応

■ここでは，2004 年日本静脈経腸栄養学会における宮澤氏らによる膝高（膝下高）を用いた予測法（膝高値を用いて身長と体重を推計する）を取り上げる．

① 利き足でない足の膝関節と足首を 90 度に曲げる．

② 移動ブレードを大腿前部の膝蓋骨から約 5 cm 上方に固定する．

③ 膝高計のシャフトが脛骨と平行になるよう密着させ，外くるぶしを通ることを確認した上で測定する．

■膝高値を用いた身長と体重の算出方法（膝高値 :cm，年齢 : 年）

＜男性＞
- 身長 = 64.02 +（膝高値 × 2.12）-（年齢 × 0.07）
- 体重 =（膝高値 × 1.01）+（上腕周囲長 × 2.03）+（上腕三頭筋皮下脂肪厚 × 0.46）+（年齢 × 0.01）- 49.37

＜女性＞
- 身長 = 77.88 +（膝高値 × 1.77）-（年齢 × 0.10）
- 体重 =（膝高値 × 1.24）+（上腕周囲長 × 1.21）+（上腕三頭筋皮下脂肪厚 × 0.33）+（年齢 × 0.07）- 44.43

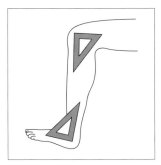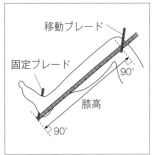

E　入院患者の栄養素等摂取量調査の実際

　病院等医療機関においては，低栄養の改善や疾病治療の直接的な手段として施行される特別治療食の評価など，入院時食事療養を活用した栄養素等摂取量調査が行われている．

　前述の摂取量記録法のうち，秤量記録法による調査の概要を紹介する．

1　入院患者栄養素等摂取量調査料理別栄養価表の作成

　通常，治療食の栄養価の計算は，食品とその使用量に基づいて行われている．しかし，食事療養においては，食品がそのまま患者に提供されるのは牛乳やフルーツなど少数である．多くは複数の食品を用いた料理として提供され，残食も料理として計量される．

　栄養素等摂取量調査を効率的に行うためには，対象となる患者に対応している治療食のサイクルメニューを用いて，料理別に栄養価計算を行っておくとよい．エネルギー，たんぱく質，脂質および食塩相当量など，多くの疾患に共通して必要とされる栄養素と，疾患や症状に適応する固有のビタミン，ミネラルなど個々の摂取量調査に必要な栄養素が調査の対象となる．

2　入院患者栄養素等摂取量調査用紙の作成

　料理名，食品名および使用量(摂取量調査に習熟した病院などでは，料理名だけで調査が行われている)は，「入院患者栄養素等摂取量調査料理別栄養価表」のコピーの切り貼りで処理できるようにしておくと効率的である．

　料理別の配食(盛りつけ)量，下膳後の料理別残食量，および差し引きによる喫食量の計量記録記入欄を設定する．

　また，エネルギー，たんぱく質，脂質，食塩相当量，および摂取量調査の対象栄養素にとり上げたビタミンやミネラルなどの摂取栄養量記入欄を設定する．

　摂取栄養量は，料理別の栄養量に喫食率(配食量に対する喫食量の割合)を乗じて算定する．

　調査計画の参考となるよう「入院患者栄養素等摂取量調査(記入例)」を収載した(p.29)．

3　調査結果の評価と活用

　調査によって得られる日々の摂取栄養量は，1週間あるいは10日間など一定の期間を区切って集計し，算出した平均値と設定した栄養パラメータとの関係に着目した評価を行う．評価によって必要が認められれば，栄養補給法や治療食の内容の見直し，また，栄養食事指導に活用されるのが一般的である．

　評価・活用の参考となるよう「入院患者栄養素等摂取量調査集計表(例)」を収載した(p.30)．

入院患者栄養素等摂取量調査　料理別栄養価表（例）

区分	料理名	食品名	使用量 (g)	エネルギー (kcal)	たんぱく質 (g)	脂質 (g)	炭水化物 (g)	摂取量調査の対象栄養素						食塩相当量 (g)
朝食	ごはん	精白米	85	291	4.5	0.7	64.3							0.0
	みそ汁	だいこん	30											
		だいこん葉	10	22	1.2	0.5	2.5							1.0
		みそ	8											
		煮干し	2											
	がんもどきの煮物	がんもどき	60											
		さやいんげん	20	153	9.6	10.1	5.1							0.7
		砂糖	3											
		しょうゆ	3											
	お浸し	ほうれんそう	70	15	1.4	0.1	0.5							0.4
		しょうゆ	3											
昼食	チャーハン	精白米	85											
		焼き豚	30											
		鶏卵	30											
		たまねぎ	30											
		にんじん	10	453	13.2	11.5	71.1							1.3
		グリンピース（冷）	3											
		しょうが	2											
		植物油	6											
		食塩	0.5											
	拌三絲	もやし	40											
		きゅうり	30											
		ボンレスハム	10											
		ごま油	1	44	2.5	1.3	4.2							0.6
		砂糖	2											
		しょうゆ	2											
		穀物酢	5											
	中華風スープ	クリームコーン（缶）	30											
		たまねぎ	20											
		コンソメ	0.7	41	0.7	0.2	8.4							0.9
		食塩	0.4											
		かたくり粉	2											
		パセリ	1											
	牛乳	牛乳	206	126	6.2	7.2	9.1							0.2
夕食	ごはん	精白米	85	291	4.5	0.7	64.3							0.0
	鯖の塩焼き	さば	80											
		食塩	0.7											
		清酒	1	177	14.4	10.2	6.1							0.9
	レモン	レモン	10											
	ゆでさや	さやえんどう	8											
	和風サラダ	鶏ささみ	20											
		清酒	1											
		きゅうり	30											
		レタス	20											
		トマト	40	93	5.5	6.0	2.9							0.3
		植物油	6											
		穀物酢	6											
		しょうゆ	2											
	さつま芋の甘煮	さつまいも	80	118	0.6	0.1	28.4							0.1
		砂糖	4											
	漬物	野沢菜漬	15	3	0.3	0.0	0.3							0.4
	フルーツ	オレンジ	80	34	0.6	0.1	7.5							0
合計				1,861	65.2	48.7	274.7							6.8

※みそ汁のだし汁の量は 100 cc とする

入院患者栄養素等摂取量調査用紙

区分	料 理 名	食 品 名	使用量 (g)	エネルギー (kcal)	たんぱく質 (g)	脂 質 (g)	炭水化物 (g)	摂取量調査の対象栄養素							食塩相当量 (g)
朝食															
昼食															
夕食															
	合　　計														

| 区分 | 料 理 名 | 食 品 名 | 使用量 (g) | エネルギー (kcal) | たんぱく質 (g) | 脂 質 (g) | 炭水化物 (g) | 食塩相当量 (g) |

入院患者栄養素等摂取量調査（記入例）

区分	料理名	食品名	使用量 (g)	配食量 (g)	残食量 (g)	喫食量 (g)	エネルギー (kcal)	たんぱく質 (g)	脂質 (g)	摂取量調査の対象栄養素			食塩相当量 (g)
朝食	ごはん	精白米	85	180	90	90	146	2.3	0.4				0
	みそ汁	だいこん	30											
		だいこん葉	10	150	0	150	22	1.2	0.5				1.0
		み そ	8											
		煮干し	2											
	がんもどきの煮物	がんもどき	60											
		さやいんげん	20	90	0	90	153	9.6	10.1				0.7
		砂 糖	3											
		しょうゆ	3											
	お浸し	ほうれんそう	70	60	20	40	10	0.9	0.1				0.3
		しょうゆ	3											
昼食	チャーハン	精白米	85											
		焼き豚	30											
		鶏 卵	30											
		たまねぎ	30											
		にんじん	10	290	0	290	453	13.2	11.5				1.3
		グリンピース（冷）	3											
		しょうが	2											
		植物油	6											
		食 塩	0.5											
	拌三絲	もやし	40											
		きゅうり	30											
		ボンレスハム	10											
		ごま油	1	85	31	54	28	1.6	0.8				0.4
		砂 糖	2											
		しょうゆ	2											
		穀物酢	5											
	中華風スープ	クリームコーン（缶）	30											
		たまねぎ	20											
		コンソメ	0.7											
		食 塩	0.4	205	0	205	41	0.7	0.2				0.9
		かたくり粉	2											
		パセリ	1											
	牛 乳	牛 乳	206	206	0	206	126	6.2	7.2				0.2
夕食	ごはん	精白米	85	180	120	60	97	1.5	0.2				0
	鯖の塩焼き	さ ば	80											
		食 塩	0.7											
		清 酒	1	95	30	65	118	9.6	6.8				0.6
	レモン	レモン	10											
	ゆでさや	さやえんどう	8											
	和風サラダ	鶏ささみ	20											
		清 酒	1											
		きゅうり	30											
		レタス	20	130	50	80	58	3.4	3.8				0.2
		トマト	40											
		植物油	6											
		穀物酢	6											
		しょうゆ	2											
	さつま芋の甘煮	さつまいも	80	86	0	86	118	0.6	0.1				0.1
		砂 糖	4											
	漬 物	野沢菜漬	15	15	15	0	3	0.3	0.0				0.4
	フルーツ	オレンジ	80	80	0	80	34	0.6	0.1				0
合　　計				1,852	356	1,496	1,407	51.7	41.8				6.1

※みそ汁のだし汁の量は 100 cc とする

入院患者栄養素等摂取量調査集計表（例）

区分	調査日および調査集	エネルギー (kcal)	たんぱく質 (g)	脂　質 (g)	炭水化物 (g)	←　摂取量調査の対象栄養素　→			食塩相当量 (g)
第1週	第1日○月○○日（　曜日）								
	第2日○月○○日（　曜日）								
	第3日○月○○日（　曜日）								
	第4日○月○○日（　曜日）								
	第5日○月○○日（　曜日）								
	第6日○月○○日（　曜日）								
	第7日○月○○日（　曜日）								
	第 1 週 平 均								
第2週	第1日○月○○日（　曜日）								
	第2日○月○○日（　曜日）								
	第3日○月○○日（　曜日）								
	第4日○月○○日（　曜日）								
	第5日○月○○日（　曜日）								
	第6日○月○○日（　曜日）								
	第7日○月○○日（　曜日）								
	第 2 週 平 均								
第3週	第1日○月○○日（　曜日）								
	第2日○月○○日（　曜日）								
	第3日○月○○日（　曜日）								
	第4日○月○○日（　曜日）								
	第5日○月○○日（　曜日）								
	第6日○月○○日（　曜日）								
	第7日○月○○日（　曜日）								
	第 3 週 平 均								
第4週	第1日○月○○日（　曜日）								
	第2日○月○○日（　曜日）								
	第3日○月○○日（　曜日）								
	第4日○月○○日（　曜日）								
	第5日○月○○日（　曜日）								
	第6日○月○○日（　曜日）								
	第7日○月○○日（　曜日）								
	第 4 週 平 均								
	第1日○月○○日（　曜日）								

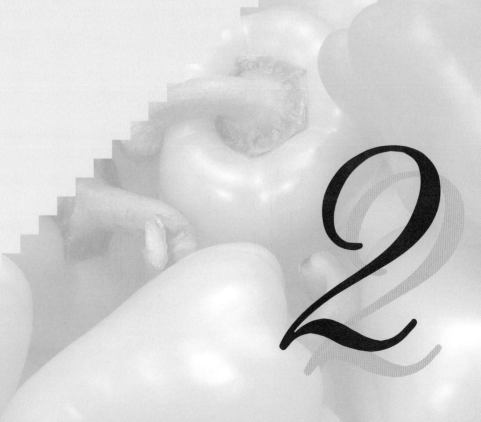

治療食の種類

2

I　栄養補給方法の概要

1　栄養補給方法と食事療養の位置づけ

　病院等医療機関における患者の栄養補給は，健康の回復や病気のコントロールなどとともに，生命の維持および成長期にあっては身体の発育・発達に必要な栄養素等の確保を目的として，多様な手法により施行されている.

　栄養補給方法を体系的に整理すると次のようになる. 栄養補給方法の体系において多くの病院等医療機関が食事療養として栄養部門で取り扱っている範囲は，経口栄養法(一般的に「食事療法」とよばれている)のすべてと，経管栄養法の一部である.

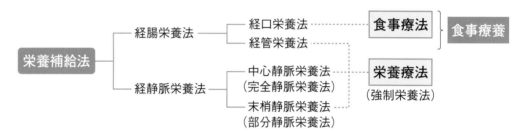

■食事療法とは，治療の一環として，直接的または間接的な効果を期待し，経口的・経腸的に必要な栄養素を体内に吸収させるための栄養補給方法を総称した概念である.

■栄養療法とは，体内に栄養素を吸収させる方法のうち，食事療法以外のすべての栄養補給方法を総称した概念である.
　・鼻腔から挿入したチューブおよび胃瘻・空腸瘻などから濃厚流動食や経腸栄養剤などを注入する方法と，対処療法的に調製された栄養輸液を上大静脈内または末梢静脈に留置したカテーテルから持続注入する方法とがある.
　・経口的に治療食の摂取が困難な場合や，食事療法だけでは必要な栄養素の摂取が困難な場合に用いられる.

■食事療養とは，経腸的に栄養素を体内に吸収させるための栄養補給方法を総称した概念である. 前述したとおり食事療法のすべてと栄養療法の一部である経管栄養法が該当する(一般的に，医薬品扱いの経腸栄養剤を用いたケースを除外して取り扱われている).
　・栄養士養成課程における臨床栄養学実習のおもな対象となる領域であり，病院等医療機関においては入院時食事療養として施行されている.

2　病状と栄養補給方法

　栄養補給方法の選定を支配する重要な要件は，多くの場合対象患者の栄養アセスメントの結果と病状の軽重である. 病院等医療機関における一般的な病状の軽重と栄養補給方法との関係は，次のように整理することができる.

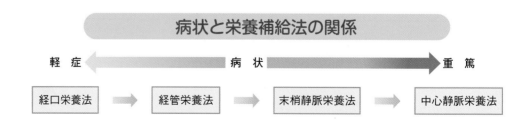

■一般的に，栄養補給方法を検討する場合の基本的な考え方として，消化管からの栄養素の吸収が最も生理的な形態であり，かつ，通常の経口による摂取が最も望ましい栄養補給の方法である．腸管が適切に機能している状態で，利用が可能なケースでは，経口栄養法の施行が第一に検討されなければならない．

■しかし，患者の病状によっては，次のような栄養補給方法の検討が対象となるケースがある．

　　① 必要な栄養素を摂取するための十分な体力や食欲がない．
　　② 何らかの病変により胃・腸などの消化管が使用できない．
　　③ エネルギーや栄養素の消費量が著しく亢進するなど症状が重症化している．
　　④ 積極的な治療による副作用の出現などにより，通常の経口摂取では栄養状態の維持や栄養素等の補給が困難に陥っている．

　このようなケースでは，経管栄養などの経腸栄養法が検討され，必要に応じて経静脈栄養法が施行されることになる．

3　栄養補給方法と管理栄養士・栄養士業務

　ここまで栄養補給方法の体系や選定の考え方などについて述べてきたが，将来病院等医療機関において活躍が期待される「(仮称)臨床専門管理栄養士」が取り扱う業務の位置づけは，栄養補給法との関係において整理すると次のようになる．

■栄養補給の段階と業務を担当する専門職のかかわり方

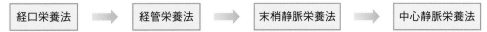

　　a. 現在の役割分担
　経管栄養法までは，医薬品扱いの経腸栄養剤を用いているケースを除き管理栄養士・栄養士が担当している．

　　　　《管理栄養士・栄養士の業務》 ← | → 《医師・薬剤師の業務》

　　b. 将来の役割分担
　経口栄養法を「(仮称)臨床専門管理栄養士」以外の管理栄養士・栄養士が担当し，経管栄養法から静脈栄養法までを，医療チームの一員としての「(仮称)臨床専門管理栄養士」が担当していくことが期待されている．

《管理栄養士・　　　　　《「(仮称)臨床専門管理栄養士」の業務》
栄養士の業務》　← | →　(ただし，医師，薬剤師などとの医療チームの一員として)

■従来，食事療養は管理栄養士・栄養士の業務とされ，栄養療法は医師・薬剤師の業務とされてきたが，栄養療法の大部分を「**(仮称)臨床専門管理栄養士」の業務**とする考え方が提案され，その実現に向けて病院等医療機関における取り組みが活発になってきている．

Ⅱ　経腸栄養法

1　経口栄養法（食事療法）

経口栄養法は，最も自然で生理的な栄養補給の方法である．経口栄養法には，次のような特徴がある．

① 質的に内容が豊富で，量的にも制約を受けにくい．
② 味覚上の変化がつけやすく，食欲を満たすことが容易である．
③ さまざまな食品から，多様な有効成分を補給することができる．
④ 食物の摂取に伴う内分泌系および神経系の調節を受けやすい．
⑤ 食事に対する精神的な満足感など，患者の欲求に応えやすい．

2　経管栄養法

経管栄養法は，経口栄養法についで生理的な栄養補給の方法である．栄養補給に伴う合併症を引き起こしにくく，栄養管理も比較的容易である．

経管栄養法に用いられる食事(経管栄養法のために調製された治療食)が備えるべき条件として，次のような事項をあげることができる．

① 消化管に対する刺激が少なく，消化・吸収がよいこと．
② 管(チューブ)を容易に通過できる形態に調製されていること．
③ 必要な栄養素をバランスよく含んでいること．
④ 調製が容易にできること．

(1) 濃厚流動食

咀嚼・嚥下障害などにより，経口による食物摂取が困難なときの治療食として有効である．一般的に，1 mL 当たり 1 kcal 程度となるように調製されている．

しかし，濃厚流動食を流し込むためには，ある程度の太さのチューブが必要なこと，また，HACCP の概念に基づいた「大量調理施設衛生管理マニュアル(厚生労働省)」に規定される『調理後 2 時間以内の喫食』が維持しにくいことなどから，最近では病院等医療機関での調製は行われなくなってきている．

(2) 半消化態栄養剤

たんぱく質および脂質は，通常の食品中に存在する形態を主成分とし，炭水化物はデキストリンなどある程度消化された形態の栄養成分を配合して，高エネルギー，高たんぱく質に調製された栄養剤である．このため，未消化状態のたんぱく質に対応可能な長さがあって，有効に機能する消化管が必要である．

半消化態栄養剤には，たんぱく質，脂質および炭水化物をバランスよく配合するとともに，ビタミン・ミネラルを適量強化するなど，栄養的な配慮がはらわれている．

現在，医薬品または食品メーカーから，多様な半消化態栄養剤が発売され市場に流通している．市販の半消化態栄養剤には，食品に分類されるものと医薬品扱いのものとがある．一般的に食品に分類されるものは，栄養部門において食事の一部として提供され，医薬品扱いのものは薬剤部門(薬局)において薬の一部として管理されている．

(3) 消化態栄養剤および成分栄養剤

たんぱく質，脂質および炭水化物ともに消化管内での消化を必要とせず，そのままで吸収可

能な形態の栄養成分を配合し，高エネルギー，高たんぱく質に調製された栄養剤である．

　消化態栄養剤は，たんぱく質系ではアミノ酸，トリペプチドおよびジペプチドを，炭水化物系では浸透圧が極端に高くならないようにするためデキストリンや二糖類を用いる一方，脂質を控えるとともにビタミンとミネラルが適量配合されている．

　成分栄養剤は，消化態栄養剤に用いるたんぱく質系の栄養成分を，L-型結晶アミノ酸のみで構成した栄養剤のことである．

　いずれも，容易に水に溶けて消化を必要とせず，残渣をほとんど生じないという特徴をもち，消化機能や吸収機能に障害を有する患者を中心に提供されている．

経管栄養剤の比較

項　　　目		濃厚流動食	半消化態栄養剤	消化態栄養剤
栄養成分	たんぱく質	たんぱく質	たんぱく質	アミノ酸 ペプチド
	脂　質	多　い	やや少ない	きわめて少ない
	炭水化物	でん粉	デキストリン	デキストリン
	食物繊維	(+)	(−)	(−)
	その他栄養素	十　分	不十分	不十分
風味	味	良　好	比較的良好	不　良
	香　り	良　好	比較的良好	不　良
特性	消化管内消化	必　要	多少は必要	不　要
	溶解性	不　良	比較的良好	良　好
	浸透圧	低　い	低　い	高　い
	残渣の産生	多　い	少ない	きわめて少ない
用法	投与方法	鼻→胃	鼻→胃	鼻→十二指腸
	適応症例	狭　い	かなり広い	広　い

Ⅲ　経静脈栄養法

1　中心静脈栄養法(完全静脈栄養法)

　中心静脈栄養法は，個々の患者の病態に適応する栄養成分を配合した輸液剤を投与することで，質的にも量的にも長期にわたる栄養補給が可能である．

　中心静脈栄養法の適応症例には，次のようなものがある．

① 術前，術後の栄養補給および栄養状態の改善．

② 消化管安静時の栄養補給および栄養状態の改善．

③ 悪性腫瘍の患者に対する放射線・化学療法時の栄養補給．

④ 腎不全および肝不全患者の全身管理の一環としてなど．

■中心静脈栄養剤は，エネルギー源として炭水化物はグルコース，フルクトース，キシリトールおよびマルトースなどを，たんぱく質はアミノ酸を，また，脂質は脂肪乳剤を配合し，これにビタミンとミネラルを添加した高濃度の輸液剤である．

　上大静脈にカテーテルを留置して投与することで，1日当たり3,000 kcalの補給も可能である．高エネルギー輸液の投与は，24時間持続注入する方法が一般的であり，自然滴下法が

採用されている.

■中心静脈栄養法は，血栓の形成や敗血症など輸液ルートに関する合併症と，高血糖，脱水，電解質異常および必須脂肪酸欠乏などの合併症を発症する危険性がある.

2 末梢静脈栄養法（部分静脈栄養法）

　末梢静脈栄養法は，経口栄養法または経管栄養法による栄養補給が十分に行われていないときの補充や，中心静脈栄養法の施行が不可能あるいは好ましくないときに用いられる.一般的に末梢静脈栄養法は，2週間程度をめどとして実施されている.

　輸液剤としては，5〜10％ブドウ糖液を主体としたものが用いられ，前腕または手の甲の静脈から，通常毎時80〜100 mLの流量で間欠的あるいは24時間持続点滴注入が行われる.

静脈栄養輸液の比較

項　　　目	中心静脈栄養剤	末梢静脈栄養剤
アミノ酸濃度	3〜4 %（混合）	3 %（混合）
脂 質 濃 度	10〜20 %（単独）	10〜20 %（単独）
炭水化物濃度	10〜25 %（混合）	5〜10 %（混合）
エ ネ ル ギ ー	1,500〜2,000 kcal/ 日	800〜1,200 kcal/ 日
浸 透 圧 比	3〜6	2〜3
合 併 症	多 い	少ない
投 与 期 間	長期（10 日〜数年）	長期（7〜10 日）
経 　 費	高 額	やや高額

Ⅳ　代表的な治療食

1 目的別による治療食の区分

（1）一般治療食

治療食を調製するうえで，特定の栄養素等の増減を必要としない患者に対応する治療食である.

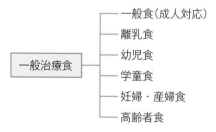

（2）特別治療食

治療食を調製するうえで，エネルギーや特定の栄養素等の増減を必要とする患者に対応した，疾病治療の直接的な手段として提供される治療食である.

（3）検査食

疾患の有無およびその病状を検査することを目的として，特定の食品や栄養素等を除去あるいは低減して調製された検査のための食事である．

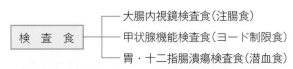

（4）栄養療法食

通常の経口摂取では，栄養状態の維持や栄養素などの補給を十分に行うことが困難な患者に対応した，鼻腔から挿入したチューブや胃瘻などを経由して提供される治療食である．
・経腸栄養剤や濃厚流動食が該当する．

2　料理形態別による治療食の区分

（1）常食・常菜

健康者が喫食しているかたさに調製した主食と副食により構成された治療食である．

（2）軟食・軟菜

主食を，かゆなど常食よりやわらかい状態に，また，副食を主食のやわらかさに合わせて調製された料理により構成された治療食である．

■一般的に，主食の形態により次のように分類されている．
　　① 全がゆ・全がゆ菜
　　② 七分がゆ・七分菜
　　③ 五分がゆ・五分菜
　　④ 三分がゆ・三分菜
　　※患者の病状などに応じて，「七分がゆ・全がゆ菜」や「五分がゆ・三分菜」などの組み合わせも可能である．

（3）流動食

液体または液状に調製された治療食である．

■ここでは，多くの医療機関が行っている一般治療食および特別治療食における料理形態別を取り上げた．別に，摂食・嚥下機能障害を有する患者のために，「日本摂食・嚥下リハビリテーション学会嚥下調整食分類 2021」が提唱するコード別形態を併用する医療機関もある（p.21 の表を参照）．

3　特別治療食の栄養成分コントロールを中心とした区分

■従来は，ほとんどの医療機関で疾病別栄養管理法が採用されていた．しかし近年，高齢者の平均余命の延伸などにより入院患者の高齢化が著しく進み，高齢患者の特徴である多臓器疾患や合併症が頻繁に認められるようになり，疾病別の栄養管理では対応がむずかしくなってきた．また，医療・医術の進展もめざましく，栄養管理された特別治療食を必要とする新たな疾病が多数報告されてきた．このような状況に疾病別の栄養管理で対応するためには，膨大な種類の特別治療食を必要とし，これに伴う食事基準の設定，献立作成および治療食の調製など多様な業務が栄養部門に要求されてきた．

■現在法律上は，100床以上の医療機関には1名の栄養士が，このうち都道府県知事が指定する医療機関には管理栄養士の設置が義務づけられている．一方，医療機関は，停滞する社会経済環境と度重なる医療制度改革のもとで，効率的・効果的な経営に厳しい姿勢で取り組みを続けている．限られた職員で，多様化し増大する治療食の調製を求められた栄養部門では，新たな栄養管理システムの検討が活発に行われた．

■栄養成分コントロールによる栄養管理は，疾病別の栄養管理で調製してきた治療食の栄養素などの組成に着目し，栄養組成が類似している治療食ごとの取りまとめを行い，新たな観点から特別治療食の区分化を図ったものである．

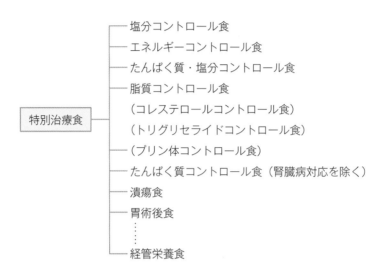

| 特別治療食 | ── 塩分コントロール食 |
| ── エネルギーコントロール食 |
| ── たんぱく質・塩分コントロール食 |
| ── 脂質コントロール食 |
| （コレステロールコントロール食） |
| （トリグリセライドコントロール食） |
| ── （プリン体コントロール食） |
| ── たんぱく質コントロール食（腎臓病対応を除く） |
| ── 潰瘍食 |
| ── 胃術後食 |
| ┊ |
| ── 経管栄養食 |

Ⅴ　治療食の再加工調理

1　主食の再加工（例）

主食の種類	再加工形態	形状など
ごはん	おにぎり 一口おにぎり	・三角形の一般的な大きさ ・俵型で一口大の大きさ
パン	一口カット	・ジャムサンドにして一口大の大きさ
めん類	一口大キザミ キザミ	・5〜7cm程度の長さにカット ・2〜3cm程度の長さにカット

※併行して嚥下調整食の調理が行われている．

■パンの一口カットをジャムサンドとして例示した．適温での配食のためにパンは，温冷配膳車の温室にセットされるため水分の乾燥が激しく，喫食時にはパサパサになってしまい患者から著しく不評であった．そこで種々改善を試みたが，最も評価が高かったのがジャムサンドであった．

2　**副食の再加工と主食の対応（例）**

再加工形態	形状など	主食の対応
一　口　大	・肉，魚は1cm角程度にカット ・そのほかは2cm角程度にカット	・ごはん：おにぎり ・パ　ン：一口大にカット ・めん類：短くカット
キ　ザ　ミ	・5mm角程度にカット	・ごはん：おにぎり ・パ　ン：一口大にカット ・めん類：短くカット
み　じ　ん	・ごく細かいみじん切り	・ごはん：ペースト，ミキサー ・みじん以下では，パンおよびめん類は供食しない
ペ　ー　ス　ト	・粒がない，ベトベトした状態	
ミ　キ　サ　ー	・粒がない，サラサラした状態（水分を多く含む）	
ゼ　リ　ー	・ミキサー食をゼラチン寄せに	

※併行して嚥下調整食の調理が行われている．

3　**加熱食の調製**

（1）加熱食とは

　急性白血病および再生不良性貧血などの易感染状態を呈する疾患により，全身の抵抗力や栄養状態が低下している患者に対応する無菌食に準じた治療食である．

（2）加熱食の調製

　① 食品を十分に加熱調理したのち，殺菌した耐熱食器に盛りつけ，食器の上からラップで覆い(三重程度)，電子レンジを用いて再度加熱を行う．食物付着性の細菌が少ない状態に調製されている．

　② ヨーグルト，プリンおよびゼリーなどの市販品は，容器をアルコールで噴霧消毒したのちラップで覆う．

　③ 原則として，生で喫食する食品，加熱に適さない食品，および加熱が困難な料理はさけるようにする．

　実際に使用されている「食品および料理別の加熱食としての適否，対応および加熱時間」について，次頁の表に示した．

Ⅵ　食事療養における献立の展開

A　**献立展開の意義と基本的な考え方**

1　**献立展開の意義**

　病院等医療機関において調製される治療食は，医学・医術の進展や患者のQOLを重視した食事サービスの推進などから，治療食の種別，同じ種類の治療食であっても食事基準の別，および再加工調理施行の有無などにより，許可病床数500ベッド規模の総合病院で100種類を

食品・料理別加熱食の対応（例）

食品および料理			採用の適・否	対 応	加熱時間（電子レンジ）
主 食		ごはん，かゆ（すし，雑炊）	○		40 秒
		パ ン	×	ごはん，かゆに変更	——
		めん（うどん，そば，中華めん）	○		40 秒
副 食	加熱調理	焼き魚，焼肉，揚げ物など	○		30 ～ 40 秒
		主菜の煮物（シチュー，酢豚など）	○		40 ～ 50 秒
		副菜の煮物（そぼろ煮など）	○		40 秒
		お浸し，あえ物（ごま和えなど）	○		40 秒
	その他	クリーム卵	×	加熱料理に変更	——
		納 豆	×	加熱料理に変更	——
	生 物	漬物・浅漬け	×	梅干しに変更	——
		サラダ	×	加熱料理に変更	——
		酢の物（きゅうりもみなど）	×	加熱料理に変更	——
	調理済み食品	佃煮（パック入りを含む）	○		水を加え 20 秒
		のり佃煮，梅びしお	○	袋をアルコール噴霧，ラップで覆う	
		焼きのり	×	ほかのものに変更	——
		ふりかけ，鯛みそ	×	ほかのものに変更	——
乳 類その他		牛 乳	○	器をアルコール噴霧，ラップで覆う	
		ヨーグルト	○	器をアルコール噴霧，ラップで覆う	
		プリン	○	器をアルコール噴霧，ラップで覆う	
		ゼリー	○	器をアルコール噴霧，ラップで覆う	
		アイスクリーム類	×	ほかのものに変更	——
果 実		生のフルーツ	×	フルーツ缶に変更	——
調味料		しょうゆ，ソース，ケチャップなど	○	料理にかけて，一緒にレンジで加熱	

◆レンジ加熱時の注意
　① 食器は，セラミックの耐熱食器を用いて，必ずふたをする
　② ラップで食器など容器を覆ってから加熱する
　③ 原則として「下から上」，「上から下」，さらに「下から上」の三枚重ねとする
　④ できるかぎり配膳の直前に加熱する

　超えていることがある．また，患者の病状や禁忌食品などに適切に対応することを目的として，個人別に献立を作成する機会が多くなってきている．

　多種多様な治療食を提供している患者の栄養管理は，提供される食事が疾病の治療に直接的，間接的にかかわっていることから，その精度管理には細心の配慮が必要である．そのため，献立を担当する管理栄養士・栄養士には，高度の専門知識と栄養管理の遂行能力が求められるようになり，必然的に業務量が高度化するとともに増加している．そこで，多様化し増大する献立関連業務を，より手際よく処理するための手法として「献立の展開」が広く採用され

てきている．適切に運用される「献立の展開」は，献立担当の業務ばかりではなく，治療食調製部門の効率化とともに給食材料費の節約にもつながる．

2　基本的な考え方

　病院等医療機関における入院時食事療養制度のもとで入院患者に提供される治療食は，特別治療食，一般治療食のいずれもが疾病治療の一環としての大切な役割を担っている．最近の医学・医術の進展はめざましく，食事療養(臨床栄養)領域においても個々の患者の疾病および病状と，全身的な栄養状態や摂取エネルギーおよび特定の栄養素とのかかわりについて，その重要性が明らかにされてきた．

　疾病と栄養素などとに関連する医学・医術の学問的進展は，広範な疾病治療の一環として臨床的に提供される治療食の種類を増加させてきた．治療食栄養成分の精度管理と調製を担当する栄養部門では，多様化し増大する治療食を適切かつ効率的に調製し提供するために，さまざまな創意・工夫が検討され施行されてきたところである．何よりも治療食調製の根幹をなす献立作成関連の業務を，効果的，効率的に遂行するための一手法として考案され，実用化されてきたのが「献立の展開」である．

　「献立の展開」とは，各病院等医療機関において基本となっている献立を最大限に活用して，全がゆ食や五分がゆ食などのかゆ食(軟食)献立を，また，塩分コントロール食やエネルギーコントロール食などの特別治療食献立を作成していく手法のことである．多くの場合基本となる献立には，一般治療食の常食献立が用いられている．しかし，小児医療の専門病院や高齢者医療の専門病院などで対象患者の年齢構成や診療科目に偏りがある場合は，当該医療機関において最も多く提供されている治療食献立を，基本となる献立として採用することが望ましい．ただし，最も多く提供されている治療食献立が，腎臓病患者など複雑な栄養成分コントロールを伴う場合，また，分がゆ食や流動食となっているときは，一般治療食や簡単な栄養成分コントロール食を，基本となる献立とすることを検討する．

　基本となる献立を活用してほかの治療食献立を作成することにより，治療食調製作業の合理化と，使用食材調達の効率化という効果が併せて期待できる．このような観点も評価され現在では，多くの病院等医療機関に勤務する管理栄養士・栄養士に「献立の展開」が採用されるようになってきた．献立展開の手法を習熟することによって，献立業務に費やす時間を，病棟およびベッドサイドにおける患者サービスの向上につなげたいものである．

B　献立展開の方法

　■病院等医療機関において入院患者に提供されている治療食は，医療機関ごとに設定されている「食事基準(栄養管理基準)」に基づいて調製されるのが一般的である．各種の治療食献立は，この「食事基準」に規定されている栄養基準量(給与栄養目標量)，また，栄養基準量を充足するように設定された食品構成に基づいて作成されている．

　■基本となる献立からほかの治療食献立へ献立を展開する場合にあっても，「食事基準」に規定される栄養基準量や食品構成の設定数値を満たすことを基本として，次にあげる料理および食品材料の調製によって「献立の展開」が行われている．

料理および食材の調製

① 基本となる献立から，食品材料の使用量を変える
② 基本となる献立から，食品材料の種類を変える
③ 基本となる献立の調理法を変える
④ 一部，基本となる献立以外の新たな料理と入れ替える
　（ほかの治療食献立で使用している料理や，その展開によってまかなうことを最優先する）
⑤ 基本となる献立から，料理や食品材料を削除する
⑥ 基本となる献立に，ほかの料理や食品材料を付加する
⑦ 特定の栄養成分を調製した食品（治療用特殊食品など）を活用する

C　献立展開の実際

■現在，多くの病院等医療機関においては，「一般治療食常食」を基本の献立として献立の展開が行われている．「一般治療食常食」から全がゆ食および五分がゆ食などのかゆ食（軟食），また，塩分コントロール食やエネルギーコントロール食などの特別治療食への献立の展開は，一般的に次のような方法で行われている．

1　一般治療食「かゆ食（軟食）」への展開の概要（例）

① 食物繊維を多く含む食品，脂肪を多く含む食品，および消化器への刺激が強い食品，ならびにこれらの食品をある程度以上用いている料理は，該当する食品をほかの食品に入れ替えるか除去する．また，ほかの料理と取り替える．
② 揚げ物および炒め物など油脂を多く用いた料理は，ほかの料理と取り替える．
③ 仕上がりがかたくなる料理および調製後時間がたつ（冷める）とかたくなる料理は，それ以外の料理と取り替える．
④ 主食の全がゆや五分がゆのやわらかさに適応する料理（蒸し物料理，煮込み料理および煮物料理など）や，食品材料（白身の魚，鶏卵および豆腐など）を優先して選択する．

2　塩分コントロール食への展開の概要（例）

① 多くの病院等医療機関においては，塩分コントロール食の指示食塩相当量を6g未満，5g未満および3g未満などに設定していることが多い．制限の厳しい塩分コントロール食では，個人対応の献立とすることが望ましい．
② 食パン（6枚切り1枚で食塩0.8g含有）やうどん（ゆでうどん1玉220gで0.7g）には，製造過程において食塩が添加されているので，1日の献立構成の段階でパンとうどんを用いた料理の重複はさけるようにする．
③ 主菜の材料となる魚や肉の塩蔵品，加工食品は，製造過程における添加食塩を控えるため生鮮食材に置き換える．
④ 汁物（みそ汁，清汁，スープなど）は，指示食塩相当量6g未満では汁の盛りつけ量を基本献立の1/2量とし，5g未満では献立から除く．
⑤ 副菜は，主菜の調理形態や調味料の使用量を勘案して，食塩の含有量が1g程度となる煮物，0.5g程度となるお浸し，0.3g程度となる酢の物などのように，事前に塩分濃度による料理の標準化を図っておき，これを適宜組み合わせる．
⑥ 喫食時に調味料を「かける」または「つける」料理では，減塩しょうゆ，だし割り

しょうゆ，ポン酢しょうゆなどを利用する．また，ソースやマヨネーズ，ドレッシングなどは，内容量が決まっているパック詰めを利用するか小皿に計量して添える．

⑦ 漬物は，お浸し，あえ物，酢の物およびサラダなどに，また，佃煮は減塩佃煮と入れ替える．

⑧ チャーハンやカレーライスなど味つきのごはん物やめん類が主食のときは，塩分の使用量が少なくてもよいサラダ類や，いも類を用いた料理と組み合わせる．また，果実や牛乳・乳製品など食塩を含まない食品か，微量である食品を活用する．

⑨ 汁かけのめん類は，原則として使用しない．使用するときは，かつお節や干ししいたけなど天然のだしを濃いめにとって，汁の量とともに調味料の使用量(塩分濃度)も一般食献立とは別の取り扱いとする．

3　エネルギーコントロール食への展開の概要(例)

① 消化器・管からの吸収が早い単糖類(ブドウ糖および果糖など)や二糖類(ショ糖や麦芽糖など)を多く含む食品(砂糖，甘い菓子，嗜好飲料水およびジャムなど)の使用はさける．

② 脂肪を多く含む魚類(うなぎ，まぐろのトロ，さんま，ぶりなど)，鶏肉の皮，牛肉の脂身やバラ肉およびロース，豚肉の脂身やバラ肉，ベーコンやソーセージおよびチーズなどは，使用をさけるか，ほかの食品と取り替える．

③ 揚げ物，炒め物など油脂を多量に用いる料理は，焼き物，煮物および蒸し物料理と入れ替える．また，ごまあえやピーナッツあえなど，あえ物で脂質を多く含む料理は，生野菜，酢の物およびお浸しなどと取り替える．

④ 1日に，揚げ物や炒め物料理と，ごまあえ，ピーナッツあえおよびマヨネーズサラダなど多脂性食品を用いた料理が重複するときは，揚げ物や炒め物料理の重複をさけるとともに，酢の物やお浸しに取り替える．

⑤ 低エネルギーで食物繊維(食後血糖の急激な上昇を抑える：Glycemic Indx=GI 値が低い)を多く含む海藻類(わかめ，こんぶ，ところてんなど)やきのこ類，こんにゃくなどを活用する．

⑥ 砂糖や砂糖を多量に用いたジャムなどは，低カロリー甘味料(マービーなど)や低カロリー甘味料を用いたジャムおよびマーマレード(マービージャムおよびマービーマーマレードなど)などと取り替える．

4　たんぱく質・塩分コントロール食への展開の概要(例)

① 米や小麦など主食の食材は，相当程度の割合でたんぱく質を含んでいるので使用量に留意する．また，たんぱく質制限の厳しい治療食では，主食のごはん，パンおよびめんを，低たんぱく質ごはん，低たんぱく質パンおよび低たんぱく質めんなど，治療用特殊食品に取り替えることで主食由来のたんぱく質を低減し，主菜となるたんぱく質性食材に余裕をもたせる．

②「豚カツ」よりは「串カツ」のように，たんぱく質性食材と野菜，きのこ類などを取り合わせることで，主菜となる料理の増量を図り貧弱な料理に見えない工夫をする．

③ 酢豚，八宝菜，チャーハンなどの中国料理は，ボリュームの割にたんぱく質性食材が節約でき，エネルギーの増量にも適するので，無理のない範囲で活用する．

④ 魚介類は，種類や使用する部位によってたんぱく質の含有量やエネルギー量が異なる．脂質含有量が多い種類や部位は，相対的にたんぱく質の含有量が少なく高エネルギーなため，種類や部位を選択して用いる．

⑤ 肉類は，使用する部位によってたんぱく質の含有量やエネルギー量が異なるので，鶏

肉では皮つき，牛肉では赤身よりはバラ肉やロースなど脂質の多い部位，豚肉では脂身つきやバラ肉などを優先して用いる．

⑥ 卵や豆腐を用いる主菜は，使える卵や豆腐の量が少ないので，野菜，きのこ類および海藻類などと取り合わせて，料理のボリュームアップを図る．

⑦ 野菜類のなかではたんぱく質含有量が多いブロッコリーやたけのこなどは，こまつなやはくさいなど，たんぱく質含有量の少ない野菜類と取り替える．

⑧ エネルギーの給与量を増やすためには，たんぱく質を含まない油脂(植物油，ラード，バターおよびマーガリンなど)，また，炭水化物(砂糖や水あめ，およびこれらを多量に用いた食品など)の利用を考慮し，トーストパンにマーガリンとジャムをつけるなどの工夫をする．

⑨ 通常の食品の付加だけではエネルギー指示量がまかなえないときは，中鎖脂肪酸(MCT)を用いたマクトン類，および粉あめなどのでん粉類など，腎臓病患者用に開発された治療用特殊食品の利用を検討する．

⑩ 食塩の給与量を低減するためには，塩分コントロール食における取り扱いを参考にするとともに，食塩調整用の治療用特殊食品を活用する．

5 脂質コントロール食への展開の概要(例)

① 各食品中の脂質含有量に着目し，主菜の中心になる肉や魚類の選択は脂質含有量が5％以下の食材に限定する．

② 脂質を制限することによるエネルギー給与量の低下を防止するために，主食の使用量は基本献立と同量程度とし，いも類の使用量を増加させる．

③ 使用する量が少なくても肉類，魚介類，卵類および大豆・大豆製品は，3回の食事に必ずいずれかを1品以上使用する．

④ 油脂を多量に用いた揚げるおよび炒める調理法をさけ，煮る，焼く，および蒸す調理法に取り替えることで脂質を低減する．

⑤ 肉類および魚類は，種類または使用部位によって脂質含有量が著しく異なるので，脂質含有量が少ない種類または部位を選択して用いる．
　・魚類では，白身魚を主体とする．
　・肉類では，脂身や鶏肉の皮を除く．

⑥ 脂質の指示量が厳しいときは，卵黄の使用量を減らして卵白を増やす．

⑦ 主菜のボリュームアップには，だいこんやにんじんなどの根菜類と，ブロッコリーやカリフラワーなどの花菜類を添える．
　・野菜類の1回(食)当たりの使用量は，100g以上を目安とする．

⑧ 牛乳は，低脂肪乳(ローファットミルク)またはヨーグルトに替えるか，使用量を基本献立の1/2量にする．
　・カルシウムが不足する場合は，ウエハースやせんべいなどのカルシウム強化食品を付加食として活用する．

⑨ ごま，くるみ，ピーナッツ，アーモンドおよびアボカドなどの多脂性食品，また，マヨネーズおよびドレッシングなど多脂性の調味料は控える．

⑩ 指示量に対して不足するエネルギーを増量するためには，果汁(100％ジュース)，ゼリーおよび果実を活用する．

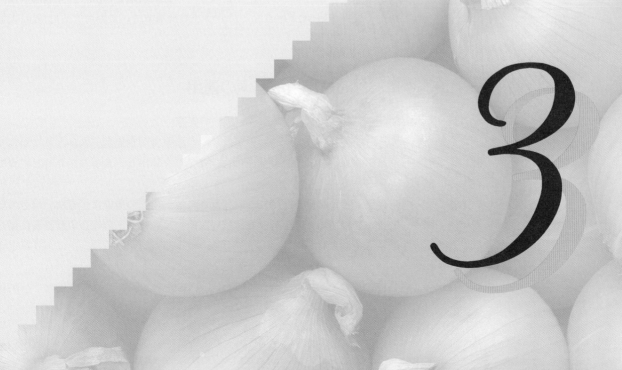

一 般 治 療 食

日本食品標準成分表 2020 年版（八訂）対応の考え方

　日本食品標準成分表 2020 年版（八訂）では，（七訂）と比較して主食や主菜となる食品の
エネルギー（kcal）値が相当程度減少している．単純に考えられることは，栄養基準量を充
足する食品の使用量（増量）とすることである．しかし，入院時食事療養においては，（七
訂）の成分値による食品構成で医学・栄養学的に治療食としての効果が認められ現在に
至っている．

　そこで本書では，治療食の精度管理において有効性が認められる食事内容の継続を基本
とし，食事基準の見直しを検討した．ただし，関連学会の指針やガイドラインにおいて新
たな取り組みが行われた場合には，新指針や新ガイドラインに適切に対応していくことに
した．

3

Ⅰ　栄養管理

A　入院時食事療養における食事摂取基準の取り扱い

　　従来「基準給食」として取り扱われてきたわが国の病院等医療機関の治療食提供サービスは，現在では「入院時食事療養」として取り扱われている．また，一般的には多くのところで「病院給食」とよばれているが，いずれも病院等医療機関における治療食提供サービスをさしている．

　　入院時食事療養における栄養管理は，健康増進法第16条の2に規定される「食事摂取基準」に沿って取り扱われている．同法による食事摂取基準の規定は，「厚生労働大臣は，生涯にわたる国民の栄養摂取の改善に向けた自主的な努力を促進するため，国民健康・栄養調査その他の健康の保持増進に関する調査及び研究の成果を分析し，その分析の結果を踏まえ，食事による栄養摂取量の基準(『食事摂取基準』)を定めるものとする．」と規定されている．

1　一般治療食に関する基本的な考え方

（1）一般治療食の目的

　　入院患者に提供される一般治療食は，疾病の治療を目的とした栄養素等のコントロールは必要としないが，患者の全身的な栄養状態の改善を図り，また，良好な状態を維持することにより疾病の治療に，間接的に貢献することを目的とした治療食である．

　　各種疾病からの回復には，多くの場合患者の栄養状態や体力が大きく影響する．低栄養状態は，疾病の回復を遅延させるとともに体力の低下に直接影響する．治療の効果を向上させるために栄養状態を高めることは，特別治療食とは目的を異にするが，治療の一環として重要な意義をもっている．

（2）入院時食事療養における食事摂取基準の原則

　　入院患者に提供される治療食の栄養補給量は，原則的には年齢，性別，体位，身体活動レベルおよび病状などに基づいて，個々の患者ごとに適正量が算定されるべき性質のものである．したがって，一般治療食を提供している患者の栄養補給量についても，医師により発行される食事箋による個々の患者ごとに算定された栄養補給量，または栄養管理計画に基づく栄養補給量を用いることが原則とされている．なお，本書では，栄養補給量を病院等医療機関において広く用いられている「食事基準(産業給食などでいう『栄養基準量』に相当する)」として取り扱っている．

2　一般治療食における食事摂取基準の運用

（1）一般治療食喫食患者の食事摂取基準取り扱いの実際

　　しかしながら多くの病院等医療機関においては，一般治療食喫食患者一人ひとりについて医師がエネルギーやたんぱく質などの食事基準(栄養補給量)を算出し，食事箋を発行して食事療養部門に指示を行うことが遵守されていない状況がある．

　　そこで，入院時食事療養における医師により発行される食事箋の原則によらない場合の取り扱いは，厚生労働省からの通知（厚生労働省保険局医療課長通知「入院時食事療養費に係る食事療養及び入院時生活療養費に係る生活療養の実施上の留意事項について」）により算定するものとされている．

　　この場合，各病院等医療機関の一般治療食喫食患者の推定エネルギー必要量および栄養素

(たんぱく質，脂質，炭水化物，ビタミンA，ビタミンB₁，ビタミンB₂，ビタミンC，カルシウム，鉄，ナトリウム(食塩相当量)および食物繊維)の食事摂取基準の設定には，健康増進法に定められた，「食事摂取基準」の数値を適切に用いなければならない．なお，患者の体位，病状および身体活動レベルなどを考慮すること，また，推定エネルギー必要量は，治療方針に沿って身体活動レベルや体重の増減などを考慮して適宜増減することが望ましい，とされている．

さらに，前述の食事摂取基準はあくまでも献立作成の目安であるが，食事の提供に際しては病状，身体活動レベルおよび食物アレルギーなど個々の患者の特性について十分考慮することが付記されている．

B　食事基準

「食事基準(栄養補給量：病院等医療機関によっては，『栄養基準』や『約束食事箋』とよんでいる)」は，個々の患者ごとに算定された食事摂取基準を用いることができない場合に活用されている．「食事基準」の設定は，エネルギーおよびたんぱく質の荷重平均食事摂取基準量を算定し，また，その他の栄養素については「日本人の食事摂取基準」の数値に基づいて，それぞれの病院等医療機関ごとに設定されている．主治医または栄養管理計画では，この「食事基準」のなかから個々の患者に適応する食種(治療食)を選定し，食事箋を発行することで食事療養部門(管理栄養士・栄養士が所属する部門)に指示を行っている．また，前述の厚生労働省医政局長通知「医療スタッフの協働・連携によるチーム医療の推進について」の例示に基づき，一般食常食については，「食事基準」のなかから管理栄養士が食事内容や形態を決定することが認められている．

食事摂取基準と「食事基準」

実際に，「日本人の食事摂取基準」の数値を用いて荷重平均食事摂取基準量を算定すると，数値に端数が出てしまうことが多い．病院等医療機関では，当該医療機関の患者特性などを考慮するとともに，算出された数値の丸めなど端数処理を行い，取り扱いやすい数値にして栄養管理に用いている．この教科書では，治療食の調製などの栄養管理に用いるレベルの数値を「食事基準」と表記することにした．

1　荷重平均食事摂取基準計算表の活用

東京社会保険事務所保険部では，平成17年度に開催した「入院基本料における看護の基準及び入院時食事療養等に関する講習会」において，一般治療食常食の献立作成に当たっては，当該医療機関の患者の体位，病状，身体活動レベル等を考慮して，「日本人の食事摂取基準の策定について」の参考表中の推定エネルギー必要量およびたんぱく質食事摂取基準の数値を用いて，「一般食患者の年齢構成及び荷重平均食事摂取基準計算表」により荷重平均食事摂取基準量を算定するよう指導を行っていた．

現在，厚生労働省保険局医療課が行っている入院時食事療養に係る指導では，患者ごとの個別栄養管理を推奨していることから，集団としての栄養管理に必要な「荷重平均食事摂取基準量」についての説明は行われていない．しかし，病棟部門における栄養管理とは異なり治療食調製部門では，集団としての栄養管理手法が活用されている状況にあるため，従前行われていた「荷重平均食事摂取計算表」の活用を取り上げたものである．

一般食患者の年齢構成及び荷重平均食事摂取基準計算表（参考）

年齢区分		性別	人数 ①	1人1日当たり 給与食事摂取基準②		給与食事摂取基準量合計 ①×②	
				エネルギー (kcal/ 日)	たんぱく質 (g/ 日)	エネルギー (kcal/ 日)	たんぱく質 (g/ 日)
0〜5（月）		男性					
		女性					
6〜8（月）		男性					
		女性					
9〜11（月）		男性					
		女性					
1〜2（歳）		男性					
		女性					
3〜5（歳）		男性					
		女性					
6〜7（歳）		男性					
		女性					
8〜9（歳）		男性					
		女性					
10〜11（歳）		男性					
		女性					
12〜14（歳）		男性					
		女性					
15〜17（歳）		男性					
		女性					
18〜29（歳）		男性					
		女性					
30〜49（歳）		男性					
		女性					
50〜64（歳）		男性					
		女性					
65〜74（歳）		男性					
		女性					
75 以上（歳）		男性					
		女性					
妊婦	初期（付加量）	女性					
	中期（付加量）	女性					
	後期（付加量）	女性					
授乳婦（付加量）		女性					
合計						③	④
1人1日当たり荷重平均食事摂取基準量						③÷合計人員	④÷合計人員

注1）①欄は前月 15 日現在の入院患者の人数とすること

注2）「日本人の食事摂取基準 (2020 年版)」における年齢区分では，1 歳未満のエネルギーとたんぱく質について 3 区分，その他の栄養素については 2 区分（0 〜 5 月，6 〜 11 月）とされている

東京社会保険事務所保険部「入院基本料における看護の基準及び入院時食事療養等に関する講習会資料」平成 17 年 5 月 24 日を一部改変

2　食事基準の設定

　食事基準の設定は，「日本人の食事摂取基準」に収載された参考表または各栄養素の食事摂取基準，また，「一般食患者の年齢構成及び荷重平均食事摂取基準計算表」を用い，以下の手順によって行われる．

　ただし，用いられている「一般食患者の年齢構成及び荷重平均食事摂取基準計算表」は，0〜5か月から75歳以上まで一表になっている．活用に当たっては，栄養管理の精度を維持するために1歳未満の乳児，入学前の幼児，17歳以下の学齢児および18歳以上の栄養管理における成人とを区別して取り扱うことが望ましい．

1　前月15日現在の一般治療食の常食喫食患者の性別，年齢階級別人数を調べる．

2　「一般食患者の年齢構成及び荷重平均食事摂取基準計算表」の該当欄に，対応する数値を記入し計算を行う．

　①「1人1日当たり給与食事摂取基準」欄に，「日本人の食事摂取基準」の参考表または各栄養素の食事摂取基準から該当する数値を転記する（一般的に，入院患者の身体活動レベルは低いことが多いので，6歳以上では「低い（Ⅰ）」の数値を用いる）．

　② 年齢階級別，性別の人数を記入し，加算して合計総人数を求める．

　③ 年齢階級別，性別の「1人1日当たり給与食事摂取基準(食事摂取基準)」に，該当する人数を乗じて算出した値を「給与食事摂取基準量合計」欄に記入する．

　④ エネルギーとたんぱく質の「給与食事摂取基準量合計」を加算して総合計を求める．

　⑤ 総合計エネルギーおよびたんぱく質を総人数で除して，「1人1日当たり荷重平均食事摂取基準量」とする．

3　その他の栄養素については，「日本人の食事摂取基準」の数値を用いて「1人1日当たり荷重平均食事摂取基準量」を算出する．

4　各栄養素等の「1人1日当たり荷重平均食事摂取基準量」を取りまとめ，端数処理などを行って一般治療食常食の『食事基準』を設定する．

5　一般治療食常食の『食事基準』を基本として各かゆ食や流動食の『食事基準』を設定する．

　・全がゆ食では，水分含有量が多くなるため，エネルギーで200〜400 kcal程度，ほかの栄養素でもある程度常食より低い設定値となる．

　・流動食は，禁食から食事を開始するとき，三分がゆ食へ移行するつなぎとして用いられる治療食である．おおむね700〜800 kcal程度で設定される．

6　流動食から全がゆ食までの間の治療食である五分がゆ食および三分がゆ食(医療機関によっては，七分がゆ食が設定されている)の『食事基準』を設定する．

　・五分がゆ食および三分がゆ食では，全がゆ食よりさらに水分含有量が多くなるため，エネルギーや栄養素の設定値は相当程度低くなる．

7　『食事基準』に設定する数値は，エネルギーでは100〜200 kcal単位，たんぱく質では5 g単位に「1人1日当たり荷重平均食事摂取基準量」の数値の丸めを行うことで設定する．

8　設定した各治療食の『食事基準』を取りまとめて「一般治療食食事基準(案)」を作成する．

　・「一般治療食食事基準(案)」は，各診療科や医局等と協議を行ったうえで，栄養委員会において承認を得る．

　　その上で院長の決裁を受け，当該医療機関の「一般治療食食事基準」として設定される．

3　食事基準設定の対象栄養素等

　「一般治療食食事基準」において，栄養管理の対象とすべき栄養素等の範囲，採用する「日本人の食事摂取基準に定める指標」は，厚生労働省からの関係通知などから次のような取り扱いが考えられる．

(1) 栄養管理の対象とすべき栄養素等

・エネルギー

・たんぱく質

・脂質

・炭水化物

・ビタミンA

・ビタミンB$_1$

・ビタミンB$_2$

・ビタミンC

・カルシウム

・鉄

・ナトリウム(食塩相当量)

・食物繊維

本書において，栄養管理の対象とした栄養素等

　厚生労働省からの通知などによれば，栄養管理の対象とすべき栄養素等は前述の12種類である．しかし，12種類の栄養素等の成分値を収載するためには，膨大なスペースが必要になること，また，煩雑になるあまり経験のない学生が入院時食事療養を理解するときの障害になることなどを考慮し，本書では特別の治療食を除いてエネルギー，たんぱく質，脂質，炭水化物および食塩相当量の5栄養素等を「食事基準」の対象とした．

---

(2)『食事基準』の算出に用いる「日本人の食事摂取基準」の指標

a. エネルギーは参考表として示されている「推定エネルギー必要量」

「1人1日当たり荷重平均エネルギー基準量」の算出

b. 「推奨量」を用いる栄養素

・ビタミンA

・ビタミンB$_1$

・ビタミンB$_2$

・ビタミンC

・カルシウム

・鉄

「推奨量」に対して +0 から +20 ％程度を適量とする．ただし，ビタミンA，カルシウムおよび鉄にあっては「耐容上限量」を超えない範囲とする．

c. 「目標量」を用いる栄養素

・脂質，炭水化物

「目標量」の範囲内とする．

・ナトリウム(食塩相当量)

「目標量」以下を適量とする．

・食物繊維

「目標量」以上を適量とする．

(3) 特別な取り扱いが必要な栄養素

・たんぱく質

入院時食事療養の食事基準(摂取目標量)設定時のたんぱく質基準量の検討に，「日本人の食事摂取基準」に設定された「推奨量」をそのまま用いることは，一般治療食の目的である——全

身的な栄養状態の改善を図り，疾病の治療に間接的に貢献する——ためには十分な量とはいえ
ず，また，治療食に対する患者の満足度といった観点からも主菜が貧弱になってしまうと思わ
れる．

　　そこで，過去の医療機関における経験などに基づいて，「たんぱく質基準量」の算出方法を
検討した．

推奨量と目標量(%エネルギー)を用いた「たんぱく質基準量」の算出

1．下限値に「日本人の食事摂取基準」の「推奨量」を用いる理由

　「日本人の食事摂取基準〔2020年版〕」におけるたんぱく質の指標は，成人では「推定平均必要量(g/日)」と
「推奨量(g/日)」である．推定平均必要量は，個人では不足の確率が50％であり，集団では半数の対象者に不
足が生じると推定される摂取量である．推奨量は，個人の場合は不足の確率がほとんどなく，集団の場合は不足
が生じていると推定される対象者がほとんど存在しない摂取量であるとされている．このことから，たんぱく質
基準量(摂取目標量)の設定に当たっての検討の下限値は，『推定平均必要量』より『推奨量』を用いることが適
当と考えた．

2．上限値に「日本人の食事摂取基準」の「目標量(%エネルギー)」を用いる理由

　一方，検討の上限とすべきたんぱく質の「耐容上限量」は設定されていない．しかし，同食事摂取基準では，
たんぱく質のエネルギー産生栄養素バランス(%エネルギー)が目標量として設定されている．

　たんぱく質の％エネルギーは，1歳以上のすべての年齢において13～20％とされている．前述のとおり検
討の下限値は「推奨量」とした．そこで，上限値を推定エネルギー必要量の20％に相当するたんぱく質量(g)
とすることにした．

3．たんぱく質上限値(g/日)の算出

　たんぱく質上限値(g/日)の算出は，次式のとおりである．

　　・たんぱく質上限値(g) ＝ 推定エネルギー必要量(kcal) × 0.20 ÷ 4

　　ただし，0.20 ＝ たんぱく質エネルギー％

　　　　　4 ＝ アトウォーターのエネルギー換算係数

参考1　年齢階級別たんぱく質上限値相当量

年齢 (歳)	男性		女性	
	推定エネルギー必要量 (kcal/日)	たんぱく質上限値相当量 (g/日)	推定エネルギー必要量 (kcal/日)	たんぱく質上限値相当量 (g/日)
1～2	950	47.5	900	45.0
3～5	1,300	65.0	1,250	62.5
6～7	1,350	67.5	1,250	62.5
8～9	1,600	80.0	1,500	75.0
10～11	1,950	97.5	1,850	92.5
12～14	2,300	115.0	2,150	107.5
15～17	2,500	125.0	2,050	102.5
18～29	2,300	115.0	1,700	85.0
30～49	2,300	115.0	1,750	87.5
50～64	2,200	110.0	1,650	82.5
65～74	2,050	102.5	1,550	77.5
75以上	1,800	90.0	1,400	70.0

※推定エネルギー必要量は，1～5歳ではII（ふつう），6歳以上ではI（低い）を用いている

4．たんぱく質推奨量と上限値相当量の中央値の算出

　推奨量を摂取不足によるリスクを防止する下限値と考え，また，上限値相当量を過剰摂取によるリスクを防止する上限値と考えると，2つのリスクから均等に遠ざかる値は中央値となる．

　・中央値(g/ 日)＝〔推奨量(g/ 日)＋上限値相当量(g/ 日)〕÷2

参考2　年齢階級別たんぱく質：推奨量と上限値相当量の中央値

年　齢 (歳)	男　性			女　性		
	推奨量 (g/ 日)	上限値相当量 (g/ 日)	中央値 (g/ 日)	推奨量 (g/ 日)	上限値相当量 (g/ 日)	中央値 (g/ 日)
1〜2	20.0	47.5	33.8	20.0	45.0	32.5
3〜5	25.0	65.0	45.0	25.0	62.5	43.8
6〜7	30.0	67.5	48.8	30.0	62.5	46.3
8〜9	40.0	80.0	60.0	40.0	75.0	57.5
10〜11	45.0	97.5	71.3	50.0	92.5	71.3
12〜14	60.0	115.0	87.5	55.0	107.5	81.3
15〜17	65.0	125.0	95.0	55.0	102.5	78.8
18〜29	65.0	115.0	90.0	50.0	85.0	67.5
30〜49	65.0	115.0	90.0	50.0	87.5	68.8
50〜64	65.0	110.0	87.5	50.0	82.5	66.3
65〜74	60.0	102.5	81.3	50.0	77.5	63.8
75 以上	60.0	90.0	75.0	50.0	70.0	60.0

5．入院時食事療養たんぱく質基準量の設定

　性・年齢階級別の推奨量と上限値相当量との中央値(g/ 日)を用いて，各病院等医療機関の入院患者構成に基づいて荷重平均値を算出し，数値の丸めなどを行ってたんぱく質基準量とする．

　ただし，肉類や魚介類などたんぱく質源となる食品の単価は高く，限られた予算のなかでは理想どおりにいかないことが多い．このような場合には，推奨量以上で上限値相当量未満となる値を求め，数値の丸めなどを行ってたんぱく質基準量とする．

参考3　成人のたんぱく質基準量

年　齢 (歳)	性　別	患者数 (人)	中央値 (g/ 日)	計算値 (g/ 日)
18〜29	男　性 女　性		90.0 67.5	
30〜49	男　性 女　性		90.0 68.8	
50〜64	男　性 女　性		87.5 66.3	
65〜74	男　性 女　性		81.3 63.8	
75 以上	男　性 女　性		75.0 60.0	
合　計		A	—	B

※入院時食事療養たんぱく質基準量＝B÷A（数値の丸め）

C　食品構成

■病院等医療機関における一般治療食献立は，当該病院等医療機関の「一般治療食食事基準」に定めるエネルギーやたんぱく質などの栄養基準量を充足するものでなければならない．

　一般治療食献立の作成を円滑に行うためには，常食，各かゆ食および流動食の別に「食事基準」に適応する「食品構成(食料構成表)」を設定しておく必要がある．

1　食品構成の設定

■一般治療食における食品構成の作成手順は，産業給食施設などにおける取り扱いに準拠して行えばよい．詳細については，給食管理論や給食経営管理論などの関連教科における学習を参考にされたい．

■食品構成の作成に先がけて，設定される各食品群別の栄養成分値を算定しておく必要がある(これを取りまとめたものが「食品類別荷重平均成分表」である)．

　a．各院における食品類別荷重平均成分表を使用する場合

① 食品群別栄養成分値の算定は，一定期間(サイクルまたは月単位)における常食の調製に用いた各食品の使用実績を積算する．

② これを，該当する食品群別に集計する．その構成割合から 100 g 当たりの使用量に換算する(その合計が 100 g となるようにする)．

③「日本食品標準成分表」を用いて各食品の栄養成分値を計算する．

④ 算出した各食品の栄養成分値を食品群別に積算し，当該食品群 100 g 当たりの栄養成分値を算出する．

　このようにして求めた各食品群の栄養成分値を一覧表にしたものが，当該医療機関の「食品類別荷重平均成分表」である．

　・「食品類別荷重平均成分表」の各栄養素等別の総合計は，栄養管理が適切に行われていれば，食事基準で設定した一般治療食常食の栄養基準量にほぼ一致するようになっている．

⑤ 食品構成の各食品群別使用量を，各院で作成した「食品類別荷重平均成分表」を用いて栄養量を算出する．

⑥ 栄養計算の結果から栄養成分量を積算し，各栄養素等別に総合計を算出する．

⑦ これを食事基準の数値と照合し，+10 〜 − 5 ％程度におさまるよう調整を行い，当該医療機関の食品構成とする．

　・作成した食品構成の評価は，「病院給食における一般食給与患者の食物内容評価のための栄養比率(厚生省保健医療局長・健康政策局長通知)」などの数値と比較することで行うことができる．

食品構成評価の目安

	穀類エネルギー比（％）	動物性たんぱく質比（％）
幼 児 食（ 1〜 5 歳)	50 以下	50 程度
学齢児食（ 6〜17 歳)	55 以下	45〜50 程度
成 人 食（18 歳以上)	60 以下	40〜45 以下

b．各院における食品類別荷重平均成分表の作成が困難な場合

病院等医療機関の新設や改築などにより，一定期間に用いた各食品の使用実績が積算できない場合には，施設の規模，診療科および入院患者の年齢構成など患者特性が類似した，近隣病院からの支援の受け入れを検討する．

支援が受けられないときには，まず，一般治療食常食の食事基準（給与栄養目標量）を充足するために，摂取しなければならない食品の種類と量を理論的に設定する．これを食品群別に取りまとめたものが食品構成表である．次に，食品構成表で設定した各群における食品それぞれの使用比率に基づき，「日本食品標準成分表」に記載された成分値を用いて栄養量の計算を行い，各群100g当たりの栄養量を算出して一覧表に取りまとめる．これが，食品の使用実績が得られない場合の「食品類別荷重平均成分表」である．

2　分がゆ食および流動食における「食品類別荷重平均成分表」の取り扱い

① 五分がゆ食，三分がゆ食および流動食では，常食や全がゆ食に比べて治療食の調製に使用できる食品が限定される．

② このため，一般治療食常食に基づく「食品類別荷重平均成分表」を用いると，食品構成上の計算値と実際の給与栄養量との誤差が大きくなる．

③ 提供する治療食に占める分がゆ食や流動食の割合が高い病院においては，五分がゆ食，三分がゆ食および流動食のための食品使用実績に基づき，それぞれの「食品類別荷重平均成分表」を別途設定することが望ましい．

④ 分がゆ食や流動食の別に「食品類別荷重平均成分表」が設定できない場合は，五分がゆ食（全がゆ食の「食品類別荷重平均成分表」が設定されているときは，これを用いてもよい）の「食品類別荷重平均成分表」を設定し，これを用いて三分がゆ食および流動食の食品構成を検討する．

⑤ この場合，常食や全がゆ食で用いられる食品と区別して，分がゆ食や流動食調製用に使用される食品（絹ごし豆腐，鶏のささみ，卵黄，白身魚，ヨーグルト，アイスクリーム，フルーツ缶詰およびジュースなど）は，五分がゆ食「食品類別荷重平均成分表」の数値を個々の当該食品の成分値に補正して用いることにより，分がゆ食や流動食の食品構成を適切に作成することが可能になる．

また，白身魚やフルーツ缶詰およびジュースなどで複数の食品を使用するときは，各食品の使用実績に基づく荷重平均栄養成分値の活用を検討する．

Ⅱ　一般治療食常食

「常食」は，健康な人の食事内容に準じ，疾病の治療を目的とした栄養素等の特別なコントロールを必要としない患者のための食事である．「常食」は，多様な食品を用いてバランスのよい食事に調製されている．

1　食事の概要

(1) 治療食としての特徴

■治療食を調製するうえで，特定の栄養素等の増減を行う必要がない患者に対応する治療食である．全身の栄養状態を良好な状態に維持または回復させるために，必要なエネルギーおよび栄養素をバランスよく給与し，病状の軽快を促進するなどの治療効果を目的とした，多くの病院等医療機関における食事療養の基本となる治療食である．

■「常食」を喫食している患者であっても，入院前の健康な状態に比べて食欲が低下している
ケースが多い．このような患者の食欲を増進するためには，入院前の食習慣や嗜好傾向にも配
慮した治療食の調製に努める必要がある．患者の食歴，入院前の食生活状況，および食品や料
理の嗜好傾向などを把握するため，入院時の患者をベッドサイドに訪問して面談することが望
まれる．具体的な手法として，入院診療計画書を作成するための「栄養管理計画」の活用が考
えられる．栄養管理計画で実施すべき内容には，入院患者ごとの栄養状態に関するリスクを入
院時に把握すること(栄養アセスメント)が規定されている．

　また，「入院前の食生活状況調査」や「嗜好調査」などを定期的に実施し，患者のニーズの
把握に努めることも大切である．把握した患者のニーズは，栄養部門が担当する献立計画から
配膳までの各段階の業務に反映させ，料理の組み合わせ，食品の選択，調理の方法，味つけ，
使用食器，盛りつけおよび適温配食サービスなどの改善につなげていく必要がある．

■「常食」の調製においては，一般的に禁忌とすべき食品はない．過度に刺激の強い食品や消
化が悪い食品の使用に注意する程度である．また，適度な香辛料の使用は，食欲増進効果が期
待できるので有効な活用を図るとよい．ただし，食塩相当量(調味料および加工食品由来の食
塩量が主体となっている)は，「日本人の食事摂取基準(2020年版)」に規定されている，1日
当たり男性の15歳以上で7.5 g未満，女性の12歳以上で6.5 g未満を目標とする．なお，病
院等医療機関における取り扱いでは，女性の12歳以上の目標量6.5 g未満を採用していると
ころが多い．

　「日本人の食事摂取基準(2020年版)」で18歳以上の年齢階級における推定エネルギー必要
量をみると，すべての年齢階級で女性は男性より22〜26％低く設定されている．このことに
対応するため，調製した治療食の盛りつけ量は，相対的に男性に多く女性に少なくすることが
考えられ，食塩相当量も相当程度低減できると推定した．また，このような場合の各医療機関
の食事基準は，基本的には男女別に設定することが望ましいと考えるが，栄養管理が複雑にな
り不慣れな学生にとっての学習では容易ではない．

　そこで本書では，「日本人の食事摂取基準(2020年版)」の15歳以上の食塩相当量，男性
7.5 g未満，女性6.5 g未満の中央値7.0 g未満を用いることにした．

(2) おもな対応疾患など
　① 軽度な病状または重度な病状から回復が進んだ時期
　② 外科系疾患
　③ 精神科系疾患
　④ 妊婦・産婦

2　食事基準

　「常食」の食事基準は，各病院等医療機関によってその取り扱いは異なるが，対象となる患
者の年齢，性別，身体活動レベル，体格および食欲などに対応できるよう，エネルギーおよび
栄養素等の設定量を，何段階かに区分した基準(食種)が設定されている．

食事基準（例）

栄養素等 / 食　種	エネルギー (kcal)	たんぱく質 (g)	脂　質 (g)	炭水化物 (g)	食塩相当量 (g 未満)
一般常食　Ⅰ度	2,200	75	50	350	7
一般常食　Ⅱ度	1,900	70	45	300	7
一般常食　Ⅲ度	1,600	65	40	250	7

■ここでは，患者の年齢，性別，身体活動レベル，体格および食欲などに応じた選択が可能となるようにエネルギーおよび栄養素等の量に着目して，Ⅰ度からⅢ度までの3段階の基準（食種）が設定されている食事基準を例示した．

　　一般常食　Ⅰ度　　おもに青年および大柄な男性患者に対応するための食事基準．
　　一般常食　Ⅱ度　　上記以外の男性患者または，青年および大柄な女性患者に対応するための食事基準．
　　一般常食　Ⅲ度　　上記以外の女性患者に対応するための食事基準．

■成長期の男性患者などで食事摂取基準が「一般常食Ⅰ度」より高くなるケースでは，主食の盛りつけ量を増やしたり，牛乳 200 mL などの付加食で対応する．

■設定されている食事基準と著しく異なる食事摂取基準量の患者，また，食物アレルギーおよび嗜好上主食や主菜となる食品を禁忌とするようなケースでは，個人対応献立に基づく治療食の調製を検討する．

3　食品構成

　「常食」の基準（食種）の別に，設定されたエネルギーおよび栄養素等を充足する食品群別の使用量により策定されている．

食品構成（例）

（単位：g）

食種	穀　類 米	穀　類 その他	豆　類 豆・大豆製品	豆　類 豆品	魚介類	肉類	卵類	乳類	いも類	野菜類 緑黄色	野菜類 その他	果実類	海藻類	油脂類	砂糖類	みそ	その他	備考
Ⅰ	ごはん 750	20	50		80	60	40	206	60	150	200	110	2	15	10	8		
Ⅱ	ごはん 540	20	50		80	60	40	206	60	150	200	110	2	15	10	8		
Ⅲ	ごはん 390	20	50		70	60	40	206	60	150	200	110	2	15	10	8		

■ここでは，食種による食品使用量の違いをわかりやすくすることを目的として，主食をすべて「ごはん」とする食品構成を例示した．実際には多くの病院等医療機関において「パン」や「めん」を組み込んだ食品構成が用いられている．

■「みそ」は，従来「大豆・加工品」などと一緒に「豆類」に分類されてきた．しかし，現在の国民健康・栄養調査では，「調味料」の一部として取り扱われている．そこで，本書における食品構成においても調味料として取り扱うこととし，「豆類」から分離させて「砂糖類」の次に記載することとした．

<参考>

「常食　Ⅱ度」食品構成（設定例）

		使用量 (g)	エネルギー (kcal)	たんぱく質 (g)	脂質 (g)	炭水化物 (g)	カルシウム (mg)	鉄 (mg)	ビタミンA (μgRAE)	ビタミンB1 (mg)	ビタミンB2 (mg)	ビタミンC (mg)	ナトリウム (mg)	食物繊維 (g)
1. 穀類	米	230	787	12.2	1.8	173.9	12	1.8	0	0.18	0.05	0	2	1.2
	パン類	17	47	1.6	0.9	8.0	5	0.1	0	0.01	0.01	0	85	0.4
	めん類	28	41	1.3	0.2	8.2	3	0.1	0	0.01	0.01	0	22	0.4
	その他の穀類・堅果類	20	82	2.4	2.5	12.4	47	0.5	0	0.04	0.01	0	27	1.0
2. いも類	じゃがいも類	60	38	0.8	0.0	6.2	5	0.2	0	0.05	0.02	16	2	4.7
	こんにゃく類		0	0.0	0.0	0.0	0	0.0	0	0.00	0.00	0	0	0.0
3. 砂糖類		10	39	0.0	0.0	9.9	0	Tr	0	0.00	0.00	0	0	0.0
4. 菓子類			0	0.0	0.0	0.0	0	0.0	0	0.00	0.00	0	0	0.0
5. 油脂類	動物性		0	0.0	0.0	0.0	0	0.0	0	0.00	0.00	0	0	0.0
	植物性	15	133	0.0	14.6	0.4	Tr	0.0	0	0.00	0.00	0	0	0.0
6. 豆類		50	58	4.3	3.8	0.7	57	0.9	0	0.04	0.05	0	4	0.8
7. 魚介類	生魚	70	104	14.1	4.6	0.2	25	0.6	19	0.49	0.16	1	90	0.0
	塩蔵・缶詰	5	9	1.0	0.4	0.4	5	0.1	1	0.00	0.01	0	44	0.0
	水産ねり製品	5	6	0.6	0.1	0.6	1	0.0	0	0.00	0.00	0	40	0.0
8. 肉類	生物	55	78	9.9	3.2	2.4	3	0.6	3	0.39	0.13	1	27	0.0
	その他の加工品	5	13	0.8	1.0	0.1	0	0.1	0	0.02	0.01	1	41	0.0
9. 卵類		40	57	4.5	3.7	1.4	18	0.6	84	0.02	0.15	0	56	0.0
10. 乳類	牛乳	206	126	6.2	7.2	9.1	227	0.0	78	0.08	0.31	2	84	0.0
	その他の乳類		0	0.0	0.0	0.0	0	0.0	0	0.00	0.00	0	0	0.0
11. 野菜類	緑黄色野菜	150	45	2.1	0.3	9.8	68	1.7	1,151	0.12	0.17	38	21	3.8
	漬物		0	0.0	0.0	0.0	0	0.0	0	0.00	0.00	0	0	0.0
	その他の野菜	200	60	2.2	0.2	13.8	64	0.6	16	0.08	0.06	30	18	4.4
12. 果実類		110	61	0.6	0.1	15.7	9	0.1	31	0.04	0.02	17	3	0.9
13. 藻類		2	0	0.0	0.0	0.0	1	0.0	0	0.00	0.00	0	11	0.1
14. 調味料類	みそ	8	15	0.9	0.5	1.5	8	0.3	0	0.00	0.01	0	392	0.4
	その他の調味料	40	37	2.2	0.0	6.1	10	0.5	3	0.02	0.05	0	1,635	0.0
15. 調理加工食品類			0	0.0	0.0	0.0	0	0.0	0	0.00	0.00	0	0	0.0
総計		1,326	1,836	67.7	45.1	280.8	568	8.8	1,386	1.59	1.23	106	2,604	18.1

（食塩相当量6.6g）

「常食 Ⅱ度」献立(例)

☆ 「常食」食事基準 (栄養基準量) ☆

エネルギー	たんぱく質	脂 質	炭水化物	食塩相当量
1,900 kcal	70 g	45 g	300 g	7 g 未満

区分	料 理 名	食 品 名	使用量 (g)	エネルギー (kcal)	たんぱく質 (g)	脂 質 (g)	炭水化物 (g)	食塩相当量 (g)	備 考
朝食	ごはん	精白米	85	291	4.5	0.7	64.3	0	
	みそ汁	はくさい	30	4	0.2	Tr	0.6	0	
		生しいたけ	5	1	0.1	0	0	0	
		み そ	8	15	0.9	0.5	1.5	1.0	
		煮干し	2	0	0	0	0	0	
	炒め煮	生あげ	70	100	7.2	7.5	0.8	0	
		だいこん	50	8	0.2	Tr	1.4	0	
		にんじん	15	5	0.1	0	0.9	0	
		いんげん	15	3	0.2	0	0.5	0	
		植物油	3	27	0	2.9	0.1	0	
		砂 糖	2	8	0	0	2.0	0	
		しょうゆ	4	3	0.2	0	0.4	0.6	
	うずら豆煮豆	うずら豆煮豆	35	75	2.1	0.2	15.1	0.1	
昼食	トースト	食パン	120	298	8.9	4.4	53.0	1.4	
		マーマレード	20	47	0	0	12.0	0	
	ポトフ	豚もも肉	70	97	12.6	3.8	3.0	0.1	
		キャベツ	50	11	0.5	0.1	1.8	0	
		たまねぎ	40	13	0.3	Tr	2.8	0	
		にんじん	30	9	0.2	0	1.7	0	
		コンソメ	0.8	2	0.1	0	0.3	0.3	
		食 塩	0.3	0	0	0	0	0.3	
		こしょう	0.01	0	0	0	0	0	
	ミモザサラダ	ブロッコリー	70	26	2.7	0.2	1.6	Tr	
		鶏 卵	25	36	2.8	2.3	0.9	0.1	
		ドレッシング	8	30	0	3.0	0.7	0.5	乳化タイプ
	牛 乳	牛 乳	206	126	6.2	7.2	9.1	0.2	
夕食	ごはん	精白米	85	291	4.5	0.7	64.3	0	
	カキフライ	か き	100	58	4.9	1.3	6.7	1.2	
		小麦粉	8	28	0.6	0.1	5.8	0	
		鶏 卵	10	14	1.1	0.9	0.3	0	
		生パン粉	12	38	1.2	0.6	6.5	0.1	
		揚げ油	12	106	0	11.6	0.4	0	
	せんキャベツ	キャベツ	30	6	0.3	0	1.1	0	
	レモン	レモン	10	4	0.1	0	0.5	0	
		中濃ソース	10	13	0.1	Tr	3.0	0.6	
	かぶの柚子風味	か ぶ	60	11	0.3	0.1	2.1	0	
		砂 糖	3	12	0	0	3.0	0	
		穀物酢	2	1	0	0	0	0	
		ゆず果汁	1	0	0	0	0.1	0	
	辛子あえ	こまつな	50	7	0.7	0.1	0.4	0	
		からし (粉)	0.3	1	0.1	0.1	0.1	0	
		しょうゆ	2	2	0.1	0	0.2	0.3	
	フルーツ	キウイフルーツ	120	61	1.0	0.2	11.4	0	
合 計				1,888	65.0	48.4	280.4	6.8	

Ⅲ　一般治療食かゆ食

「かゆ食」は，主食となるかゆの形態別に設定されている全がゆ食，七分がゆ食，五分がゆ食，三分がゆ食などを総称したものである．

副食は，主食の形態に相応するやわらかさに調製した料理を組み合わせる．

1　食事の概要

(1) 治療食としての特徴

■「常食」と同様に，治療食調製上，エネルギーおよび特定の栄養素等の増減を行う必要がない患者に対応する治療食である．消化機能の低下した状態または重い病状からの回復過程における治療食であり，必要な栄養素等の給与とともに，通常の食事形態への移行を目的として提供される．

■「かゆ食」は，分数(五分がゆよりは三分がゆなど)が少なくなるほど水分の比率が高くなる．このため，給与できるエネルギーおよび栄養素等の量が制約を受けるので，患者の症状や，消化・吸収の状況などを観察しながら，三分がゆ食から五分がゆ食，さらに全がゆ食への移行を進めることで，食事から摂取する栄養素等の増量をめざし，全身的な栄養状態の改善を図ることによって病状の回復や安定に寄与しようとするものである．

■また，「常食」を喫食している患者以上に，摂食機能障害や食欲が低下しているケースが多く認められるので，喫食率を向上させるために，より一層一人ひとりの患者の状況やニーズの把握と個別的な対応の充実が望まれる．

■「かゆ食」の調製には，次のような事項への留意が求められる．
　　① 胃内停滞時間が長い食品の使用はさける．
　　② 主食は，やわらかく調理されたかゆ，うどんおよびパンなどとする．
　　③ 副食は，やわらかく仕上がる切り方，調理法(蒸す，煮込む，煮るなど)を採用する．
　　④ 多脂性の食品や揚げ物など油脂を多く用いる料理はさける．
　　⑤ 刺激の強い食品の使用はさける．
　　⑥ 食物繊維の多い野菜，きのこおよび海藻類の使用には注意する．
　　⑦ 必要に応じて「キザミ」，「ミキサー(ブレンダー)」などの再加工調理を行う．
　　⑧ 味つけは，うす味を心がける．

(2) おもな対応疾患など
　　① 絶食を伴う重い病状からの回復途上．
　　② 消化器系疾患．
　　③ 術後の回復期．
　　④ 口腔・食道の障害．
　　⑤ 咀嚼機能の低下．
　　⑥ 食欲不振時．
　　⑦ 高齢などによる消化・吸収機能の低下．

2 食事基準

「かゆ食」の食事基準は，一般的に全がゆ食，七分がゆ食，五分がゆ食および三分がゆ食など，主食となるかゆの形態別に設定されている．

食事基準（例）

栄養素等 食　種	エネルギー (kcal)	たんぱく質 (g)	脂　質 (g)	炭水化物 (g)	食塩相当量 (g 未満)
全 が ゆ 食	1,600	65	40	250	7
五分がゆ食	1,200	60	35	160	7
三分がゆ食	1,000	50	30	130	─

■かゆ食は，患者の消化・吸収能力の状況を考慮して，主食のやわらかさに応じた副食を組み合わせて調製する．

ここでは，全がゆ食，五分がゆ食および三分がゆ食について設定した食事基準を例示した．

全 が ゆ 食　主食：全がゆまたはパン，うどんが使用できる．

　　　　　　副食：食物繊維や脂肪の多い食品，刺激の強い食品を除き，全がゆに相当するやわらかさであって，消化のよい状態に調製した料理を組み合わせた治療食である．

五分がゆ食　主食：五分がゆ，またはやわらかく煮たうどんが使用できる．

　　　　　　副食：消化・吸収のよい食品を用いて，五分がゆに相当するやわらかさで，消化のよい状態に調製した料理を組み合わせた治療食である．

三分がゆ食　主食：三分がゆが使用できる．

　　　　　　副食：胃に負担がかからないように消化・吸収のよい食品を用いて，三分がゆに相当するやわらかさで，いっそう消化のよい状態に調製した料理を組み合わせた治療食である．

3 食品構成

一般治療食「かゆ食」の食事基準を充足する食品群別の使用量により設定されている．

食品構成（例）

（単位：g）

食　種	穀　類		豆　類	魚介類	肉類	卵類	乳類	いも類	野菜類		果実類	海藻類	油脂類	砂糖類	みそ	その他	備　考
	米	その他	豆・大豆製品						緑黄色	その他							
全がゆ食	全 が ゆ 960	20	50	70	60	40	206	60	150	200	110	2	10	10	8		
五分食	五分がゆ 1,050	5	50	70	40	50	ヨ100・206	80	100	150	缶60		5	10	8		
三分食	三分がゆ 660		絹50	45	15	50	ヨ100・412	50	100	150	缶40 果汁125		3	8	8		

※ヨ100＝ヨーグルト 100 g

■食種による使用量の違いの理解を容易にするため，主食は「米のかゆ」とした．

献立展開における「栄養成分値」の取り扱いについて

　本書では，各治療食について基本となる献立からの「献立展開(例)」を収載した.

　基本となる献立については，成分表を用いてエネルギー，たんぱく質，脂質，炭水化物および食塩相当量の合計値を算出した．本来，合計エネルギー値と，たんぱく質，脂質および炭水化物のエネルギー換算値とは，ほぼ一致しなければならないと考えられる.

　しかし，実際の計算では，1〜2％の誤差が生じてくる．その原因は，日本食品標準成分表におけるエネルギー換算の取り扱いが，アトウォーターの換算係数と一致しないことによる．たとえば，植物油 1 g は 9 kcal ではなく 9.21 kcal となっている.

　このため，基本となる献立の合計エネルギー値は，たんぱく質，脂質および炭水化物のエネルギー換算値の合計とは一致しない．病院等医療機関における献立展開では，コンピュータを用いて栄養計算が行われるのでとくに問題としなくてもよい．しかし，学生の訓練用に位置づけられる本書では，一致しないことを理解したうえで活用していただきたい.

　また，別冊の「食事療養実務実習書」においても，同様の取り扱いを行っているのでご理解を賜りたい.

<参考>

「全がゆ食」食品構成（設定例）

		使用量 (g)	給与栄養量										
			エネルギー (kcal)	たんぱく質 (g)	脂質 (g)	炭水化物 (g)	カルシウム (mg)	鉄 (mg)	ビタミンA (μgRAE)	ビタミンB₁ (mg)	ビタミンB₂ (mg)	ビタミンC (mg)	ナトリウム (mg)	食物繊維 (g)
1. 穀　類	米	175	599	9.3	1.4	132.3	9	1.4	0	0.14	0.04	0	2	0.9
	パン類	12	33	1.1	0.6	5.6	4	0.1	0	0.01	0.00	0	60	0.3
	めん類	27	40	1.2	0.2	7.9	3	0.1	0	0.01	0.01	0	22	0.4
	その他の穀類・堅果類	20	82	2.4	2.5	12.4	47	0.5	0	0.04	0.01	0	27	1.0
2. いも類	じゃがいも類	60	38	0.8	0.0	6.2	5	0.2	0	0.05	0.02	16	2	4.7
	こんにゃく類		0	0.0	0.0	0.0	0	0.0	0	0.00	0.00	0	0	0.0
3. 砂　糖　類		10	39	0.0	0.0	9.9	0	Tr	0	0.00	0.00	0	0	0.0
4. 菓　子　類			0	0.0	0.0	0.0	0	0.0	0	0.00	0.00	0	0	0.0
5. 油脂類	動物性		0	0.0	0.0	0.0	0	0.0	0	0.00	0.00	0	0	0.0
	植物性	10	89	0.0	9.7	0.3	Tr	0.0	0	0.00	0.00	0	0	0.0
6. 豆　　類		50	58	4.3	3.8	0.7	57	0.9	0	0.04	0.05	0	4	0.8
7. 魚介類	生　魚	55	82	11.1	3.6	0.2	20	0.5	15	0.39	0.13	1	71	0.0
	塩蔵・缶詰	10	18	2.0	0.8	0.8	11	0.2	1	0.10	0.02	0	89	0.0
	水産ねり製品	5	6	0.6	0.1	0.6	1	0.0	0	0.00	0.00	0	40	0.0
8. 肉　類	生　物	60	84	10.8	3.4	2.6	3	0.7	4	0.40	0.14	1	30	0.0
	その他の加工品		0	0.0	0.0	0.0	0	0.0	0	0.00	0.00	0	0	0.0
9. 卵　　類		40	57	4.5	3.7	1.4	18	0.6	84	0.02	0.15	0	56	0.0
10. 乳　類	牛　乳	206	126	6.2	7.2	9.1	227	0.0	78	0.08	0.31	2	84	0.0
	その他の乳類		0	0.0	0.0	0.0	0	0.0	0	0.00	0.00	0	0	0.0
11. 野菜類	緑黄色野菜	150	45	2.1	0.3	9.8	68	1.7	1,151	0.12	0.17	38	21	3.8
	漬　物		0	0.0	0.0	0.0	0	0.0	0	0.00	0.00	0	0	0.0
	その他の野菜	200	60	2.2	0.2	13.8	64	0.6	16	0.08	0.06	30	18	4.4
12. 果　実　類		110	61	0.6	0.1	15.7	9	0.1	31	0.04	0.02	17	3	0.9
13. 藻　　類		2	0	0.0	0.0	0.0	1	0.0	0	0.00	0.00	0	11	0.1
14. 調味料類	み　そ	8	15	0.9	0.5	1.5	8	0.3	0	0.00	0.01	0	392	0.4
	その他の調味料	35	32	1.9	0.5	1.8	8	0.5	2	0.01	0.04	0	1,431	0.0
15. 調理加工食品類			0	0.0	0.0	0.0	0	0.0	0	0.00	0.00	0	0	0.0
総　計		1,245	1,564	62.0	38.6	232.6	563	8.4	1,382	1.53	1.18	105	2,363	17.7

（食塩相当量 6.0 g）

「全がゆ食」献立（例）

☆「全がゆ食」食事基準（栄養基準量）☆

エネルギー	たんぱく質	脂　質	炭水化物	食塩相当量
1,600 kcal	65 g	40 g	250 g	7 g 未満

区分	料　理　名	食　品　名	使用量 (g)	エネルギー (kcal)	たんぱく質 (g)	脂　質 (g)	炭水化物 (g)	食塩相当量 (g)	備　考
朝食	全がゆ	精白米	65	222	3.4	0.5	49.1	0	
	みそ汁	もやし	30	5	0.4	Tr	0.6	Tr	
		油揚げ	5	19	4.2	1.6	0	0	
		み　そ	8	15	0.9	0.5	1.5	1.0	
		煮干し	2	0	0	0	0	0	
	凍り豆腐煮付け	凍り豆腐	20	99	9.9	6.5	0	0.2	
		砂　糖	5	20	0	0	3.0	0	
		しょうゆ	3	2	0.2	0	0.3	0.4	
	お浸し	キャベツ	60	13	0.5	0.1	2.1	0	
		にんじん	10	3	0.1	0	0.6	0	
		しょうゆ	3	2	0.2	0	0.3	0.4	
	のり佃煮	のり佃煮	8	12	0.9	0	1.8	0.5	
昼食	全がゆ	精白米	65	222	3.4	0.5	49.1	0	
	肉じゃが	豚もも	60	83	10.8	3.2	2.6	0.1	
		じゃがいも	80	47	1.0	Tr	6.8	0	
		たまねぎ	50	17	0.4	Tr	3.8	0	
		にんじん	20	6	0.1	0	1.1	0	
		グリンピース(冷)	5	4	0.2	0	0.5	Tr	
		植物油	4	45	0	3.9	0.1	0	
		砂　糖	6	23	0	0	6.0	0	
		しょうゆ	8	6	0.5	0	0.7	1.2	
	サラダ	レタス	15	2	0.1	Tr	0.3	0	
		きゅうり	20	3	0.1	Tr	0.4	0	
		トマト	40	8	0.2	0	1.4	0	
		ドレッシング	10	38	0	3.8	0.9	0.6	
	梅漬け	梅調味漬け	5	2	0.1	0	0.4	0.3	
	牛乳	牛乳	206	126	6.2	7.2	9.1	0.2	
夕食	全がゆ	精白米	65	222	3.4	0.5	49.1	0	
	魚照り焼き	はまち	70	152	12.5	9.4	4.0	0.1	
		みりん	3	7	0	Tr	1.3	0	
		しょうゆ	3	2	0.2	0	0.3	0.4	
	大葉	しその葉	1	0	0	Tr	0	0	
	おろし	だいこん	40	6	0.1	Tr	1.1	0	
		しょうゆ	3	2	0.2	0	0.3	0.4	
	炊き合わせ	な　す	40	7	0.3	Tr	1.0	0	
		にんじん	20	6	0.1	0	1.1	0	
		さやいんげん	15	3	0.2	0	0.5	0	
		砂　糖	4	16	0	0	4.0	0	
		しょうゆ	5	4	0.3	0	0.4	0.7	
	辛子あえ	こまつな	70	9	0.9	0.1	0.6	0	
		鶏ささみ	10	11	2.5	0.1	0	0	
		清　酒	1	1	0	0	0.1	0	
		からし（粉）	0.3	1	0.1	0	0.1	0	
		しょうゆ	3	2	0.2	0	0.3	0.4	
	フルーツ	グレープフルーツ	120	48	0.6	0.1	10.0	0	
合　　計				1,543	65.4	38.0	216.7	6.9	

＜参考＞

「五分がゆ食」食品構成（設定例）

		使用量 (g)	エネルギー (kcal)	たんぱく質 (g)	脂質 (g)	炭水化物 (g)	カルシウム (mg)	鉄 (mg)	ビタミンA (μgRAE)	ビタミンB₁ (mg)	ビタミンB₂ (mg)	ビタミンC (mg)	ナトリウム (mg)	食物繊維 (g)
1. 穀類	米	105	359	5.6	0.8	79.4	5	0.8	0	0.08	0.02	0	1	0.5
	パン類		0	0.0	0.0	0.0	0	0.0	0	0.00	0.00	0	0	0.0
	めん類		0	0.0	0.0	0.0	0	0.0	0	0.00	0.00	0	0	0.0
	その他の穀類・堅果類	5	21	0.6	0.6	3.1	12	0.1	0	0.01	0.00	0	7	0.2
2. いも類	じゃがいも類	80	49	1.1	0.0	7.9	6	0.4	0	0.07	0.02	18	1	5.7
	こんにゃく類		0	0.0	0.0	0.0	0	0.0	0	0.00	0.00	0	0	0.0
3. 砂糖類		10	39	0.0	0.0	9.9	0	Tr	0	0.00	0.00	0	0	0.0
4. 菓子類			0	0.0	0.0	0.0	0	0.0	0	0.00	0.00	0	0	0.0
5. 油脂類	動物性		0	0.0	0.0	0.0	0	0.0	0	0.00	0.00	0	0	0.0
	植物性	5	44	0.0	4.9	0.3	0	0.0	0	0.00	0.00	0	0	0.0
6. 豆類		50	43	3.7	2.5	0.8	47	0.9	0	0.04	0.05	0	4	0.8
7. 魚介類	生魚	70	104	14.1	4.6	0.2	25	0.6	19	0.49	0.16	1	90	0.0
	塩蔵・缶詰		0	0.0	0.0	0.0	0	0.0	0	0.00	0.00	0	0	0.0
	水産ねり製品		0	0.0	0.0	0.0	0	0.0	0	0.00	0.00	0	0	0.0
8. 肉類	生物	40	51	7.4	1.7	1.6	4	0.8	7	0.04	0.12	0	20	0.0
	その他の加工品		0	0.0	0.0	0.0	0	0.0	0	0.00	0.00	0	0	0.0
9. 卵類		50	71	5.7	1.7	1.7	23	0.8	105	0.03	0.09	0	70	0.0
10. 乳類	牛乳	206	126	6.2	7.2	9.1	227	0.0	78	0.08	0.31	2	84	0.0
	ヨーグルト	100	65	4.0	0.2	11.2	120	0.1	0	0.03	0.15	Tr	60	0.0
11. 野菜類	緑黄色野菜	100	30	1.4	0.2	6.5	45	1.1	767	0.08	0.11	25	14	2.5
	漬物		0	0.0	0.0	0.0	0	0.0	0	0.00	0.00	0	0	0.0
	その他の野菜	150	45	1.7	0.2	10.4	48	0.5	12	0.06	0.05	1	14	3.3
12. 果実類（フルーツ缶詰）		60	49	0.1	0.0	11.3	2	0.1	4	0.01	0.01	0	1	0.6
13. 藻類			0	0.0	0.0	0.0	0	0.0	0	0.00	0.00	0	0	0.0
14. 調味料類	みそ	8	15	0.9	0.5	1.5	8	0.3	0	0.00	0.01	0	392	0.4
	その他の調味料	30	28	1.6	0.0	4.6	7	0.4	2	0.01	0.04	0	1,226	0.0
15. 調理加工食品類			0	0.0	0.0	0.0	0	0.0	0	0.00	0.00	0	0	0.0
総 計		1,069	1,139	54.1	25.1	159.5	579	6.9	994	1.03	1.14	47	1,984	14.0

（食塩相当量 5.0 g）

「五分がゆ食」献立（例）

☆「五分がゆ食」食事基準（栄養基準量）☆

エネルギー	たんぱく質	脂　質	炭水化物	食塩相当量
1,200 kcal	60 g	35 g	160 g	7 g 未満

区分	料　理　名	食　品　名	使用量 (g)	エネルギー (kcal)	たんぱく質 (g)	脂　質 (g)	炭水化物 (g)	食塩相当量 (g)	備　考
朝食	五分がゆ	精白米	35	120	1.9	0.3	26.5	0	
	みそ汁	小町ふ	2	7	0.5	0	1.1	0	
		み　そ	8	15	0.9	0.5	1.5	1.0	
		煮干し	2	0	0	0	0	0	
	豆腐の煮付け	絹ごし豆腐	125	70	6.6	4.0	1.1	Tr	
		砂　糖	3	8	0	0	2.0	0	
		しょうゆ	5	4	0.3	0	0.4	0.7	
	煮浸し	キャベツ	40	8	0.4	0	1.4	0	
		にんじん	7	2	0	0	0.4	0	
		みりん	1.5	4	0	Tr	0.6	0	
		しょうゆ	2	2	0.1	0	0.2	0.3	
	ヨーグルト	ヨーグルト	100	65	4.0	0.2	11.2	0.2	
昼食	五分がゆ	精白米	35	120	1.9	0.3	26.5	0	
	卵とじ	鶏　卵	50	71	5.7	4.7	1.7	0.2	
		たまねぎ	50	17	0.4	Tr	3.5	0	
		にんじん	20	6	0.1	0	1.1	0	
		きぬさや	5	2	0.1	0	0.3	0	
		砂　糖	2	8	0	0	2.0	0	
		しょうゆ	6	5	0.4	0	0.5	0.9	
		だし汁	20	0	0	0	0	0	
	じゃが芋の そぼろ煮	鶏胸皮なし挽き肉	35	40	6.9	0.5	1.8	0	
		じゃがいも	80	47	1.0	Tr	6.8	0	
		グリンピース	5	4	0.2	0	0.5	Tr	
		植物油	3	27	0	2.9	0.1	0	
		砂　糖	3	12	0	0	3.0	0	
		しょうゆ	5	4	0.3	0	0.4	0.7	
	皮むきサラダ	トマト	40	8	0.2	0	1.4	0	
		アスパラガス（缶）	30	7	0.5	0	1.0	0.3	
		ドレッシング	10	67	0.2	7.3	0.1	0.2	
	牛　乳	牛　乳	206	126	6.2	7.2	9.1	0.2	
夕食	五分がゆ	精白米	35	120	1.9	0.3	26.5	0	
	かれいの煮付け	かれい	80	71	14.2	0.8	1.8	0.2	
		砂　糖	3.5	14	0	0	3.5	0	
		清　酒	3	3	0	0	0.2	0	
		しょうゆ	9	7	0.5	0	0.8	1.3	
	かぶの煮物	かぶ	50	10	0.3	0.1	1.8	0	
		にんじん	15	5	0.1	0	0.9	0	
		砂　糖	2	8	0	0	2.0	0	
		しょうゆ	2	2	0.1	0	0.2	0.3	
	煮浸し	こまつな	50	7	0.7	0.1	0.4	0	
		みりん	1.5	4	0	Tr	0.6	0	
		しょうゆ	2	2	0.1	0	0.2	0.3	
	フルーツ	白桃（缶）	60	49	0.2	0.1	11.6	0	
合　　計				1,178	56.9	29.3	156.7	6.8	

<参考>

「三分がゆ食」食品構成（設定例）

食品群	使用量 (g)	エネルギー (kcal)	たんぱく質 (g)	脂質 (g)	炭水化物 (g)	カルシウム (mg)	鉄 (mg)	ビタミンA (μgRAE)	ビタミンB₁ (mg)	ビタミンB₂ (mg)	ビタミンC (mg)	ナトリウム (mg)	食物繊維 (g)
1. 穀類　米	60	205	3.2	0.5	45.4	3	0.5	0	0.05	0.01	0	1	0.3
パン類		0	0.0	0.0	0.0	0	0.0	0	0.00	0.00	0	0	0.0
めん類		0	0.0	0.0	0.0	0	0.0	0	0.00	0.00	0	0	0.0
その他の穀類・堅果類		0	0.0	0.0	0.0	0	0.0	0	0.00	0.00	0	0	0.0
2. いも類　じゃがいも類	50	30	0.7	Tr	4.3	2	0.2	0	0.05	0.02	14	1	4.5
こんにゃく類		0	0.0	0.0	0.0	0	0.0	0	0.00	0.00	0	0	0.0
3. 砂糖類	8	31	0.0	0.0	7.9	0	Tr	0	0.00	0.00	0	0	0.0
4. 菓子類		0	0.0	0.0	0.0	0	0.0	0	0.00	0.00	0	0	0.0
5. 油脂類　動物性		0	0.0	0.0	0.0	0	0.0	0	0.00	0.00	0	0	0.0
植物性	3	27	0.0	2.9	0.1	0	0.0	0	0.00	0.00	0	0	0.0
6. 豆類　絹ごし豆腐	50	28	2.7	1.6	0.5	38	0.6	0	0.06	0.02	0	6	0.5
7. 魚介類　生魚	45	67	9.1	3.0	0.1	16	0.4	12	0.32	0.10	0	58	0.0
塩蔵・缶詰		0	0.0	0.0	0.0	0	0.0	0	0.00	0.00	0	0	0.0
水産ねり製品		0	0.0	0.0	0.0	0	0.0	0	0.00	0.00	0	0	0.0
8. 肉類　生物	15	19	2.8	0.6	0.6	1	0.3	3	0.02	0.05	0	8	0.0
その他の加工品		0	0.0	0.0	0.0	0	0.0	0	0.00	0.00	0	0	0.0
9. 卵類	50	71	5.7	1.7	1.7	23	0.8	105	0.03	0.09	0	70	0.0
10. 乳類　牛乳	412	251	12.4	14.4	18.1	453	0.1	157	0.16	0.62	4	169	0.0
ヨーグルト	100	65	4.0	0.2	11.2	120	0.1	0	0.03	0.15	Tr	60	0.0
11. 野菜類　緑黄色野菜	100	30	1.4	0.2	6.5	45	1.1	767	0.08	0.11	25	14	2.5
漬物		0	0.0	0.0	0.0	0	0.0	0	0.00	0.00	0	0	0.0
その他の野菜	150	45	1.7	0.2	10.4	48	0.5	12	0.06	0.05	1	14	3.3
12. 果実類　フルーツ缶詰	40	33	0.1	0.0	7.8	1	0.1	0	0.00	0.01	1	2	0.6
ジュース	125	59	0.3	0.2	14.1	7	0.2	2	0.04	0.01	26	5	0.1
13. 藻類		0	0.0	0.0	0.0	0	0.0	0	0.00	0.00	0	0	0.0
14. 調味料類　みそ	8	15	0.9	0.5	1.5	8	0.3	0	0.00	0.01	0	392	0.4
その他の調味料	25	23	1.4	0.0	3.8	0	0.1	0	0.00	0.00	0	1,022	0.0
15. 調理加工食品類		0	0.0	0.0	0.0	0	0.0	0	0.00	0.00	0	0	0.0
総計	1,241	999	46.4	26.0	134.0	765	5.3	1,058	0.90	1.25	71	1,822	12.2

給与栄養量

（食塩相当量 4.6 g）

「三分がゆ食」献立(例)

☆「三分がゆ食」食事基準（栄養基準量）☆

エネルギー	たんぱく質	脂　質	炭水化物	食塩相当量
1,000 kcal	50 g	30 g	130 g	一 g

区分	料理名	食品名	使用量 (g)	エネルギー (kcal)	たんぱく質 (g)	脂質 (g)	炭水化物 (g)	食塩相当量 (g)	備考
朝食	三分がゆ	精白米	20	68	1.1	0.2	15.1	0	
	実なしみそ汁	み　そ	8	15	0.9	0.5	1.5	1.0	汁 100 cc
		煮干し	2	0	0	0	0	0	
	ふわふわ オムレツ	鶏　卵	50	71	5.7	4.7	1.7	0.2	
		たまねぎ	30	10	0.2	Tr	2.1	0	
		砂　糖	2	8	0	0	1.0	0	
		しょうゆ	3	2	0.2	0	0.1	0.1	
		だし汁	30	0	0	0	0	0	
	お浸し（葉先）	ほうれんそう	50	9	0.9	0.1	0.2	0	
		しょうゆ	2	2	0.1	0	0.2	0.3	
	ジュース	オレンジジュース	125	58	0.4	0.1	13.8	0	
	ヨーグルト	ヨーグルト	100	65	4.0	0.2	11.2	0.2	
昼食	三分がゆ	精白米	20	68	1.1	0.2	15.1	0	
	吉野煮	鶏肉もも皮なし　挽き肉	30	38	5.6	1.3	1.2	0	
		豆　腐	35	26	2.3	1.6	0.3	Tr	
		じゃがいも	50	30	0.7	Tr	4.3	0	
		にんじん	15	5	0.1	0	0.9	0	
		さやいんげん	10	2	0	0	0.3	0	
		植物油	3	27	0	2.9	0.1	0	
		清　酒	2	2	0.1	0	0	0	
		砂　糖	3	12	0	0	3.0	0	
		食　塩	0.8	0	0	0	0	0.8	
		しょうゆ	2	2	0.1	0	0	0.3	
		かたくり粉	1.5	5	0	0	1.0	0	
	煮浸し	キャベツ	30	6	0.3	0	0	0	
		みりん	1	2	0	Tr	0.4	0	
		しょうゆ	1.5	1	0.1	0	0.1	0.1	
	牛　乳	牛　乳	206	126	6.2	7.2	9.1	0.2	
夕食	三分がゆ	精白米	20	68	1.1	0.2	15.1	0	
	魚おろし煮	おひょう	45	46	10.0	0.5	0	0.1	
		だいこん	35	5	0.1	0.6	0.1	0.1	
		砂　糖	2	8	0	0	2.0	0	
		清　酒	1.5	2	0	0	0.1	0	
		しょうゆ	5.5	4	0.3	0	0.5	0.8	
	煮浸し	こまつな	40	5	0.2	Tr	0.8	0	
		みりん	1.5	4	0	Tr	0.6	0	
		しょうゆ	2	2	0.1	0	0.2	0.3	
	ピューレ	りんご	40	21	0	Tr	4.9	0	
		砂　糖	4	16	0	0	4.0	0	
		レモン汁	2	0	0	0	0	0	
	牛　乳	牛　乳	206	126	6.2	7.2	9.1	0.2	
合　計				967	48.1	27.5	120.1	4.7	

一般治療食展開用「基本献立」

☆「常食」食事基準（栄養基準量）☆

エネルギー	たんぱく質	脂　質	炭水化物	食塩相当量
1,900 kcal	70 g	45 g	300 g	7 g 未満

区分	料　理　名	食　品　名	使用量 (g)	エネルギー (kcal)	たんぱく質 (g)	脂　質 (g)	炭水化物 (g)	食塩相当量 (g)	備　考
朝食	ごはん	精白米	85	291	4.5	0.7	64.3	0	
	みそ汁	なめこ	15	2	0.1	0	0.3	0	
		糸みつば	10	1	0.1	0	0.1	0	
		み　そ	8	15	0.9	0.5	1.5	1.0	
		煮干し	2	0	0	0	0	0	
	切干しだいこん 炒り煮	切干し大根	15	42	1.1	0	7.7	0.1	
		にんじん	15	5	0.1	0	0.9	0	
		油揚げ	10	38	2.3	3.1	0.1	0	
		植物油	2	18	0	1.9	0.1	0	
		砂　糖	3	12	0	0	3.0	0	
		しょうゆ	4	3	0.2	0	0.3	0.6	
	しらすあえ	ほうれんそう	60	11	1.0	0.1	0.2	0	
		しらす干し	8	9	1.6	0.1	0.5	0.3	
		しょうゆ	1	1	0.1	0	0.1	0.1	
	味付けのり	味付けのり	2	6	0.6	0	0.5	0.1	
昼食	パン	食パン	120	298	8.9	4.4	53.0	1.4	
	ジャム	いちごジャム	20	50	0.1	0	12.5	0	
	チキンマリネ	鶏むね肉皮なし	80	90	15.8	1.2	4.1	0.1	
		清　酒	3	3	0	0	0.2	0	
		こしょう	0.01	0	0	0	0	0	
		小麦粉	7	24	0.5	0.1	5.1	0	
		揚げ油	8	71	0	7.8	0.2	0	
	マリネソース	トマト	40	8	0.2	0	1.4	0	
		ピーマン	10	2	0.1	0	0.3	0	
		たまねぎ	20	7	0.1	Tr	1.4	0	
		砂　糖	3	12	0	0	3.0	0	
		食　塩	0.4	0	0	0	0	0.4	
		穀物酢	6	2	0	0	0.1	0	
	レタス	レタス	15	2	0.1	Tr	0.3	0	
	レモン	レモン	10	4	0.1	0	0.5	0	
	ポテトサラダ	じゃがいも	100	59	1.3	Tr	8.5	0	
		にんじん	10	3	0.1	0	0.6	0	
		きゅうり	20	3	0.1	Tr	0.4	0	
		たまねぎ	10	3	0.1	Tr	0.7	0	
		食　塩	0.2	0	0	0	0	0.2	
		マヨネーズ	12	80	0.3	8.7	0.1	0.2	
	牛　乳	牛　乳	206	126	6.2	7.2	9.1	0.2	
夕食	ごはん	精白米	85	291	4.5	0.7	64.3	0	
	いさき塩焼き	いさき	80	93	11.4	3.8	3.2	0.3	
		食　塩	0.8	0	0	0	0	0.8	
	ゆでさや	さやえんどう	8	3	0.1	0	0.5	0	
	おろし	だいこん	40	6	0.1	Tr	1.1	0	
		しょうゆ	3	2	0.2	0	0.3	0.4	
	炒め煮	牛肩ロース	10	30	1.4	2.5	0.4	0	
		ごぼう	40	23	0.4	0	4.2	0	
		にんじん	20	6	0.1	0	1.1	0	
		生しいたけ	10	3	0.2	0	0.1	0	
		糸こんにゃく	15	1	0	Tr	0	0	
		植物油	2	18	0	1.9	0.1	0	
		砂　糖	4	16	0	0	4.0	0	
		しょうゆ	4	3	0.2	0	0.3	0.6	
	甘酢あえ	キャベツ	40	8	0.4	0	1.4	0	
		砂　糖	2	8	0	0	2.0	0	
		穀物酢	2	1	0	0	0	0	
	フルーツ	グレープフルーツ	120	48	0.6	0.1	10.0	0	
合　　計				1,861	66.2	44.8	274.1	6.8	

献立展開（例）

☆「常食」食事基準 ☆

栄養素等	栄養基準量
エネルギー	1,900 kcal
たんぱく質	70 g
脂　質	45 g
炭 水 化 物	300 g
食塩相当量	7 g 未満

☆「全がゆ食」食事基準 ☆

栄養素等	栄養基準量
エネルギー	1,600 kcal
たんぱく質	65 g
脂　質	40 g
炭 水 化 物	250 g
食塩相当量	7 g 未満

区分	料 理 名	食 品 名	使用量(g)	料 理 名	食 品 名	使用量(g)
朝食	ごはん	精白米	85	全がゆ （使用量変更）		65
	みそ汁	なめこ	15	同左		
		糸みつば	10			
		み　そ	8			
		煮干し	2			
	切干しだいこん炒り煮	切干し大根	15	炒め煮	だいこん	60
		にんじん	15		にんじん	15
		油揚げ	10		油揚げ	10
		植物油	2		植物油	2
		砂　糖	3		砂　糖	3
		しょうゆ	4		しょうゆ	4
	しらすあえ	ほうれんそう	60	同　左		
		しらす干し	8			
		しょうゆ	1			
	味付けのり	味付けのり	2	のり佃煮	のり佃煮	8
昼食	パン	食パン	120	使用量変更		90
	ジャム	いちごジャム	20			
	チキンマリネ	鶏むね肉皮なし	80	蒸し鶏	鶏むね肉皮なし	80
		清　酒	3		清　酒	6
		こしょう	0.01			
		小麦粉	7			
		揚げ油	8			
	マリネソース	トマト	40	同　左		
		ピーマン	10			
		たまねぎ	20			
		砂　糖	3			
		食　塩	0.4			
		穀物酢	6			
	レタス	レタス	15			
	レモン	レモン	10			
	ポテトサラダ	じゃがいも	100	同　左		
		にんじん	10			
		きゅうり	20			
		たまねぎ	10			
		食　塩	0.2			
		マヨネーズ	12			
	牛　乳	牛　乳	206	同　左		
夕食	ごはん	精白米	85	全がゆ （使用量変更）		65
	いさき塩焼き	いさき	80	きんめだい塩焼き	きんめだい	80
		食　塩	0.8		食　塩	0.8
	ゆでさや	さやえんどう	8	同　左		
	おろし	だいこん	40			
		しょうゆ	3			
	炒め煮	牛肩ロース	10	そぼろ煮	牛肩挽き肉	10
		ごぼう	40		かぼちゃ	60
		にんじん	20		植物油	2
		生しいたけ	10		砂　糖	2
		糸こんにゃく	15		しょうゆ	3
		植物油	2			
		砂　糖	4			
		しょうゆ	4			
	甘酢あえ	キャベツ	40	同　左		
		砂　糖	2			
		穀物酢	2			
	フルーツ	グレープフルーツ	120	同　左		
合　計	1,861 kcal, たんぱく質 66.2 g, 脂質 44.8 g 炭水化物 274.1 g, 食塩相当量 6.8 g			1,535 kcal, たんぱく質 62.3 g, 脂質 37.5 g 炭水化物 226.6 g, 食塩相当量 6.6 g		

献立展開（例）

☆「全がゆ食」食事基準 ☆

栄養素等	栄養基準量
エネルギー	1,600 kcal
たんぱく質	65 g
脂　　質	40 g
炭 水 化 物	250 g
食塩相当量	7 g 未満

☆「五分がゆ食」食事基準 ☆

栄養素等	栄養基準量
エネルギー	1,200 kcal
たんぱく質	60 g
脂　　質	35 g
炭 水 化 物	160 g
食塩相当量	7 g 未満

全がゆ食

区分	料理名	食品名	使用量(g)
朝食	全がゆ	精白米	65
	みそ汁	なめこ	15
		糸みつば	10
		みそ	8
		煮干し	2
	炒め煮	だいこん	60
		にんじん	15
		油揚げ	10
		植物油	2
		砂糖	3
		しょうゆ	4
	しらすあえ	ほうれんそう	60
		しらす干し	8
		しょうゆ	1
	のり佃煮	のり佃煮	8
昼食	パン	食パン	90
	ジャム	いちごジャム	20
	蒸し鶏	鶏むね肉皮なし	80
		清酒	6
	マリネソース	トマト	40
		ピーマン	10
		たまねぎ	20
		砂糖	3
		食塩	0.4
		穀物酢	6
	レタス	レタス	15
	レモン	レモン	10
	ポテトサラダ	じゃがいも	100
		にんじん	10
		きゅうり	20
		たまねぎ	10
		食塩	0.2
		マヨネーズ	12
	牛乳	牛乳	206
夕食	全がゆ	精白米	65
	きんめだい塩焼き	きんめだい	80
		食塩	0.8
	ゆでさや	さやえんどう	8
	おろし	だいこん	40
		しょうゆ	3
	そぼろ煮	牛肩挽き肉	10
		かぼちゃ	60
		植物油	2
		砂糖	2
		しょうゆ	3
	甘酢あえ	キャベツ	40
		砂糖	2
		穀物酢	2
	フルーツ	グレープフルーツ	120

合　計　1,535 kcal，たんぱく質 62.3 g，脂質 37.5 g
炭水化物 226.6 g，食塩相当量 6.6 g

五分がゆ食

料理名	食品名	使用量(g)
五分がゆ		35
	じゃがいも	20
	たまねぎ	20
半熟卵のあんかけ	鶏卵	50
	砂糖	1
	しょうゆ	1
	かたくり粉	1
	だし汁	30
煮浸し	ほうれんそう	50
	しらす干し	6
	みりん	1.5
	しょうゆ	2
梅びしお	梅びしお	8
ヨーグルト	ヨーグルト	100
五分がゆ		35
鶏つくね煮	鶏むね皮なし挽き肉	50
	たまねぎ	25
	食塩	0.2
	生パン粉	6
	じゃがいも	80
	にんじん	20
	砂糖	2
	しょうゆ	3
盛り合わせサラダ	トマト（皮むき）	40
	キャベツ（ゆで）	40
	マヨネーズ	12
同　左		
五分がゆ		35
きんめだい煮付け	きんめだい	80
	砂糖	3
	清酒	2
	しょうゆ	8
くず煮	木綿豆腐	50
	とうがん	40
	にんじん	10
	みりん	3
	砂糖	3
	しょうゆ	1.5
	食塩	0.6
	かたくり粉	3
お浸し	はくさい	50
	しょうゆ	2
	洋なし（缶）	60

合　計　1,215 kcal，たんぱく質 54.4 g，脂質 32.2 g
炭水化物 160.9 g，食塩相当量 6.0 g

献立展開（例）

☆「五分がゆ食」食事基準 ☆

栄養素等	栄養基準量
エネルギー	1,200 kcal
たんぱく質	60 g
脂　質	35 g
炭水化物	160 g
食塩相当量	7 g 未満

☆「三分がゆ食」食事基準 ☆

栄養素等	栄養基準量
エネルギー	1,000 kcal
たんぱく質	50 g
脂　質	30 g
炭水化物	130 g
食塩相当量	－

五分がゆ食

区分	料理名	食品名	使用量 (g)
朝食	五分がゆ	精白米	35
	みそ汁	じゃがいも	20
		たまねぎ	20
		み　そ	8
		煮干し	2
	半熟卵のあんかけ	鶏　卵	50
		砂　糖	1
		しょうゆ	1
		かたくり粉	1
		だし汁	30
	煮浸し	ほうれんそう	50
		しらす干し	6
		みりん	1.5
		しょうゆ	2
	梅びしお	梅びしお	8
	ヨーグルト	ヨーグルト	100
昼食	五分がゆ	精白米	35
	鶏つくね煮	鶏むね皮なし挽き肉	50
		たまねぎ	25
		食　塩	0.2
		生パン粉	6
		じゃがいも	80
		にんじん	20
		砂　糖	2
		しょうゆ	3
	盛り合わせサラダ	トマト（皮むき）	40
		キャベツ（ゆで）	40
		マヨネーズ	12
	牛　乳	牛　乳	206
夕食	五分がゆ	精白米	35
	きんめだい煮付け	きんめだい	80
		砂　糖	3
		清　酒	2
		しょうゆ	8
	くず煮	木綿豆腐	50
		とうがん	40
		にんじん	10
		みりん	3
		砂　糖	3
		しょうゆ	1.5
		食　塩	0.6
		かたくり粉	3
	お浸し	はくさい	50
		しょうゆ	2
	フルーツ	洋なし（缶）	60

合　計　1,215 kcal，たんぱく質 54.4 g，脂質 32.2 g
炭水化物 160.9 g，食塩相当量 6.0 g

三分がゆ食

料理名	食品名	使用量 (g)
三分がゆ		20
実なしみそ汁	（実なし）	
同　左		
煮浸し	ほうれんそう（葉先）	50
	みりん	1.5
	しょうゆ	2
同　左		
同　左		
三分がゆ		20
クリーム煮	鶏むね皮なし挽き肉	30
	じゃがいも	50
	にんじん	10
	バター	2
	小麦粉	2
	牛　乳	30
	食　塩	0.5
刻みトマト	トマト（皮むき）	40
梅干し	梅干し	5
清汁（実なし）	かつお削り節	3
	食　塩	0.6
	しょうゆ	0.8
同　左		
三分がゆ		20
量変更	きんめだい	50
	砂　糖	2
	清　酒	1
	しょうゆ	5
同　左		
煮浸し	はくさい	40
	みりん	1
	しょうゆ	1.5
ピューレ	洋なし（缶）	40
牛　乳	牛　乳	206

合　計　982 kcal，たんぱく質 48.0 g，脂質 30.3 g
炭水化物 118.6 g，食塩相当量 6.4 g

全がゆ食および分がゆ食献立（例)

区分	1 日 目			2 日 目			3 日 目		
	全がゆ食	五分がゆ食	三分がゆ食	全がゆ食	五分がゆ食	三分がゆ食	全がゆ食	五分がゆ食	三分がゆ食
朝食	全がゆ みそ汁（だいこん、わかめ） さつま揚げの煮付け トマト あみ佃煮	五分がゆ みそ汁（だいこん） はんぺんの煮付け 皮むきトマト 梅びしお りんごジュース ヨーグルト	三分がゆ みそ汁（実なし） はんぺんの煮付け 裏ごしトマト 梅びしお りんごジュース ヨーグルト	食パン マーガリン ゆで卵 野菜サラダ フルーツ 牛乳	五分がゆ みそ汁（小町ふ） 温泉卵 はんぺんの煮付け 鯛みそ ミックスジュース ヨーグルト	三分がゆ食 みそ汁（実なし） 温泉卵 はんぺんの煮付け 鯛みそ ミックスジュース ヨーグルト	全がゆ みそ汁（油揚げ、もやし） 凍り豆腐の煮物 野菜ソテー 梅干し	五分がゆ みそ汁（小町ふ） うずら煮豆 お浸し（キザミ） 梅びしお りんごジュース ヨーグルト	三分がゆ みそ汁（実なし） うずら煮豆裏ごし 梅浸し 梅びしお りんごジュース ヨーグルト
昼食	きつねうどん 油揚げ 花卵 なると ほうれんそう ねぎ からしあえ フルーツ 牛乳	五分がゆ 豆腐の そぼろあんかけ 煮物（じゃがいも、にんじん） お浸し（キザミ） パインアップル（缶） 牛乳	三分がゆ 豆腐の そぼろあんかけ 煮物マッシュ（じゃがいも、にんじん） 煮浸し あんず（缶）ピューレ 牛乳	全がゆ みそ汁（庄内ふ、わかめ） 挽き肉入りポテトケーキ ゆでキャベツ にんじんグラッセ 焼き竹輪の煮付け	五分がゆ みそ汁（庄内ふ） 挽き肉入りポテトケーキ ゆでキャベツ にんじんごまあえ はんぺんごまあえ びわ（缶） 牛乳	三分がゆ みそ汁（実なし） ポテトケーキ 煮物（はんぺん、にんじん） びわ（缶）ピューレ 牛乳	全がゆ 煮魚 ささみの中華和え トマトサラダ フルーツ 牛乳	五分がゆ 煮魚（白身魚） さといもの煮物 皮むきトマト マスカット（缶） 牛乳	三分がゆ 煮魚（白身魚） さといもの煮物 （裏ごし） 裏ごしトマト マスカット（缶） 牛乳
夕食	全がゆ 清汁（えのきたけ、ねぎ） 海老魚殻焼き ゆでキャベツ マカロニ ケチャップ煮 お浸し	五分がゆ 清汁（ねぎ） 煮魚 キャベツの卵とじ お浸し（キザミ） 牛乳	三分がゆ 清汁（実なし） 煮魚（ほぐし） キャベツの卵とじ 煮浸し 牛乳	全がゆ けんちん汁（豆腐、しいたけ、にんじん、だいこん、ねぎ） 白身魚の塩焼き レモン おかかあえ	五分がゆ みそ汁（豆腐、ねぎ） 白身魚の塩焼き レモン お浸し（キザミ） 牛乳	三分がゆ みそ汁（絹ごし豆腐） 煮魚（ほぐし） 煮浸し 牛乳	全がゆ 清汁（白玉ふ、ねぎ） 豚肉の生姜焼き 粉ふきさといも ゆでブロッコリー だいこん煮付け お浸し	五分がゆ 清汁（白玉ふ） 鶏ささみの煮物 だいこん煮つけ お浸し（キザミ）	三分がゆ 清汁（実なし） はんぺん煮物 おろし煮 煮浸し 牛乳

Ⅳ　流　動　食

「流動食」は，患者の病状の改善を図るためのエネルギーや栄養素等の補給より，消化器・管に食物を慣らすこと，ならびに水分の補給を主目的とした治療食である．液体などの流動的な形態に調製された料理や食品，また，アイスクリームやゼリーなど口腔内ですみやかに流動的な形態になる料理や食品を組み合わせた治療食である．

1 食事の概要

(1) 治療食としての特徴

■「流動食」は，病状の回復に伴って禁食(食止め)から食事を開始する段階で，消化器・管に食物を慣らすこと，および水分の補給をおもな目的としている．このため消化器・管に対する機械的な刺激が少なく，食物残渣を生成しにくい消化・吸収のよい状態に，また，水分含有量が多い状態に調製されている．

■成分組成で炭水化物が主成分となっている食品を用いているが，水分含有量の多い状態に調製されているので相対的に低栄養の食事となっている．このため，エネルギーや栄養素等の給与量を上げる必要があるケースでは，牛乳，ヨーグルト，アイスクリームおよび市販の濃厚流動食などの活用を検討し，病状の許すかぎりにおいて，エネルギーや質のよいたんぱく質などの給与量の増加を図る取り組みが施行されている．

■食事の回数は，一般的に1日5〜6回食として提供されている．このとき，必要な水分を確保するため1回の食事量が300 mL以上となるように配慮する．

■また，「流動食」を給与する期間は，低栄養な治療食として調製されていることから可能なかぎり短期間にとどめ，すみやかに三分がゆ食への移行を図る必要がある．

(2) おもな対応疾患

① 絶食を伴う重い病状からの回復途上．
② 重度の消化器系疾患．
③ 消化器などの術後．
④ 口腔，咽頭，食道に障害があるとき．
⑤ 咀嚼・嚥下機能の低下時(誤嚥防止と咽頭通過を容易にする物性に注意)．
⑥ 全身的な衰弱が認められるとき．

2 食事基準

「流動食」の食事基準は，三分がゆ食より水分が多いため低栄養に設定されている．

食事基準(例)

食　種 ＼ 栄養素等	エネルギー (kcal)	たんぱく質 (g)	脂　質 (g)	炭水化物 (g)	食塩相当量 (g)
流　動　食	800	30	25	120	—

3　食品構成

「流動食」の食事基準を充足する食品群別の使用量により設定されている.

食品構成（例）

（単位：g）

食　種	穀　類		豆　類		魚介類	肉類	卵類	乳類	いも類	野菜類		果実類	海藻類	油脂類	砂糖類	みそ	その他	備　考
	米	その他	豆・大豆製	豆品						緑黄色	その他							
流動食	おもゆ 450							ヨ100・412		野菜 150 ジュース		果汁125			15	8	濃厚流動食 100	アイスクリーム 80

※ヨ100＝ヨーグルト 100 g

「流動食」献立（例）

☆「流動食」食事基準（栄養基準量）☆

エネルギー	たんぱく質	脂　質	炭水化物	食塩相当量
800 kcal	30 g	25 g	120 g	－

区分	料　理　名	食　品　名	使用量 (g)	エネルギー (kcal)	たんぱく質 (g)	脂　質 (g)	炭水化物 (g)	食塩相当量 (g)	備　考
朝食	おもゆ	おもゆ	150	29	0.3	0.0	6.5	0	
	みそスープ	み　そ	8	15	0.9	0.5	1.5	1.0	汁 100 cc
		野菜スープ	150	0	0	0	0	0	
	ジュース	りんごジュース	125	59	0.1	0.1	14.4	0	
	ヨーグルト	ヨーグルト	100	65	4.0	0.2	11.2	0.2	
昼食	おもゆ	おもゆ	150	29	0.3	0.0	6.5	0	
	野菜ジュース	野菜ジュース	150	32	1.2	0.2	5.6	Tr	
	アイスクリーム	アイスクリーム	80	142	2.8	6.2	18.9	0.2	
	牛　乳	牛　乳	206	126	6.2	7.2	9.1	0.2	
夕食	おもゆ	おもゆ	150	29	0.3	0.0	6.5	0	
	清　汁	だし汁	100	0	0	0	0	0	
		食　塩	0.5	0	0	0	0	0.5	
		しょうゆ	1	1	0.1	0	0.1	0.1	
	濃厚流動食	濃厚流動食	100	100	5.1	3.0	14.7	0.3	
	牛　乳	牛　乳	206	126	6.2	7.2	9.1	0.2	
合　　計				753	27.5	24.6	104.1	2.7	

<参考>

「流動食」食品構成（設定例）

		使用量 (g)	エネルギー (kcal)	たんぱく質 (g)	脂質 (g)	炭水化物 (g)	カルシウム (mg)	鉄 (mg)	ビタミンA (μgRAE)	ビタミンB$_1$ (mg)	ビタミンB$_2$ (mg)	ビタミンC (mg)	ナトリウム (mg)	食物繊維 (g)
1. 穀類	米	30	103	1.6	0.2	22.7	2	2.0	0	0.02	0.01	0	0	0.2
	パン類		0	0.0	0.0	0.0	0	0.0	0	0.00	0.00	0	0	0.0
	めん類		0	0.0	0.0	0.0	0	0.0	0	0.00	0.00	0	0	0.0
	その他の穀類・堅果類		0	0.0	0.0	0.0	0	0.0	0	0.00	0.00	0	0	0.0
2. いも類	じゃがいも類		0	0.0	0.0	0.0	0	0.0	0	0.00	0.00	0	0	0.0
	こんにゃく類		0	0.0	0.0	0.0	0	0.0	0	0.00	0.00	0	0	0.0
3. 砂糖類		15	59	0.0	0.0	14.9	0	Tr	0	0.00	0.00	0	0	0.0
4. 菓子類			0	0.0	0.0	0.0	0	0.0	0	0.00	0.00	0	0	0.0
5. 油脂類	動物性		0	0.0	0.0	0.0	0	0.0	0	0.00	0.00	0	0	0.0
	植物性		0	0.0	0.0	0.0	0	0.0	0	0.00	0.00	0	0	0.0
6. 豆類			0	0.0	0.0	0.0	0	0.0	0	0.00	0.00	0	0	0.0
7. 魚介類	生魚		0	0.0	0.0	0.0	0	0.0	0	0.00	0.00	0	0	0.0
	塩蔵・缶詰		0	0.0	0.0	0.0	0	0.0	0	0.00	0.00	0	0	0.0
	水産ねり製品		0	0.0	0.0	0.0	0	0.0	0	0.00	0.00	0	0	0.0
8. 肉類	生物		0	0.0	0.0	0.0	0	0.0	0	0.00	0.00	0	0	0.0
	その他の加工品		0	0.0	0.0	0.0	0	0.0	0	0.00	0.00	0	0	0.0
9. 卵類			0	0.0	0.0	0.0	0	0.0	0	0.00	0.00	0	0	0.0
10. 乳類	牛乳	412	251	12.4	14.4	18.1	453	0.1	157	0.16	0.62	4	169	0.0
	ヨーグルト	100	65	4.0	0.2	11.2	120	0.1	0	0.03	0.15	Tr	60	0.0
	アイスクリーム	80	142	2.8	6.2	18.9	112	0.1	46	0.05	0.16	Tr	88	0.1
11. 野菜類	ジュース	150	27	0.8	0.0	5.6	17	0.5	48	0.05	0.05	5	123	1.1
12. 果実類	ジュース	125	59	0.3	0.2	14.1	7	0.2	2	0.04	0.01	26	5	0.1
13. 藻類			0	0.0	0.0	0.0	0	0.0	0	0.00	0.00	0	0	0.0
14. 調味料類	みそ	8	15	0.9	0.5	1.5	8	0.3	0	0.00	0.01	0	392	0.4
	その他の調味料		0	0.0	0.0	0.0	0	0.0	0	0.00	0.00	0	0	0.0
15. 調理加工食品類			0	0.0	0.0	0.0	0	0.0	0	0.00	0.00	0	0	0.0
濃厚流動食		100	100	4.5	2.8	14.1	67	1.1	79	0.21	0.23	17	127	0.0
総計		1,020	821	27.3	24.5	121.1	786	4.4	332	0.56	1.24	52	964	1.9

（食塩相当量 2.4 g）

Ⅴ　妊婦・産婦食

　「妊婦・産婦食」は，出産前後の妊婦および産婦に対応する食事である．

　正常な妊娠および出産は病気とはいえない．このため，妊婦・産婦に提供される食事は，正確には治療食として取り扱うことに疑問がある．しかし，病院等医療機関においては，通常「一般治療食常食」と一緒に調製されている状況があり，「一般治療食常食」と区別するために「妊婦・産婦食」とよばれている．

1　食事の概要

(1) 妊婦・産婦食の特性

■一般的に，出産前後の入院期間は5〜7日程度である．産前・産後の状態は病的ではなく生理的であること，また，入院期間が短いことなどから，食事の内容は，一般治療食常食を基本献立として一部栄養素等の増量を考慮することで対応している．

■しかし，栄養素等のコントロールを必要とする状態の妊婦・産婦に対しては，適応する特別治療食の常食献立を基本として，個人対応などを行っている．また，栄養素等のコントロールを必要としない疾患での妊婦・産婦の入院に対しては，胎児の成長や母体の出産準備，産後の母体の回復や授乳などを考慮して，「日本人の食事摂取基準(2020年版)」付加量に基づき，同年齢の女性に比べ食事基準量の増加などの対応がなされている．

■ここでは，出産前後の妊婦・産婦に対応する食事を取りあげる．

(2) 妊婦・産婦食の特徴

① 一般治療食の「常食」を基本献立とし，良質のたんぱく質，カルシウム，鉄を多く含む食品が付加されている．
② 便秘を予防するため，食物繊維を多く含む食品が適度に取り入れられている．
③ 刺激の強い食品(とうがらし，洋がらし，わさび，しょうがなど)は，使用量が多くならないように配慮されている．
④ 消化のよい食品や調理法が選択されている．
⑤ 料理の味つけは，なるべくうす味になるように考慮されている．
⑥ 出産後は，母乳の分泌に効果がある濃厚な汁物(みそ汁，シチュー，豚汁，スープなど)や，牛乳・乳製品が十分摂取できるように配慮されている．

(3) 妊娠高血圧症候群を発症した妊婦への対応

■妊娠後期に多発する妊娠高血圧症候群対応の治療食には，次のような配慮が必要である．
① エネルギーは，正常な妊婦のための食事基準量より低めにコントロールする．
② 良質のたんぱく質を中心に，不足しないようにする．
③ 塩分の使用を控える(日本産科婦人科学会周産期委員会は，「妊娠高血圧症候群の栄養管理指針」において極端な塩分制限は勧められないとして7〜8g／日程度を提言している)．
④ 場合によっては，水分の給与を控える．
⑤ 刺激性食品の使用を控える．

■多くの病院等医療機関においては，特別治療食「塩分コントロール食」を用いて対応しているのが一般的である．ただし，妊婦ならびに妊娠高血圧症候群発症時の栄養特性を十分考慮して，「塩分コントロール食」を基本献立とした個人対応による治療食の提供が望ましい．

2　食事基準

　妊婦・産婦食は，一般治療食の「一般常食　Ⅰ度」を基本として，たんぱく質と脂質の給与量が高くなるように設定されている．

　また，妊婦・産婦の鉄摂取基準量の増加に対応するため，「一般常食　Ⅰ度」よりも鉄が多く給与できるように配慮されている．

食事基準(例)

食種＼栄養素等	エネルギー (kcal)	たんぱく質 (g)	脂　質 (g)	炭水化物 (g)	食塩相当量 (g 程度)
妊婦・産婦食	2,200	80	60	340	7～8

3　食品構成

　「一般常食　Ⅰ度」を基本として，良質のたんぱく質性食品を増量するとともに，牛乳 200 mL の増量が考慮されている．

　また，鉄の含有量が多い食品の使用に配慮するとともに，鉄の補給を目的とした治療用特殊食品の活用が考慮される．

食品構成(例)

(単位：g)

食種	穀類 米	穀類 その他	豆類 豆・大豆製品	魚介類	肉類	卵類	乳類	いも類	野菜類 緑黄色	野菜類 その他	果実類	海藻類	油脂類	砂糖類	みそ	その他	備考
妊産	ごはん 600	20	100	80	60	40	412	60	150	200	150	2	15	20	8	鉄強化ゼリー 15	

鉄強化食品

食品名		エネルギー (kcal)	水分 (g)	たんぱく質 (g)	脂質 (g)	炭水化物 (g)	食塩相当量 (g)	ナトリウム (mg)	カリウム (mg)	カルシウム (mg)	リン (mg)	鉄 (mg)	製造および販売	備考
高鉄減塩のり佃煮	1包 (5g)	6	3.2	0.1	0.0	1.4	0.2	80	10	4	3	2.7	三島食品	
ジャネフ減塩のり佃煮(鉄分入り)	1包 (5g)	5	3.4	0.2	0.0	1.2	0.1	57	4	2	5	3.0	キューピー	
ふりかけ鉄之助プラス亜鉛 やさい	1包 (3g)	13	0.1	0.5	0.4	1.7	0.2	87	11	10	10	3.0	ヘルシーフード	
ふりかけ鉄之助プラス亜鉛 さけ	1包 (3g)	13	0.1	0.4	0.5	1.6	0.3	107	13	10	10	3.0	ヘルシーフード	
ふりかけ鉄之助プラス亜鉛 のりごま	1包 (3g)	16	0.1	0.6	1.1	1.0	0.2	72	16	21	17	3.0	ヘルシーフード	
ふりかけ鉄之助プラス亜鉛 たらこ	1包 (3g)	14	0.1	0.6	0.7	1.2	0.3	124	13	12	13	3.0	ヘルシーフード	
ふりかけ鉄之助プラス亜鉛 かつお	1包 (3g)	14	0.1	0.9	0.6	1.1	0.2	96	13	13	15	3.0	ヘルシーフード	
ふりかけ鉄之助プラス亜鉛 たまご	1包 (3g)	13	0.1	0.6	0.5	1.5	0.2	68	11	7	12	3.0	ヘルシーフード	
毎日ビタフル フルーツミックス	1本 (100mL)	37	91.0	0.0	0.0	10.0	0.0	5	51	200	12	7.5	江崎グリコ	
毎日ビタフル キャロット&アップル	1本 (100mL)	45	90.0	0.0	0.0	12.0	0.0	10	42	200	15	7.5	江崎グリコ	
毎日ビタフル オレンジ	1本 (100mL)	44	90.0	0.0	0.0	12.0	0.0	4	96	200	20	7.5	江崎グリコ	
しっかり鉄分 ブルーンヨーグルト味	1本 (125mL)	48	—	0.4	0.0	11.5	0.1	—	33	12	11	4.0	チチヤス	
おいしくミネラルヘム鉄プリン(ココア風味)	1個 (63g)	88	45.0	0.3	4.8	11.5	0.0	13	17	300	8	1.0	ハウス食品	
ぷるーつゼリー 鉄分巨峰	1個 (60g)	47	48.1	0.0	0.0	11.7	0.1	47	40	2	1	4.0	ハウス食品	
ぷるーつゼリー 鉄分オレンジ	1個 (60g)	43	49.0	0.0	0.0	10.7	0.2	70	50	2	1	4.0	ハウス食品	
ヘム鉄入り水ようかん	1個 (65g)	108	38.0	1.8	0.1	25.0	0.0	10	7	9	20	5.0	ヘルシーフード	
ヘム鉄入り黒蜜ゼリー	1個 (60g)	49	47.4	0.3	0.0	12.1	0.0	5	72	23	4	5.0	ヘルシーフード	
ヘム鉄入り グレープゼリー	1粒 (5g)	16	0.7	0.1	0.0	4.3	0.0	4	1	0	1	0.9	ヘルシーフード	
ヘム鉄入り ブルーンゼリー	1粒 (5g)	16	0.7	0.1	0.0	4.3	0.0	4	0	0	1	0.9	ヘルシーフード	
鉄入りウエハース鉄の国のアリス チョコ味	1枚 (6.5g)	32	0.1	0.4	1.5	4.4	0.0	13	19	34	7	5.0	ヘルシーフード	
鉄分地ぼうろ(カルシウム入り)	1個 (19g)	72	2.3	1.1	1.5	13.5	0.1	44	42	150	16	5.0	ヘルシーフード	
カルシウムどら焼き 鉄入りつぶあん	1個 (21.5g)	63	6.3	1.4	0.9	12.4	0.1	33	26	150	23	2.0	ヘルシーフード	
たまごせんべい(鉄入り)	1枚 (5g)	22	0.1	0.4	0.5	4.0	0.0	2	5	1	7	5.0	ヘルシーフード	
カルシウムたまごボーロ(鉄分入り)	1袋 (16g)	60	—	0.5	0.4	13.5	0.0	—	—	300	—	5.0	キューピー	ごま、きなこ、抹茶あり
ヘム鉄入り飲料feルーナ	1本 (100mL)	45	92.3	1.2	0.6	8.7	0.1	19	51	35	34	3.5	ヘルシーフード	
アイスになるゼリー(りんご)	1個 (50g)	80	30.1	0.1	0.1	19.5	0.0	11	4	1	1	6.0	ヘルシーフード	ゆず、ぶどうなど全5種
サヤカ鉄ゼリー(ぶどう味)	1個 (30g)	35	—	0.0~0.1	0.0~0.1	8.5	0.0	17	10	—	5	3.2	サンプラネット	リンゴ味レモン味あり

Ⅵ　離　乳　食

　　離乳食は，母乳や乳児用調製乳などの乳汁による栄養摂取から，固形食主体の幼児食への移行を容易にするための食事である．必ずしも治療食とはいえないが，離乳期の患者に対応するため病院等医療機関では治療食の一部として取り扱っている．

　　一般的に，献立内容および調理形態別に，前期，中期，後期および完了期の4種類が設定されている．主治医が病状，発育状況および入院前の離乳の進捗状況などを考慮し，適切な離乳食を選択して食事箋により指示が行われている．

1　食事の概要

　(1) 前期離乳食(おもに生後5，6か月児に対応)
　主　食　かゆ，パンがゆおよびうどんがゆを，裏ごし状のドロドロの形態に調製する．
　副　食　スープや牛乳などを用いて，ドロドロまたはベタベタの形態に調製する．
　供　食　(1日1回)　理想としては，午前中2回目(10時ごろ)の授乳の前に提供し，離乳食のあとに母乳や乳児用調製乳などを授乳する．

　(2) 中期離乳食(おもに生後7，8か月児に対応)
　主　食　かゆ，パンがゆおよびうどんがゆを，ツブツブが残る程度につぶした形態(つぶしがゆ)に調製する．
　副　食　スープや牛乳などを用いて，舌でつぶせる程度のかたさ(つぶしがゆ程度)またはほぐし状の形態に調製する．
　供　食　(1日2回)　理想としては，午前中2回目(10時ごろ)および午後3回目(2時ごろ)の授乳の前に提供し，離乳食のあとに母乳や乳児用調製乳などを授乳する．

　(3) 後期離乳食(おもに生後9～11か月児に対応)
　主　食　全がゆまたはパンがゆおよびうどんがゆを，歯ぐきでつぶせる程度のかたさに調製する．
　副　食　スープや牛乳などを用いて，歯ぐきでつぶせる程度のかたさ(全がゆ程度)または粗いほぐし状の形態に調製する
　供　食　(1日3回)　朝食，昼食および夕食に合わせて提供し，離乳食のあとに母乳や乳児用調製乳，牛乳などを授乳する．
　　離乳食の喫食量が増加してくるので，離乳食のあとの母乳や乳児用調製乳の授乳量を次第に減らし，牛乳への切り替えを図りながら授乳が中止できるように進めることを考慮する．

　(4) 完了期離乳食(おもに生後12～18か月児に対応)
　主　食　全がゆまたは軟飯，スープなどに浸したパン，煮込みうどん．
　副　食　後期離乳食の使用食品の種類と量を増やし，歯ぐきでかめる程度のかたさに調製する．
　供　食　1日3回の食事リズムの形成を考慮し，自分で食べる楽しみを育むため手づかみ食べも経験させる．
　　離乳の完了　入院中の乳幼児は，健康な児に比べ離乳の進行が遅れることが多く認められるが，特別な治療上の配慮が必要なケースを除き，生後12か月をすぎたら幼児食への移行を検討する必要がある．

2　食事基準

食事基準（例）

食　種 ＼ 栄養素等	エネルギー (kcal)	たんぱく質 (g)	脂　質 (g)	炭水化物 (g)	食塩相当量 (g 未満)
前期 5，6 か月	150	5	7	15	－
中期 7，8 か月	300	15	20	50	－
後期 9～11 か月	500	25	30	110	－
完了期 12～18 か月	900	35	40	140	－

3　食品構成

食品構成（例）

（単位：g）

食種	穀　類 米	穀　類 その他	豆　類 豆・大豆製品	魚介類	肉類	卵類	乳　類	いも類	野菜類 緑黄色	野菜類 その他	果実類	海藻類	油脂類	砂糖類	みそ	その他	備　考
前期	全がゆ 50					卵黄 20		20	10		果汁 50			3	5		1 回食
中期	全がゆ 150		20	10	10	15	母乳＋206	20	20	20	果汁 70	3	3	8			2 回食
後期	全がゆ 300	15	40	30	30	25	ヨ100 206	40	30	20	果汁 100	12	15	8			3 回食
完了期	全がゆ 450	20	60	45	45	30	ヨ100 206	50	40	30	果実 100	20	20	8			3 回食

※ヨ100＝ヨーグルト 100 g

■食種による使用量の違いの理解を容易にするため，主食はすべて「全がゆ」とした．

Ⅶ　一般治療食幼児食・学童食

　　幼児食は，離乳食終了後の幼児が小学校に入学するまでの成長・発達段階に適応させるため，咀嚼や嚥下，消化・吸収および嗜好性などを考慮し，食べやすい形態に調製した食事である．

　　一般治療食幼児食は，特定の栄養素等のコントロールを必要としない疾病，また，食物アレルギーに対応するため特定の食品の除去などを伴わない疾病などに適応する．

　　学童食は，幼児食終了後の児童を対象とした，中学生以上の大人が喫食する食事形態への移行を支援するための食事である．ただし，小児医療を重点医療とし専門的に取り扱っている病院等医療機関では，中学生および高校生を対象とした荷重平均食事摂取基準量を算定するなど，一般成人対象の治療食から独立させた栄養管理を施行している．

　　一般治療食学童食は，特定の栄養素等のコントロールを必要としない疾病，また，食物アレルギーに対応するため特定の食品の除去などを伴わない疾病などに適応する．

　　成長・発達に伴う食事摂取基準量の増加に対応するため，栄養管理は一般的に，幼児食および学童食ともに年齢差を考慮して数段階に区分されている．適応する食事基準選定の実際は，対象となる幼児や学童の身体的な成長・発達レベル，身体活動の状況，食欲や喫食量および嗜好性などが考慮され，該当する年齢に相当する食事以外の提供など，主治医の判断や栄養管理計画により柔軟な対応が図られている．

1　食事の概要

(1) 幼児食の特徴

■幼児期は，乳児期に比べて身体的な発育は緩慢になるが，身体組織や運動機能，精神発達のめざましい時期である．

　　食事摂取基準を適切に満たすことができる食事の質と量を考慮するとともに，発達段階に適応する新たな食品や料理，調理形態などを取り入れ，食事の楽しさを演出する工夫が求められる．

■幼児期の食事摂取基準量を体重1kg当たりで成人のそれと比較すると，エネルギー，たんぱく質，ミネラルおよびビタミン類は2〜3倍になっている．この時期の幼児の喫食量では，3回の食事だけで食事摂取基準を充足することは困難である．

　　不足するエネルギーや栄養素の補給，また，入院生活における楽しみの演出といった観点から，食事の一部として「おやつ」の提供が配慮されている．

■「おやつ」の提供は，幼児食前期(1〜2歳に適応)では午前10時ごろと，午後3時ごろの1日2回が一般的である．また，幼児食後期(3〜5歳に適応)では午後3時ごろに1回提供されている．

　　「おやつ」に振り向けられる栄養量は，エネルギーやたんぱく質など食事摂取基準の10〜20％，ただし，栄養管理を容易にするため15％程度が目安とされている．

(2) 学童食の特徴

■学童期の前期(小学校1〜2年)は，幼児期に引き続き比較的ゆっくりとした発育が継続する時期である．一方，後期(小学校5〜6年)には，乳児期に次いで身体発育が旺盛な思春期スパートを迎える．

　　学童期には，遊びやスポーツなど活発な身体活動が認められ，体重1kg当たりではエネルギーやたんぱく質をはじめとする栄養素の消費が激しい時期である．

■学童食は，この時期の児童の栄養特性を考慮して，一般的に学童食前期(小学校1～2年生に適応)，学童食中期(3～4年生に適応)，学童食後期(5～6年生に適応)に区分して栄養管理が行われている．

　学童食に共通して，健康の保持増進に加えて成長・発達のために必要な食事摂取基準量を適切に満たすために，栄養面で量的，質的に充実した内容の食事となるよう配慮がなされている．

(3) 小児生活習慣病などへの対応

　小児医療を重点医療としている病院等医療機関では，小児の心臓病，糖尿病および腎臓病など栄養素等のコントロールが必要な疾病に対応するため，成人の特別治療食に相当する食事基準ならびに食品構成を設定して対応している．

■小児患者に対応する栄養成分コントロール食(例)
　・小児塩分コントロール食(心疾患などに対応)
　・小児エネルギーコントロール食(糖尿病，肥満症などに対応)
　・小児たんぱく質・塩分コントロール食(腎炎，ネフローゼ症候群などに対応)
　・小児脂質コントロール食(脂質異常症などに対応)

2　食事基準

食事基準(例)

食　種	栄養素等	エネルギー (kcal)	たんぱく質 (g)	脂　質 (g)	炭水化物 (g)	食塩相当量 (g 未満)
幼児食	前期(1～2歳)	1,100	40	35	160	—
	後期(3～5歳)	1,300	45	40	190	—
学童食	前期(6～7歳)	1,600	60	50	230	4.5
	中期(8～9歳)	1,800	70	60	260	5.0
	後期(10～11歳)	2,000	80	70	290	6.0

3　食品構成

食品構成(例)

(単位：g)

食種	穀類 米	穀類 その他	豆類 豆・大豆製品	魚介類	肉類	卵類	乳類	いも類	野菜類 緑黄色	野菜類 その他	果実類	海藻類	油脂類	砂糖類	みそ	その他	備考
幼前	ごはん 210	15	30	30	20	25	ヨ100 309	40	100	130	110	1	10	15	8		
幼後	ごはん 270	15	30	30	30	25	ヨ100 309	40	120	150	110	1	12	15	8		
学前	ごはん 390	15	50	70	60	40	206	60	150	200	110	2	15	15	8		
学中	ごはん 440	20	60	80	70	50	206	60	150	200	110	2	20	15	8		
学後	ごはん 490	25	70	90	80	50	206	60	150	200	110	2	25	15	8		

※ヨ100＝ヨーグルト 100 g

■食種による使用量の違いの理解を容易にするため，主食はすべて「ごはん」とした．

Ⅷ 一般治療食高齢者食

　高齢者食は，加齢に伴う身体の生理的機能の低下(老化)が顕在化してくる，おもに75歳以上の後期高齢者を対象とした治療食である．

　後期高齢者には，基礎代謝量，心肺機能および腎機能などの低下が認められる．また，消化液の分泌や消化管の運動機能の低下，歯の欠損などに起因する咀嚼力の低下など，消化器系にもさまざまな変化が起こってくる．

　高齢者に認められるこれらの変化は，著しい個人差を示すことが特徴となっている．

　高齢者食は，次のような高齢者の生理学的・栄養学的特性に適切に対応するための治療食として提供されている．

　高齢になると，身体を動かす身体活動量が減少する．基礎代謝の低下などとも相まって，エネルギー食事摂取基準量は加齢とともに暫減傾向をたどることになる．

　たんぱく質については，摂取不足に由来する血清アルブミン濃度が3.5 g/dL以下などで，低栄養状態と判定される高齢者の増加が問題になっている．

　青壮年には摂取過剰が問題になる脂質についても，後期高齢者では，HDL-コレステロールをはじめとする血液中の脂質の低下が血管壁を脆くしているとの指摘もある．

　カルシウムの摂取不足は，骨粗鬆症発症の危険性を高め，寝たきりや認知症の促進につながる骨折を招く要因の1つとなっている．

1　食事の概要

(1) 高齢者食調製上の留意事項

① 長期にわたる生活歴により，食習慣や食品および料理に対する嗜好が固定化し，変化に対応できないケースや，食欲が低下し食事を積極的に摂取しようとしないケースが多数認められる．主食や副食が選択できるサービスや，個人対応の充実が望まれる．

　たとえば，朝食の主食は，米飯，全がゆおよびパンから1つを，昼食と夕食では米飯，全がゆ，パンおよびめん類から1つを選択できるようにする．

　また，牛乳は，ヨーグルトやプリン，場合によってはアイスクリームやそのほかの飲み物と取り替えられるようにする．

② 歯の脱落に伴う咀嚼機能や消化液の分泌，消化管運動機能の低下などにより消化・吸収能力が減退しているので，消化のよい食品や料理，調理法の採用を検討する必要がある．

　たとえば，喫食時にかたくなりやすい揚げ物や焼き物料理はさける．とくに肉類は，やわらかく仕上がる煮込み料理には用いるが，ソテーなどには使用しない．

　主菜には，冷めるとかたくなりやすい肉や魚よりも，冷めてもかたくなりにくい卵や豆腐を用いた料理を活用する．また，副菜には，野菜やいも類の煮物を添える．

③ 唾液の分泌が減少するため，主食や副食の飲み込みに支障が出やすいので，水分が多い料理や調理法とする．また，パサパサした料理には，くずあんなどでトロ味をつけるなどの配慮が必要になる．

　みそ汁やスープ類などの汁物料理，湯茶のほか，牛乳，ジュースなどの飲み物を意識的に取り入れる．

④ 味覚機能の鈍化が認められ，特別に意識することなく濃い味つけを好むようになりやすい．塩分の過剰摂取を防止するために塩味以外の酸味やうま味などの活用を検討する．

⑤ 便秘や下痢を起こしやすくなるので，仕上がりがかたくなりやすい揚げ物，炒め物お

よび焼き物より，やわらかい仕上がりとなる蒸し物，煮込み物および煮物料理を多くし，食物繊維を多く含む野菜や海藻類，果物などの使用にも配慮する．

　ただし，ステーキやすき焼き，鰻のかば焼きなど重い感じのする料理を好む高齢の患者も多く，個々の患者の食嗜好にも配慮が必要である．ただし，経験的に言えることは，軟らかい牛肉や鰻のかば焼きは単価が高く，限られた入院時食事療養費でまかなうことには困難が伴う．

（2）生活習慣病など慢性疾患への対応

　高齢者疾患の特徴として，慢性の多臓器疾患や合併症が頻繁に見受けられる．適切な栄養アセスメントにより，栄養成分コントロールによる特別治療食のうちから，最も適応する治療食を選択して前述の「食事調製上の留意事項」などに配慮して，全量喫食をめざした食事サービスに努めなければならない．

2　食事基準

食事基準（例）

栄養素等 食　種	エネルギー (kcal)	たんぱく質 (g)	脂　質 (g)	炭水化物 (g)	食塩相当量 (g 未満)
高齢者食 Ⅰ	1,800	70	40	280	7
高齢者食 Ⅱ	1,600	65	40	230	7
高齢者食 Ⅲ	1,400	60	40	200	7

※ここでは，加齢と加齢とともに進行する体重減少などに伴う食事摂取基準量の低下に対応できるよう，3段階の食事基準を設定した
　高齢者食 Ⅰ：比較的若い男性患者または大柄な男性患者に対応する
　高齢者食 Ⅱ：上記以外の男性患者および比較的若い女性患者または大柄な女性患者に対応する
　高齢者食 Ⅲ：上記以外の女性患者に対応する

3　食品構成

食品構成（例）

（単位：g）

食　種	穀　類 米	穀　類 その他	豆　類 豆・大豆製品	魚介類	肉類	卵類	乳類	いも類	野菜類 緑黄色	野菜類 その他	果実類	海藻類	油脂類	砂糖類	みそ	その他	備考
高齢者食Ⅰ	ごはん 570	10	100	70	40	40	206	100	150	200	110	2	10	10	8		
高齢者食Ⅱ	ごはん 450	10	75	70	40	40	206	60	150	200	110	2	10	10	8		
高齢者食Ⅲ	ごはん 360	10	75	70	40	40	206	60	150	200	110	2	10	10	8		

■食種による使用量の違いの理解を容易にするため，主食はすべて「ごはん」とした．患者の病状などに応じて軟飯や全がゆに，また，嗜好や入院前の食習慣なども考慮して，パンおよびめん類（うどん，そうめん，そばなど）に代替できるよう配慮する．軟飯とは，普通のごはんより加水量を多くして軟らかく炊き上げたごはんである．

特 別 治 療 食

4

Ⅰ　栄養管理

A　基本的な考え方

1　特別治療食の目的

　病院等医療機関に入院中の患者に提供される特別治療食は，さまざまな栄養素等のなかからエネルギーや特定の栄養素等の制限，あるいは付加による多量の給与により疾病治療に直接かかわることを目的とした治療食である．

　エネルギーや特定の栄養成分などがコントロールされた治療食の提供によって，適応する疾病の治療に貢献しようとするものであり，患者の病状などを勘案して医師が発行する食事箋または栄養管理計画に基づいて調製される．

　■糖尿病の患者を対象とする治療食(エネルギーコントロール食)は，生涯にわたり適正なエネルギーや栄養素の摂取を継続することによって，病状を抑えるとともに網膜症，糖尿病性腎症，神経障害および動脈硬化症などの続発を予防し，糖尿病であっても健康的で充実した人生が送れるようにすることを目的として提供される．

　■腎臓病の患者を対象とする治療食(たんぱく質・塩分コントロール食)は，腎炎やネフローゼ症候群，および腎不全などの全身性または代謝性の諸症状や，機能が低下した腎臓に対して，たんぱく質や塩分，エネルギーを適切にコントロールして提供することにより，病気の進行や悪化の抑制，または合併症の予防に役立てることを目的として提供される．

　■外科領域の患者を対象とする治療食は，術前・術後の栄養状態が回復に大きく影響を及ぼすことから，術前では低栄養状態の改善と栄養状態悪化の防止を目的とし，また，術後においては手術時の侵襲に伴うミネラルおよび水分出納のアンバランスを是正するとともに，消耗した体たんぱく質などの回復を図るためのエネルギー，たんぱく質などを補給し，全身の栄養状態の改善を目的として提供される．近年，経管栄養法および中心静脈栄養法を主体とした外科領域の栄養療法の進展はめざましい．

　以上のように，特別治療食提供の目的は必ずしも一定ではない．

2　特別治療食における食事摂取基準の原則

　入院患者に提供される特別治療食の食事摂取基準は，基本的には年齢，性別，身体活動レベルおよび病状などに基づいて，患者一人ひとりについて算定されるべき性質のものであり，一般治療食喫食患者と何ら変わるところはない．したがって，特別治療食を喫食している患者の食事摂取基準についても，医師が一人ひとりの患者の状況に応じて算定した食事箋または入院診療計画書に添付する栄養管理計画により指示される食事摂取基準を原則とすることとされている．

B　食事基準

1　食事摂取基準の実際

　特別治療食における食事摂取基準取り扱いの原則は，前述したとおりである．しかし，病院等医療機関における食事摂取基準の取り扱いには，効率的な栄養管理をめざしてさまざまな工

夫がはらわれている.

　病院等医療機関における入院時食事療養制度のもとでは，特別治療食を必要とする患者については，主治医が発行する「食事箋」または栄養管理計画に基づき，適切に栄養管理された治療食が提供されなければならないと規定され，食事療養を担当する栄養士が精度管理に努めている.

　発行される「食事箋」には，特別治療食を必要とする疾病名とともに年齢，性別，身体活動レベルおよび病状などに基づいて，一人ひとりの患者ごとに算定された食事摂取基準量(病院等医療機関の栄養部門などでは「指示栄養量」とよばれている)の記録が必要とされている.また，病棟においてNSTなど医療チームのスタッフとして参加している管理栄養士などが行った栄養アセスメントの結果が反映される機会が増え，医療チームの管理栄養士が中心になって「栄養管理計画」を発行するケースが増加している.

　特別治療食の種類(一般には，「食種」とよばれている)によってコントロールの対象となる栄養素等は異なるが，各種の特別治療食に共通して必要とされる栄養素などには次のようなものがある.

エネルギー　(kcal)　PFC比

たんぱく質　(g)

脂質　(g)　　　SMP比，n-3系およびn-6系脂肪酸比

炭水化物　(g)

食塩相当量　(g)

　そのほか，疾病によっては，貧血症患者に対する鉄や，脂質異常症患者に対する食物繊維など，特有の栄養成分についても指示が行われている.

2　食事基準の設定

　入院時食事療養制度における特別治療食については，一般治療食の場合のような食事摂取基準の取り扱いに関する規定はない.

　多くの病院等医療機関においては，医師が行う事務処理を軽減すること，また，栄養部門における栄養管理と治療食の調製を効率的に行うことを目的とした特別治療食食事基準(一般には，「約束食事箋」とよばれている)を事前に設定しておき，主治医または栄養管理計画ではこれに基づいて適応する治療食の指示を行っている.

　特別治療食の食事基準は，医師や管理栄養士などによる症例研究の成果や学術文献などを参考にして，各診療科と栄養部門との協議により「食事基準(案)」を作成し，一般治療食と同様の手続きを経て決定されている.

C　食品構成

■入院時食事療養における特別治療食献立は，病院等医療機関ごとに「特別治療食食事基準」において設定されている栄養基準量が，適切に充足されるものでなければならない.

　特別治療食の対象となる患者の栄養管理は，疾病別または対象栄養成分別に行われている.このため，一般治療食よりも多様な献立が必要となっている.また近年，患者のQOLを尊重したサービスへの配慮が重要視されるようになり，病状や摂食障害の程度とともに，入院前の食生活や食歴などに由来するニーズに応える，個人対応による治療食献立が広範に導入されてきた.

　多様化し増大する特別治療食献立関連の業務を効率的に処理するためには，疾病別または対象栄養成分別に設定されている「食事基準」に適応した「食品構成」の策定が必要になる.

1 食品構成の策定

■特別治療食における食品構成の作成手順は，一般治療食食品構成の作成手順と変わるところはない．作成には，各病院等医療機関における食品類別荷重平均成分表が用いられている．

a．各病院等医療機関における食品類別荷重平均成分表を使用する場合

・疾病別または対象栄養成分別に，食事基準を充足するために各食品群の使用量を各病院等医療機関で設定した食品類別荷重平均成分表を用いて栄養計算を行う．
・栄養計算の結果から栄養成分値を積算し，栄養素等別の合計を算出する．
・これを食事基準の数値と照合し，±5％程度におさまるように調整する．
・食事基準に設定されている疾病別または対象栄養成分別に，同様の操作を繰り返すことで当該医療機関の食品構成を作成する．

b．各病院等医療機関における食品類別荷重平均成分表の策定が困難な場合

・食品類別荷重平均成分表の作成が困難な場合には，都道府県などが公表している「病院用食品類別荷重平均成分表」がある場合にはこれを用いて栄養計算を行い，前述の操作により当該医療機関の食品構成を作成する．

2 分がゆ食および流動食における食品構成の取り扱い

① 各特別治療食五分がゆ食，三分がゆ食および流動食における食品構成の取り扱いは，一般治療食の取り扱いと同様の考え方でよい．
② 腎臓病に適応するたんぱく質・塩分コントロール食などでは，エネルギー調整用食品やたんぱく質調整用食品，塩分調整用食品などの治療用特殊食品を用いることがある．このような特別治療食にあっては，「食品類別荷重平均成分表」の食品群とは別枠を設けて取り扱い，適切な食品構成の作成に努める必要がある．

D 疾病別栄養管理と成分栄養管理

■従来，特別治療食の栄養管理は，糖尿病食，高脂血症食，肝臓病食および腎臓病食など疾病ごとの「疾病別栄養管理」を中心に行われてきた．しかし，近年においては医療技術などの進歩とともに，疾病のとらえ方も複雑・多岐にわたるようになってきた．

　また，患者の高齢化などに伴いさまざまな合併症や多臓器疾患の存在が顕在化し，栄養管理や治療食調製上の大きな問題となるなど，画一的に病名を冠した「疾病別栄養管理」の手法では，疾病ごとに治療食の種類が増えることになり，効率的な入院時食事療養の運営に支障をきたすようになってきた．

「成分別栄養管理」による代表的な治療食の分類

治療食の種類	適応疾患
塩分コントロール食	心臓病，高血圧症，妊娠高血圧症候群など
エネルギーコントロール食	糖尿病，肥満症など
たんぱく質・塩分コントロール食	急性腎臓病，慢性腎臓病など
脂質コントロール食	膵炎，急性肝炎，胆石症など
たんぱく質コントロール食	慢性肝炎，肝硬変(代償期)，貧血症など

■そこで，「疾病別栄養管理」における疾病の種類別に対応している治療食の内容を整理し，各種特別治療食の栄養成分の特徴に着目して治療食を分類し，栄養管理に活用した「成分別栄養管理」手法が採用されるようになってきた．現在では，多くの病院等医療機関において「成分別栄養管理」が取り入れられている．

Ⅱ　塩分コントロール食

　心臓病，高血圧症および妊娠高血圧症候群などに対応する，治療食中の食塩相当量(ナトリウム)をコントロールした治療食である．ただし，高血圧症の患者に提供した塩分コントロール食は，現在では特別食加算が認められない．

1　食事の概要

（1）心臓病および本態性高血圧症の治療食としての特徴
■食事基準(エネルギー，たんぱく質，脂質および炭水化物)は，一般治療食に準じたものでよい．

　ただし，食塩相当量は「6g未満」，「5g未満」または「3g未満」など，一般治療食の「7g未満」より厳しく制限し，食事箋による指示量以下でコントロールする必要がある．

■食塩相当量をコントロールした低ナトリウム(減塩)食とするため，原則として汁かけのめん類の使用を禁止し，汁物は，盛りつけ量を汁だけ一般治療食の半量とするなどの配慮がなされている．

　すべての料理の塩分を平均的に控えるよりも，一般治療食と同じ味つけの料理と塩味調味料を思いきって減らした料理とを組み合わせるほうが，患者には食べやすく喜ばれる．

　献立では，塩味を補うため，食品のもち味がいきる旬の食材を用いる，かんきつ類や食酢などの酸味をいかす，煮込み，煮物，蒸し物料理よりも，焼き物，炒め物，揚げ物料理を選択する，香味野菜，種実類，海藻類などの香りをいかす，「だし」のうま味と香辛料を上手に使うなどの工夫が行われている．

　また，加工食品には食塩を添加したものが多いので，使用を控え，生鮮食材の使用に努めている．

　塩分制限に対する患者のストレスを和らげるため，塩味調味料は可能なかぎりパック入りや小皿に取り分けたものを，トレーにセットして配膳するようにしている．

　一般の食品より低ナトリウムに調製された「減塩しょうゆ」など，治療用特殊食品も用いられている．

■肥満傾向の高血圧症等患者には，塩分コントロール食にエネルギーコントロール食を重複させた，低塩・低エネルギー食を提供する．

　この場合のエネルギー量の基準は，標準体重1kg当たり25kcal程度に設定されている．

■脂質異常症(高LDL-コレステロール血症)傾向の患者には，塩分コントロール食に脂質コントロール食を重複させた，低塩・低脂肪食を提供する．

　一方，高トリグリセライド血症傾向の患者には，砂糖や砂糖を含む食品，果物などに由来する糖類にも配慮がはらわれている．

（2）妊娠高血圧症候群の治療食としての特徴
■妊娠高血圧症候群に適応する治療食の調製は，心臓病および本態性高血圧症対応の治療食と

一緒に行われている.

　妊娠中の栄養特性に配慮し，エネルギーとたんぱく質の基準を高めに設定するとともに，日本産科婦人科学会周産期委員会による「妊娠高血圧症候群の栄養管理指針」で提言されている"極端な塩分制限は勧められない"を尊重して，食塩相当量は7〜8g/日程度となるよう配慮する．病状などの悪化で塩分コントロール食食事基準の適応が困難になった場合には，エネルギーコントロール食の食事基準に切り替え，塩分コントロールを重複させるか，個人対応献立とする．

2　食事基準

■「塩分コントロール食」と「塩分制限食」について

　通常，病院等医療機関においては，「塩分コントロール食」を「塩分制限食」，さらには「塩制○度」とよぶことがある．よび方が変わっても，同じ治療食をさしている．

食事基準(例)

食　種	栄養素等	エネルギー (kcal)	たんぱく質 (g)	脂　質 (g)	炭水化物 (g)	食塩相当量 (g) 未満
塩制 Ⅰ度	常　食	1,600	65	40	250	5または6
	かゆ食	1,500	65	40	220	5または6
塩制 Ⅱ度	常　食	1,900	70	45	300	5または6
	かゆ食	1,600	65	40	250	5または6

■この食事基準では，エネルギーおよびたんぱく質の基準に対応して，「塩制 Ⅰ度」と「塩制Ⅱ度」の2段階を設定した．

　また，主食の形態に対応するために，それぞれ「常食」および「かゆ(全がゆ)食」の別に食事基準を設定してある．

　塩制 Ⅰ度　おもに心臓病および本態性高血圧症の女性と，小柄な男性患者に対応する治療食．

　塩制 Ⅱ度　おもに心臓病および本態性高血圧症の大柄な男性患者と，妊娠高血圧症候群に対応する治療食(ただし，妊娠高血圧症候群の治療食では，食塩相当量を7〜8g/日程度とする).

　基本となる食塩相当量　5gまたは6g未満に設定されている．患者の病状などに合わせて別途食塩相当量を指定することができる．

■入院時食事療養における治療食の調製では，同様の取り扱いをしている高血圧症対応と心臓病および妊娠高血圧症候群対応とは，診療報酬制度上の特別食加算の取り扱いが異なるので注意が必要である．

3　食品構成

食品構成（例）

（単位：g）

食種	穀類		豆類	魚介類	肉類	卵類	乳類	いも類	野菜類		果実類	海藻類	油脂類	砂糖類	みそ	その他	備考
	米	その他	豆・大豆製品						緑黄色	その他							
I 常	ごはん 420	10	50	80	60	50	206	60	150	200	110	2	10	15	6		
I 粥	全がゆ 840	10	50	80	60	50	206	60	150	200	110	2	10	15	6		
II 常	ごはん 570	20	90	80	60	50	206		150	200	110	2	15	10	6		
II 粥	全がゆ 900	20	90	80	60	50	206	60	150	200	110	2	10	10	6		

※脂肪エネルギー比に配慮が必要なケースでは，低脂肪牛乳の活用を考慮する

■食種による使用量の違いの理解を容易にするため，主食はすべて「ごはん」と「全がゆ」とで例示した．

日本高血圧学会による『生活習慣の修正項目』

　日本高血圧学会が発表した「高血圧治療ガイドライン 2019」において，食塩相当量の低減をはじめとする『生活習慣の修正項目』は次のとおりである．

1. 食塩相当量は，1 日 6 g 未満にする．
2. 野菜・果物は，積極的に摂取する．
　　飽和脂肪酸，コレステロールの摂取を控える．
　　多価不飽和脂肪酸，低脂肪乳製品を積極的に摂取する．
3. 適正体重の維持：BMI(体重〔kg〕÷身長〔m〕^{2})25 未満
4. 運動療法：軽強度の有酸素運動 (動的および静的筋肉負荷運動) を毎日 30 分，または 180 分 / 週以上行う．
5. 節酒：エタノールとして男性 20〜30 mL/ 日以下，女性 10〜20 mL/ 日以下に制限する．
6. 禁煙
　生活習慣の複合的な修正は，より効果的である．

注 1　カリウム制限が必要な腎障害患者では，野菜・果物の積極的な摂取は推奨しない．
注 2　肥満や糖尿病患者などでエネルギーの制限が必要な患者における果物の摂取は，80 kcal/ 日程度にとどめる．

（日本高血圧学会：高血圧治療ガイドライン 2019, p. 64, 『生活習慣の修正項目』を一部改変）

<参考>

「塩分コントロール食Ⅱ（常食）」食品構成（設定例）

		使用量 (g)	エネルギー (kcal)	たんぱく質 (g)	脂質 (g)	炭水化物 (g)	カルシウム (mg)	鉄 (mg)	ビタミンA (μgRAE)	ビタミンB₁ (mg)	ビタミンB₂ (mg)	ビタミンC (mg)	ナトリウム (mg)	食物繊維 (g)
1. 穀類	米類	255	872	13.5	2.0	192.8	13	2.0	0	0.20	0.05	0	3	1.3
	パン類		0	0.0	0.0	0.0	0	0	0	0.00	0.00	0	0	0.0
	めん類		0	0.0	0.0	0.0	0	0	0	0.00	0.00	0	0	0.0
	その他の穀類・堅果類	20	82	2.4	2.5	12.4	47	0.5	0	0.04	0.01	0	27	1.0
2. いも類	じゃがいも類	60	39	0.8	0.0	6.4	5	0.2	0	0.06	0.02	15	2	4.7
	こんにゃく類		0	0.0	0.0	0.0	0	0.0	0	0.00	0.00	0	0	0.0
3. 砂糖類		10	39	0.0	0.0	9.9	0	Tr	0	0.00	0.00	0	0	0.0
4. 菓子類			0	0.0	0.0	0.0	0	0.0	0	0.00	0.00	0	0	0.0
5. 油脂類	動物性		0	0.0	0.0	0.0	Tr	0.0	0	0.00	0.00	0	0	0.0
	植物性	15	133	0.0	14.6	0.4	Tr	0.0	0	0.00	0.00	0	0	0.0
6. 豆類		90	87	7.3	5.7	1.1	95	1.5	0	0.08	0.06	0	7	1.3
7. 魚介類	生魚	75	112	15.2	5.0	0.2	27	0.7	20	0.53	0.17	1	97	0.0
	塩蔵・缶詰	5	9	1.0	0.4	0.4	5	0.1	1	0.00	0.01	0	44	0.0
	水産ねり製品		0	0.0	0.0	0.0	0	0.0	0	0.00	0.00	0	0	0.0
8. 肉類	生物	60	81	10.9	3.0	2.5	4	0.7	4	0.40	0.15	1	30	0.0
	その他の加工品		0	0.0	0.0	0.0	0	0.0	0	0.00	0.00	0	0	0.0
9. 卵類		40	57	4.5	3.7	1.4	18	0.6	84	0.02	0.15	0	56	0.0
10. 乳類	牛乳	206	126	6.2	7.2	9.1	227	0.0	78	0.08	0.31	2	84	0.0
	その他の乳類		0	0.0	0.0	0.0	0	0.0	0	0.00	0.00	0	0	0.0
11. 野菜類	緑黄色野菜	150	45	2.1	0.3	9.8	68	1.7	1,151	0.12	0.17	38	21	3.8
	漬物		0	0.0	0.0	0.0	0	0.0	0	0.00	0.00	0	0	0.0
	その他の野菜	200	60	2.2	0.2	13.8	64	0.6	16	0.08	0.06	30	18	4.4
12. 果実類		110	61	0.6	0.1	15.7	9	0.1	31	0.04	0.02	17	3	0.9
13. 藻類		2	0	0.0	0.0	0.0	1	0.0	0	0.00	0.00	0	11	0.1
14. 調味料類	みそ	6	11	0.7	0.4	1.1	6	0.2	0	0.00	0.01	0	294	0.3
	その他の調味料	30	28	1.6	0.0	4.6	7	0.4	2	0.01	0.04	0	1,226	0.0
15. 調理加工食品類			0	0.0	0.0	0.0	0	0.0	0	0.00	0.00	0	0	0.0
総計		1,334	1,842	69.0	45.1	281.6	596	9.3	1,387	1.66	1.23	104	1,923	17.8

（食塩相当量 4.9 g）

「塩分コントロール食 Ⅱ（常食）」献立（例）

☆特別治療食「塩分コントロール食」食事基準（栄養基準量）☆

エネルギー	たんぱく質	脂　質	炭水化物	食塩相当量
1,900 kcal	70 g	45 g	300 g	6 g 未満

区分	料 理 名	食 品 名	使用量(g)	エネルギー(kcal)	たんぱく質(g)	脂　質(g)	炭水化物(g)	食塩相当量(g)	備　考
朝食	ごはん	精白米	85	291	4.5	0.7	64.3	0	
	みそ汁	じゃがいも	15	9	0.2	Tr	1.3	0	
		たまねぎ	15	5	0.1	Tr	1.0	0	
		み　そ	6	11	0.7	0.4	1.1	0.7	
		煮干し	1.5	0	0	0	0	0	
	納豆	納　豆	40	76	5.8	3.9	3.1	0	
		ね　ぎ	5	2	0.1	Tr	0.3	0	
		減塩しょうゆパック	5	3	0.3	Tr	0.5	0.4	
	信田煮	はくさい	80	10	0.5	Tr	1.6	0	
		油揚げ	10	38	2.3	3.1	0.1	0	
		みりん	2	5	0	Tr	0.9	0	
		しょうゆ	3	2	0.2	0	0.3	0.4	
	焼きのり	焼きのり	2	6	0.6	0	0.4	0	
昼食	ごはん	精白米	85	291	4.5	0.7	64.3	0	
	鯵の塩焼き	あ　じ	70	78	11.8	2.5	2.3	0.2	
		食　塩	0.7	0	0	0	0	0.7	
		清　酒	1	1	0	0	0.1	0	
	ゆでさや	さやえんどう	8	3	0.1	0	0.5	0	
	ごま酢あえ	きゅうり	50	7	0.4	Tr	1.0	0	
		えのきたけ	15	5	0.2	0	0.7	0	
		食　塩	0.3	0	0	0	0	0.3	
		みかん（缶）	25	16	0.1	Tr	3.7	0	
		砂　糖	2	8	0	0	2.0	0	
		穀物酢	5	2	0	0	0.1	0	
		白すりごま	3	18	0.6	1.5	0.3	0	
	冷しトマト	トマト	80	16	0.4	0.1	2.8	0	
		マヨネーズ	10	67	0.2	7.3	0.1	0.2	
	牛　乳	牛　乳	206	126	6.2	7.0	9.1	0.2	
夕食	ごはん	精白米	85	291	4.5	0.7	64.3	0	
	一口カツ	豚もも切身	70	97	12.6	3.8	3.0	0.1	
		食　塩	0.7	0	0	0	0	0.7	
		こしょう	0.01	0	0	0	0	0	
		小麦粉	8	28	0.6	0.1	5.8	0	
		鶏　卵	5	7	0.6	0.5	0.2	0	
		パン粉	22	61	2.0	1.0	10.4	0.2	
		揚げ油	10	89	0	9.7	0.3	0	
	せんキャベツ	キャベツ	30	6	0.3	0	1.1	0	
	レモン	レモン	10	4	0.1	0	0.5	0	
		中濃ソース	10	13	0.1	Tr	3.0	0.6	
	炊き合わせ	だいこん	60	9	0.2	Tr	1.7	0	
		にんじん	20	6	0.1	0	1.1	0	
		さやいんげん	15	3	0.2	0	0.5	0	
		砂　糖	2	8	0	0	2.0	0	
		しょうゆ	4	3	0.1	0	0.3	0.6	
		削り節	2	0	0	0	0	0	
	菜種あえ	ほうれんそう	70	13	1.2	0.1	0.2	0	
		鶏　卵	20	28	2.3	1.9	0.7	0.1	
		食　塩	0.1	0	0	0	0	0.1	
		植物油	1.5	13	0	1.5	0	0	
		しょうゆ	3	2	0.2	0	0.3	0.4	
	フルーツ	りんご	120	64	0.1	Tr	14.6	0	
合　　計				1,841	65.0	46.5	271.9	5.9	

「塩分コントロール食Ⅱ（全がゆ）」食品構成（設定例）

<参考>

		使用量 (g)	エネルギー (kcal)	たんぱく質 (g)	脂質 (g)	炭水化物 (g)	カルシウム (mg)	鉄 (mg)	ビタミンA (μgRAE)	ビタミンB1 (mg)	ビタミンB2 (mg)	ビタミンC (mg)	ナトリウム (mg)	食物繊維 (g)
1. 穀類	米	180	616	9.5	1.4	136.1	9	1.4	0	0.14	0.04	0	2	0.9
	パン類		0	0.0	0.0	0.0	0	0	0	0.00	0.00	0	0	0.0
	めん類		0	0.0	0.0	0.0	0	0	0	0.00	0.00	0	0	0.0
	その他の穀類・堅果類	20	82	2.4	2.5	12.4	47	0.5	0	0.04	0.01	0	27	1.0
2. いも類	じゃがいも類	60	39	0.8	0.0	6.4	5	0.2	0	0.06	0.02	15	2	4.7
	こんにゃく類		0	0.0	0.0	0.0	0	0	0	0.00	0.00	0	0	0.0
3. 砂糖類		10	39	0.0	0.0	9.9	0	Tr	0	0.00	0.00	0	0	0.0
4. 菓子類			0	0.0	0.0	0.0	0	0.0	0	0.00	0.00	0	0	0.0
5. 油脂類	動物性		0	0.0	0.0	0.0	0	0.0	0	0.00	0.00	0	0	0.0
	植物性	10	89	0.0	9.7	0.3	Tr	0.0	0	0.00	0.00	0	0	0.0
6. 豆類		90	87	7.3	5.7	1.1	95	1.5	0	0.08	0.06	0	7	1.3
7. 魚介類	生魚	75	112	15.2	5.0	0.2	27	0.7	20	0.53	0.17	1	97	0.0
	塩蔵・缶詰	5	9	1.0	0.4	0.4	5	0.1	1	0.00	0.01	0	44	0.0
	水産ねり製品		0	0.0	0.0	0.0	0	0.0	0	0.00	0.00	0	0	0.0
8. 肉類	生物	60	81	10.9	3.0	2.5	4	0.7	4	0.40	0.15	1	30	0.0
	その他の加工品		0	0.0	0.0	0.0	0	0.0	0	0.00	0.00	0	0	0.0
9. 卵類		40	57	4.5	3.7	1.4	18	0.6	84	0.02	0.15	0	56	0.0
10. 乳類	牛乳	206	126	6.2	7.2	9.1	227	0.0	78	0.08	0.31	2	84	0.0
	その他の乳類		0	0.0	0.0	0.0	0	0.0	0	0.00	0.00	0	0	0.0
11. 野菜類	緑黄色野菜	150	45	2.1	0.3	9.8	68	1.7	1,151	0.12	0.17	38	21	3.8
	漬物		0	0.0	0.0	0.0	0	0.0	0	0.00	0.00	0	0	0.0
	その他の野菜	200	60	2.2	0.2	13.8	64	0.6	16	0.08	0.06	30	18	4.4
12. 果実類		110	61	0.6	0.1	15.7	9	0.1	31	0.04	0.02	17	3	0.9
13. 藻類		2	0	0.0	0.0	0.0	1	0.0	0	0.00	0.00	0	11	0.1
14. 調味料類	みそ	6	11	0.7	0.4	1.1	6	0.2	2	0.00	0.01	0	294	0.3
	その他の調味料	30	28	1.6	0.0	4.6	7	0.4	2	0.01	0.04	0	1,226	0.0
15. 調理加工食品類			0	0.0	0.0	0.0	0	0.0	0	0.00	0.00	0	0	0.0
総計		1,254	1,542	65.0	39.6	224.8	592	8.7	1,387	1.60	1.22	104	1,922	17.4

（食塩相当量4.9g）

特別治療食展開用「基本献立」

☆ 食事基準 ☆	エネルギー	たんぱく質	脂 質	炭水化物	食塩相当量
	1,900 kcal	70 g	45 g	300 g	7 g 未満

区分	料 理 名	食 品 名	使用量 (g)	エネルギー (kcal)	たんぱく質 (g)	脂 質 (g)	炭水化物 (g)	食塩相当量 (g)	備 考
朝食	ごはん	精白米	85	291	4.5	0.7	64.3	0	
	みそ汁	だいこん	30	5	0.1	Tr	0.8	0	汁 100 cc
		だいこん葉	10	2	0.2	Tr	0.2	0	
		み そ	8	15	0.9	0.5	1.5	1.0	
		煮干し	2	0	0	0	0	0	
	がんもどきの 煮物	がんもどき	60	134	9.1	10.1	1.2	0.3	
		さやいんげん	20	5	0.3	0	0.6	0	
		砂 糖	3	12	0	0	3.0	0	
		しょうゆ	3	2	0.2	0	0.3	0.4	
	お浸し	ほうれんそう	70	13	1.2	0.1	0.2	0	
		しょうゆ	3	2	0.2	0	0.3	0.4	
昼食	チャーハン	精白米	85	291	4.5	0.7	64.3	0	
		焼き豚	30	50	4.9	2.2	2.5	0.7	
		鶏 卵	30	43	3.4	2.8	1.0	0.1	
		たまねぎ	30	10	0.2	Tr	2.1	0	
		にんじん	10	3	0.1	0	0.6	0	
		グリンピース(冷)	3	2	0.1	0	0.3	Tr	
		しょうが	2	1	0	0	0.1	0	
		植物油	6	53	0	5.8	0.2	0	
		食 塩	0.5	0	0	0	0	0.5	
	拌三絲	もやし	40	7	0.6	Tr	0.8	Tr	
		きゅうり	30	4	0.2	Tr	0.6	0	
		ボンレスハム	10	12	1.6	0.3	0.5	0.3	
		ごま油	1	9	0	1.0	0	0	
		砂 糖	2	8	0	0	2.0	0	
		しょうゆ	2	2	0.1	0	0.2	0.3	
		穀物酢	5	2	0	0	0.1	0	
	中華風スープ	クリームコーン(缶)	30	25	0.5	0.2	5.1	0.2	汁 100 cc
		たまねぎ	20	7	0.1	Tr	1.4	0	
		コンソメ	0.7	2	0.1	0	0.3	0.3	
		食 塩	0.4	0	0	0	0	0.4	
		かたくり粉	2	7	0	0	1.6	0	
		パセリ	1	0	0	0	0	0	
	牛 乳	牛 乳	206	126	6.2	7.2	9.1	0.2	
夕食	ごはん	精白米	85	291	4.5	0.7	64.3	0	
	鯖の塩焼き	さ ば	80	169	14.2	10.2	5.0	0.2	
		食 塩	0.7	0	0	0	0	0.7	
		清 酒	1	1	0	0	0.1	0	
	レモン	レモン	10	4	0.1	0	0.5	0	
	ゆでさや	さやえんどう	8	3	0.1	0	0.5	0	
	和風サラダ	鶏ささみ	20	21	4.9	0.2	0	0	
		清 酒	1	1	0	0	0.1	0	
		きゅうり	30	4	0.2	Tr	0.6	0	
		レタス	20	2	0.1	Tr	0.3	0	
		トマト	40	8	0.2	0	1.4	0	
		植物油	6	53	0	5.8	0.2	0	
		穀物酢	6	2	0	0	0.1	0	
		しょうゆ	2	2	0.1	0	0.2	0.3	
	さつまいもの 甘煮	さつまいも	80	102	0.6	0.1	22.4	0.1	
		砂 糖	4	16	0	0	6.0	0	
	漬 物	野沢菜漬	15	3	0.3	0	0.3	0.4	
	フルーツ	オレンジ	80	34	0.6	0.1	7.5	0	
合 計				1,861	65.2	48.7	274.7	6.8	

献立展開（例）

☆ 一般治療食「常食」食事基準 ☆

栄養素等	栄養基準量
エネルギー	1,900 kcal
たんぱく質	70 g
脂　質	45 g
炭水化物	300 g
食塩相当量	7 g 未満

☆ 特別治療食「塩分コントロール食」食事基準 ☆

栄養素等	栄養基準量
エネルギー	1,900 kcal
たんぱく質	70 g
脂　質	45 g
炭水化物	300 g
食塩相当量	6 g 未満

区分	料理名	食品名	使用量(g)	料理名	食品名	使用量(g)
朝食	ごはん	精白米	85	同　左		
	みそ汁	だいこん	30			
		だいこん葉	10	汁のみ 2/3 量（汁 70 cc）		
		み　そ	8			
		煮干し	2			
	がんもどきの煮物	がんもどき	60	同　左		
		さやいんげん	20			
		砂　糖	3			
		しょうゆ	3			
	お浸し	ほうれんそう	70	減塩しょうゆパック		
		しょうゆ	3			
昼食	チャーハン	精白米	85	えびチャーハン		
		焼き豚	30			
		鶏　卵	30			
		たまねぎ	30			
		にんじん	10	大正えび		40
		グリンピース（冷）	3			
		しょうが	2			
		植物油	6			
		食　塩	0.5			
	拌三絲	もやし	40			
		きゅうり	30			
		ボンレスハム	10	ボンレスハムだけ抜き		
		ごま油	1			
		砂　糖	2			
		しょうゆ	2			
		穀物酢	5			
	中華風スープ	クリームコーン（缶）	30			
		たまねぎ	20			
		コンソメ	0.7	盛りつけ 2/3 量（汁 70 cc）		
		食　塩	0.4			
		かたくり粉	2			
		パセリ	1			
	牛乳	牛　乳	206	同　左		
夕食	ごはん	精白米	85	同　左		
	鯖の塩焼き	さ　ば	80			
		食　塩	0.7	同　左		
		清　酒	1			
	レモン	レモン	10			
	ゆでさや	さやえんどう	8			
	和風サラダ	鶏ささみ	20			
		清　酒	1			
		きゅうり	30			
		レタス	20	同　左		
		トマト	40			
		植物油	6			
		穀物酢	6			
		しょうゆ	2			
	さつまいもの甘煮	さつまいも	80	さつまいもの量変更	さつまいも	100
		砂　糖	4		砂　糖	5
	漬物	野沢菜漬	15	味付けのり	味付けのり	2
	フルーツ	オレンジ	80	同　左		
合計		1,861 kcal, たんぱく質 65.2 g, 脂質 48.7 g 炭水化物 274.7 g, 食塩相当量 6.8 g			1,853 kcal, たんぱく質 67.9 g, 脂質 45.6 g 炭水化物 275.3 g, 食塩相当量 5.2 g	

Ⅲ　エネルギーコントロール食

　摂取するエネルギーを，主治医または栄養管理計画の指示量でコントロールする必要がある糖尿病，また，エネルギー摂取の制限が必要な肥満症などの患者に対応するための治療食である．

　病院等医療機関によっては，脂質異常症，動脈硬化症，過体重傾向の高血圧症，心疾患および高尿酸血症などに適応する治療食として，エネルギーコントロール食をベースに栄養管理を行っている．

　エネルギーコントロール食は，給与するエネルギー量を一定量に維持するとともに，たんぱく質，脂質，ビタミンおよびミネラルなどがバランスよく摂取できるように配慮された治療食である．各患者の食事摂取基準量に適合する食事基準を選択することで，特別治療食以外にも健康の保持・増進を目的とした治療食として幅広く活用されている．

1　食事の概要

■糖尿病は，１型糖尿病(インスリン依存型糖尿病：IDDM)，２型糖尿病(インスリン非依存型糖尿病：NIDDM)，二次性糖尿病および妊娠糖尿病に分類されるが，食事療養上の基本的な取り扱いには大きな差はなく，いずれのタイプの糖尿病に対しても適正なエネルギーコントロールを目的とした治療食が提供されている．また，体脂肪減量のための低エネルギー食としても活用されている．

■食事基準は，一人ひとりの患者の標準体重，身体活動レベルおよび病状などに対応できるよう，複数の食種が設定されている．
　食種の設定には，２つの方法がある．
・1,000 kcal，1,200 kcal，1,400 kcal および 1,600 kcal など，200 kcal 程度の間隔で設定する方法．
・1,040 kcal，1,200 kcal，1,440 kcal および 1,600 kcal など，「糖尿病食事療法のための食品交換表」の１単位 80 kcal の倍数で設定する方法．
　　経験からいえることは，200 kcal 程度の間隔で設定する方法は治療食の栄養管理に適し，80 kcal の倍数で設定する方法は栄養教育・栄養指導に適している．

■グリセミック・インデックス(Glycemic Index：GI 値)について
　現在行われている糖尿病の食事療養は，「エネルギー指示量に基づいて，バランスよく栄養素を摂取する」という量的管理を基本として展開されている．
　最近，これに加えて血糖値の上昇を抑制する食品や調理法の選択を考慮した，新たな食事療養を推奨する考え方が提案されてきた．GI 値は，食品個々の消化・吸収効率による血糖値上昇の遅速を指数化したもので，GI 値が低い食品ほど喫食後の血糖値の上昇はゆるやかになる．
　各食品の炭水化物の種類や食品の組み合わせ，調理方法などによって，消化・吸収効率には差がでる．これを利用して，食後の急激な血糖値の上昇を抑制する食事療養が検討されている．

■カーボカウント法について
　エネルギー源となる栄養素は，炭水化物，脂質およびたんぱく質の３つである．このうちで食後血糖値の上昇に最も影響を与えるのは炭水化物(血糖上昇原因のほぼ 90 ％が炭水化物とする報告がある)であることに着目して，食品に含まれる炭水化物の量をカウントし，炭水化物の摂取量を調節することで血糖のコントロールが比較的簡単にできるという方法である．

カーボカウント法は，イギリスにおける研究がよく知られている．医師らは，糖尿病の患者にカーボカウント法を習熟して「好きなものを，好きなように食べよう」と呼びかけている．わが国では，カーボカウント法の原理を「糖尿病食事療法のための食品交換表」に加味して展開するなど，先駆的な試みが行われている．

カーボカウント法を用いた糖尿病の食事療養における食事基準(栄養基準量：給与栄養目標量)は，通常の栄養管理の取り扱いと変わらない．また，インスリン注射による療養を行っている患者では，インスリン効果値(1単位のインスリンが低下させることができる血糖値)とインスリンカーボ比(1単位のインスリンが対応する炭水化物の重量)を活用することで，摂取する炭水化物量に必要なインスリンの単位数を簡単に算出することが可能であり，血糖値のコントロールを容易にする方法とされている．

日本糖尿病学会は，炭水化物エネルギー比50～60％を推奨範囲として提言した．これを受け，糖尿病食事療法に用いられている「糖尿病食事療法のための食品交換表(第7版)」(平成25年10月改訂)では，適正エネルギー量とともに，炭水化物を指示エネルギーの50～60％，たんぱく質を標準体重kg当たり1.0～1.2gとし，不足するエネルギーを脂質で摂取することが示されている．同交換表では，日本糖尿病学会の提言に基づいた炭水化物50～60％エネルギーの推奨範囲に沿って，従来の60％エネルギーに加え，55％および50％の配分例も示されている．

今後，カーボカウント法の考え方を考慮し，炭水化物エネルギー比を低減する方向に向かうことが考えられるが，今回本書では，理解を容易にするため従来の考え方に基づく「炭水化物60％エネルギー」を取りあげた．

2　食事基準

■「エネルギーコントロール食」と「エネルギー制限食」について

通常，病院等医療機関においては，「エネルギーコントロール食」を「エネルギー制限食」，さらには「エネ制○度」とよぶことがある．よび方は変わっても，同じ治療食をさしている．

食事基準(例1)

栄養素等 食　種	エネルギー (kcal)	たんぱく質 (g)	脂　質 (g)	炭水化物 (g)	食塩相当量 (g) 未満
エネ制　800	800	35	20	120	7
エネ制 1,000	1,000	40	30	140	7
エネ制 1,200	1,200	50	35	170	7
エネ制 1,400	1,400	55	40	210	7
エネ制 1,600	1,600	60	45	240	7
エネ制 1,800	1,800	65	50	260	7

■この食事基準では，800 kcalから1,800 kcalまで，200 kcalきざみに6段階の食種が設定されている．

① 主食には，ごはん，パン，めんまたはかゆを選ぶことができる．

ただし，主食が五分がゆ以下のかゆとなる場合には，主食からのエネルギーが著しく低くなり，指示エネルギーの確保が困難となるため「個別対応」とし，患者の要望を聞きながら濃厚流動食などの付加食を加えた個人対応献立による治療食とする．

② 高血圧症などの合併症のため塩分制限が必要な場合には，食塩相当量を6gまたは5g未満に指定することができる．

また，食塩相当量 3 g 未満など，さらに厳しい塩分制限は，「個別対応」として個人対応献立による治療食とする．

食事基準（例 2）

食　種 ＼ 栄養素等	エネルギー (kcal)	たんぱく質 (g)	脂　質 (g)	炭水化物 (g)	食塩相当量 (g) 未満
エネ制 10 単位	800	35	20	120	7
エネ制 13 単位	1,040	40	30	150	7
エネ制 15 単位	1,200	50	35	170	7
エネ制 18 単位	1,440	55	40	210	7
エネ制 20 単位	1,600	60	45	240	7
エネ制 23 単位	1,840	65	50	260	7

■この食事基準では，10 単位（800 kcal）から 23 単位（1,840 kcal）まで，80 kcal の倍数により，6 段階の食種を設定している（糖尿病食品交換表に合わせて，80 kcal の倍数で設定している）．

① 主食には，ごはん，パン，めん，またはかゆを選ぶことができる．

　ただし，主食が五分がゆ以下のかゆとなる場合には，主食からのエネルギーが著しく低くなり，指示エネルギーの確保が困難となるため「個別対応」とし，患者の要望を聞きながら濃厚流動食などの付加食を加えた個人対応献立による治療食とする．

② 高血圧症などの合併症のため塩分制限が必要な場合には，食塩相当量を 6 g または 5 g 未満に指定することができる．

　また，食塩相当量 3 g 未満など，さらに厳しい塩分制限は，「個別対応」として個人対応献立による治療食とする．

3　食品構成

食品構成（例）

（単位：g）

食種	穀　類 米	穀　類 その他	豆　類 豆・大豆製品	魚介類	肉類	卵類	乳類	いも類	野菜類 緑黄色	野菜類 その他	果実類	海藻類	油脂類	砂糖類	みそ	その他	備　考
エネ制　800	ごはん 165		50	30	30	25	180		150	200	75	2		4	8		
エネ制 1,000	ごはん 270		50	45	30	25	180		150	200	75	2	5	4	8		
エネ制 1,200	ごはん 330		50	60	30	25	180		150	200	150	2	10	4	8		
エネ制 1,400	ごはん 390		50	60	60	40	180		150	200	150	2	10	4	8		
エネ制 1,600	ごはん 450	10	50	60	60	40	180	60	150	200	150	2	10	4	8		
エネ制 1,800	ごはん 510	10	50	80	60	50	180	60	150	200	150	2	15	4	8		

※乳類 180 g は，200 mL（206 g）のパック牛乳ではないので 180 g で表示した．

■食種による使用量の違いの理解を容易にするため，主食はすべて「ごはん」として例示した．

<参考>

「エネルギーコントロール食 1,600 J 食品構成（設定例）

<table>
<tr><th colspan="2"></th><th>使用量
(g)</th><th>エネルギー
(kcal)</th><th>たんぱく質
(g)</th><th>脂質
(g)</th><th>炭水化物
(g)</th><th>カルシウム
(mg)</th><th>鉄
(mg)</th><th>ビタミンA
(μgRAE)</th><th>ビタミンB₁
(mg)</th><th>ビタミンB₂
(mg)</th><th>ビタミンC
(mg)</th><th>ナトリウム
(mg)</th><th>食物繊維
(g)</th></tr>
<tr><td rowspan="4">1. 穀類</td><td>米</td><td>190</td><td>650</td><td>10.1</td><td>1.5</td><td>143.6</td><td>10</td><td>1.5</td><td>0</td><td>0.15</td><td>0.04</td><td>0</td><td>2</td><td>1.0</td></tr>
<tr><td>パン類</td><td>13</td><td>36</td><td>1.2</td><td>0.7</td><td>6.1</td><td>4</td><td>0.1</td><td>0</td><td>0.01</td><td>0.01</td><td>0</td><td>65</td><td>0.3</td></tr>
<tr><td>めん類</td><td>34</td><td>50</td><td>1.5</td><td>0.2</td><td>10.0</td><td>3</td><td>0.2</td><td>0</td><td>0.01</td><td>0.01</td><td>0</td><td>65</td><td>0.3</td></tr>
<tr><td>その他の穀類・堅果類</td><td>10</td><td>41</td><td>1.2</td><td>1.3</td><td>6.2</td><td>24</td><td>0.3</td><td>0</td><td>0.02</td><td>0.01</td><td>0</td><td>13</td><td>0.5</td></tr>
<tr><td rowspan="2">2. いも類</td><td>じゃがいも類</td><td>60</td><td>37</td><td>0.9</td><td>0.0</td><td>5.7</td><td>4</td><td>0.3</td><td>0</td><td>0.05</td><td>0.02</td><td>15</td><td>1</td><td>4.7</td></tr>
<tr><td>こんにゃく類</td><td></td><td>0</td><td>0.0</td><td>0.0</td><td>0.0</td><td>0</td><td>0.0</td><td>0</td><td>0.00</td><td>0.00</td><td>0</td><td>0</td><td>0.0</td></tr>
<tr><td>3. 砂糖</td><td>類</td><td>4</td><td>16</td><td>0.0</td><td>0.0</td><td>4.0</td><td>0</td><td>Tr</td><td>0</td><td>0.00</td><td>0.00</td><td>0</td><td>0</td><td>0.0</td></tr>
<tr><td>4. 菓子</td><td>類</td><td></td><td>0</td><td>0.0</td><td>0.0</td><td>0.0</td><td>0</td><td>0.0</td><td>0</td><td>0.00</td><td>0.00</td><td>0</td><td>0</td><td>0.0</td></tr>
<tr><td rowspan="2">5. 油脂類</td><td>動物性</td><td></td><td>0</td><td>0.0</td><td>0.0</td><td>0.0</td><td>Tr</td><td>0.0</td><td>0</td><td>0.00</td><td>0.00</td><td>0</td><td>0</td><td>0.0</td></tr>
<tr><td>植物性</td><td>10</td><td>89</td><td>0.0</td><td>9.7</td><td>0.3</td><td>Tr</td><td>0.0</td><td>0</td><td>0.00</td><td>0.00</td><td>0</td><td>0</td><td>0.0</td></tr>
<tr><td>6. 豆</td><td>類</td><td>50</td><td>58</td><td>4.3</td><td>3.8</td><td>0.7</td><td>55</td><td>0.9</td><td>0</td><td>0.04</td><td>0.05</td><td>0</td><td>4</td><td>0.8</td></tr>
<tr><td rowspan="3">7. 魚介類</td><td>生魚</td><td>55</td><td>82</td><td>11.1</td><td>3.6</td><td>1.6</td><td>20</td><td>0.5</td><td>15</td><td>0.39</td><td>0.13</td><td>1</td><td>71</td><td>0.0</td></tr>
<tr><td>塩蔵・缶詰</td><td>5</td><td>9</td><td>1.0</td><td>0.4</td><td>0.4</td><td>5</td><td>0.1</td><td>1</td><td>0.00</td><td>0.01</td><td>0</td><td>44</td><td>0.0</td></tr>
<tr><td>水産ねり製品</td><td></td><td>0</td><td>0.0</td><td>0.0</td><td>0.0</td><td>0</td><td>0.0</td><td>0</td><td>0.00</td><td>0.00</td><td>0</td><td>0</td><td>0.0</td></tr>
<tr><td rowspan="2">8. 肉類</td><td>生物</td><td>60</td><td>81</td><td>10.9</td><td>3.0</td><td>2.5</td><td>3</td><td>0.7</td><td>5</td><td>0.40</td><td>0.15</td><td>1</td><td>30</td><td>0.0</td></tr>
<tr><td>その他の加工品</td><td></td><td>0</td><td>0.0</td><td>0.0</td><td>0.0</td><td>0</td><td>0.0</td><td>0</td><td>0.00</td><td>0.00</td><td>0</td><td>0</td><td>0.0</td></tr>
<tr><td>9. 卵</td><td>類</td><td>40</td><td>57</td><td>4.5</td><td>3.7</td><td>1.4</td><td>18</td><td>0.6</td><td>84</td><td>0.02</td><td>0.15</td><td>0</td><td>56</td><td>0.0</td></tr>
<tr><td rowspan="2">10. 乳類</td><td>牛乳</td><td>180</td><td>110</td><td>5.4</td><td>6.3</td><td>7.9</td><td>198</td><td>0.0</td><td>68</td><td>0.07</td><td>0.27</td><td>2</td><td>74</td><td>0.0</td></tr>
<tr><td>その他の乳類</td><td></td><td>0</td><td>0.0</td><td>0.0</td><td>0.0</td><td>0</td><td>0.0</td><td>0</td><td>0.00</td><td>0.00</td><td>0</td><td>0</td><td>0.0</td></tr>
<tr><td rowspan="3">11. 野菜類</td><td>緑黄色野菜</td><td>150</td><td>45</td><td>2.1</td><td>0.3</td><td>9.8</td><td>68</td><td>1.7</td><td>1,151</td><td>0.12</td><td>0.17</td><td>38</td><td>21</td><td>3.8</td></tr>
<tr><td>漬物</td><td></td><td>0</td><td>0.0</td><td>0.0</td><td>0.0</td><td>0</td><td>0.0</td><td>0</td><td>0.00</td><td>0.00</td><td>0</td><td>0</td><td>0.0</td></tr>
<tr><td>その他の野菜</td><td>200</td><td>60</td><td>2.2</td><td>0.2</td><td>13.8</td><td>64</td><td>0.6</td><td>16</td><td>0.08</td><td>0.06</td><td>30</td><td>18</td><td>4.4</td></tr>
<tr><td>12. 果実</td><td>類</td><td>150</td><td>83</td><td>0.6</td><td>0.8</td><td>21.5</td><td>12</td><td>0.2</td><td>42</td><td>0.06</td><td>0.03</td><td>23</td><td>5</td><td>1.2</td></tr>
<tr><td>13. 藻</td><td>類</td><td>2</td><td>0</td><td>0.0</td><td>0.0</td><td>0.0</td><td>1</td><td>0.0</td><td>0</td><td>0.00</td><td>0.00</td><td>0</td><td>11</td><td>0.1</td></tr>
<tr><td rowspan="2">14. 調味料類</td><td>みそ</td><td>8</td><td>15</td><td>0.9</td><td>0.5</td><td>1.5</td><td>8</td><td>0.3</td><td>0</td><td>0.00</td><td>0.01</td><td>0</td><td>392</td><td>0.4</td></tr>
<tr><td>その他の調味料</td><td>30</td><td>28</td><td>1.6</td><td>0.0</td><td>4.6</td><td>7</td><td>0.4</td><td>2</td><td>0.01</td><td>0.04</td><td>0</td><td>1,226</td><td>0.0</td></tr>
<tr><td>15. 調理加工食品類</td><td></td><td></td><td>0</td><td>0.0</td><td>0.0</td><td>0.0</td><td>0</td><td>0.0</td><td>0</td><td>0.00</td><td>0.00</td><td>0</td><td>0</td><td>0.0</td></tr>
<tr><td>総　計</td><td></td><td>1,251</td><td>1,547</td><td>59.5</td><td>36.0</td><td>241.6</td><td>504</td><td>8.4</td><td>1,384</td><td>1.43</td><td>1.16</td><td>110</td><td>2,098</td><td>17.5</td></tr>
</table>

（食塩相当量 5.3 g）

「エネルギーコントロール食 1,600」献立（例）

☆ 食事基準 ☆	エネルギー	たんぱく質	脂 質	炭水化物	食塩相当量
	1,600 kcal	60 g	45 g	240 g	7 g 未満

区分	料 理 名	食 品 名	使用量 (g)	エネルギー (kcal)	たんぱく質 (g)	脂 質 (g)	炭水化物 (g)	食塩相当量 (g)	備 考
朝食	ごはん	精白米	70	239	3.7	0.6	52.9	0	
	みそ汁	こまつな	30	4	0.4	0	0.2	0	
		えのきたけ	10	3	0.2	0	0.5	0	
		み そ	8	15	0.9	0.5	1.5	1.0	
		煮干し	2	0	0	0	0	0	
	半熟卵	鶏 卵	50	71	5.7	4.7	1.7	0.2	
		しょうゆ	3	2	0.2	0	0.3	0.4	
	野菜ソテー	キャベツ	50	11	0.5	0.1	1.8	0	
		にんじん	15	5	0.1	0	0.9	0	
		たまねぎ	30	10	0.2	Tr	2.1	0	
		ピーマン	10	2	0.1	0	0.3	0	
		植物油	4	35	0	3.9	0.1	0	
		食 塩	0.5	0	0	0	0	0.5	
		こしょう	0.01	0	0	0	0	0	
昼食	トースト	食パン	90	223	6.7	3.3	39.8	1.1	
		低エネルギージャム	13	25	0.1	0	6.2	0	
	チキンソテー	鶏むね肉	60	137	9.3	9.9	2.3	0.1	
		白ワイン	10	8	0	Tr	0.2	0	
		こしょう	0.01	0	0	0	0	0	
		植物油	3	27	0	2.9	0.1	0	
	きのこソース	たまねぎ	20	7	0.1	Tr	1.4	0	
		ぶなしめじ	20	4	0.3	0	0.3	0	
		マッシュルーム (缶)	10	2	0.2	0	0	0.1	
		植物油	2	18	0	1.9	0.1	0	
		トマトケチャップ	5	5	0.1	0	1.2	0.2	
		しょうゆ	3	2	0.2	0	0.3	0.4	
		赤ワイン	3	2	0	Tr	0	0	
		パセリ	0.5	0	0	0	0	0	
	粉ふきいも	じゃがいも	60	35	0.8	Tr	5.1	0	
		食 塩	0.3	0	0	0	0	0.3	
	盛り合わせ サラダ	レタス	15	2	0.1	Tr	0.3	0	
		グリーンアスパラ	30	6	0.5	0.1	0.6	0	
		トマト	40	8	0.2	0	1.4	0	
		ノンオイル 和風ドレッシング	10	8	0.3	0	1.7	0.7	
	フルーツ	バナナ	100	93	0.7	0.1	21.1	0	
	牛 乳	牛 乳	206	126	6.2	7.2	9.1	0.2	
夕食	ごはん	精白米	70	239	3.7	0.6	52.9	0	
	鯵の香味蒸し	あじ	70	78	11.8	2.5	2.3	0.2	
		清 酒	1	1	0	0	0.1	0	
		にんじん	10	3	0.1	0	0.6	0	
		ね ぎ	15	5	0.2	Tr	1.0	0	
		しょうが	3	1	0	0	0.1	0	
		糸みつば	10	1	0.1	0	0.1	0	
		しょうゆ	3	2	0.2	0	0.3	0.5	
	炊き合わせ	生あげ	30	43	3.1	3.2	0.3	0	
		な す	60	11	0.4	Tr	1.6	0	
		にんじん	20	6	0.1	0	1.1	0	
		さやいんげん	20	5	0.3	0	0.6	0	
		みりん	2	5	0	Tr	0.9	0	
		しょうゆ	5	4	0.3	0	0.4	0.7	
		だし汁	60	0	0	0	0	0	
	うどとわかめの 酢の物	う ど	50	10	0.4	0.1	1.5	0	
		わかめ (生)	5	1	0.1	0	0	0.1	
		砂 糖	1	4	0	0	1.0	0	
		穀物酢	6	2	0	0	0.1	0	
		食 塩	0.2	0	0	0	0	0.2	
合 計				1,556	58.6	41.6	218.4	6.9	

「エネルギーコントロール食 1,200」食品構成（設定例）

<参考>

食品群		使用量 (g)	エネルギー (kcal)	たんぱく質 (g)	脂質 (g)	炭水化物 (g)	カルシウム (mg)	鉄 (mg)	ビタミンA (μgRAE)	ビタミンB$_1$ (mg)	ビタミンB$_2$ (mg)	ビタミンC (mg)	ナトリウム (mg)	食物繊維 (g)
1. 穀類	米	135	462	7.2	1.1	102.1	7	1.1	0	0.11	0.03	0	1	0.7
	パン類	9	25	0.9	0.5	4.2	3	0.1	0	0.01	0.00	0	45	0.2
	めん類	23	34	1.2	0.2	6.7	2	0.1	0	0.01	0.00	0	18	0.3
	その他の穀類・堅果類		0	0.0	0.0	0.0	0	0.1	0	0.00	0.00	0	0	0.0
2. いも類	じゃがいも類		0	0.0	0.0	0.0	0	0.0	0	0.00	0.00	0	0	0.0
	こんにゃく類		0	0.0	0.0	0.0	0	0.0	0	0.00	0.00	0	0	0.0
3. 砂糖類		4	16	0.0	0.0	4.0	0	Tr	0	0.00	0.00	0	0	0.0
4. 菓子類			0	0.0	0.0	0.0	0	0.0	0	0.00	0.00	0	0	0.0
5. 油脂類	動物性		0	0.0	0.0	0.0	Tr	0.0	0	0.00	0.00	0	0	0.0
	植物性	10	89	0.0	9.7	0.3	Tr	0.0	0	0.00	0.00	0	0	0.0
6. 豆類		50	58	4.3	3.8	0.7	55	0.9	0	0.04	0.05	0	4	0.8
7. 魚介類	生魚	60	89	12.1	4.0	0.2	22	0.5	16	0.42	0.14	1	77	0.0
	塩蔵・缶詰		0	0.0	0.0	0.0	0	0.0	0	0.00	0.00	0	0	0.0
	水産ねり製品		0	0.0	0.0	0.0	0	0.0	0	0.00	0.00	0	0	0.0
8. 肉類	生物	30	40	5.5	1.4	1.3	2	0.4	3	0.16	0.08	1	15	0.0
	その他の加工品		0	0.0	0.0	0.0	0	0.0	0	0.00	0.00	0	0	0.0
9. 卵類		25	36	2.8	2.3	0.9	12	0.4	53	0.02	0.09	0	35	0.0
10. 乳類	牛乳	180	110	5.4	6.3	7.9	198	0.0	68	0.07	0.27	2	74	0.0
	その他の乳類		0	0.0	0.0	0.0	0	0.0	0	0.00	0.00	0	0	0.0
11. 野菜類	緑黄色野菜	150	45	2.1	0.3	9.8	68	1.7	1,151	0.12	0.17	38	21	3.8
	漬物		0	0.0	0.0	0.0	0	0.0	0	0.00	0.00	0	0	0.0
	その他の野菜	200	60	2.2	0.2	13.8	64	0.6	16	0.08	0.06	30	18	4.4
12. 果実類		150	83	0.6	0.8	21.5	12	0.2	42	0.06	0.03	23	5	1.2
13. 藻類		2	0	0.0	0.0	0.0	1	0.0	0	0.00	0.00	0	11	0.1
14. 調味料類	みそ	8	15	0.9	0.5	1.5	8	0.3	0	0.00	0.01	0	392	0.4
	その他の調味料	20	18	1.1	0.0	3.1	5	0.3	1	0.01	0.02	0	818	0.0
15. 調理加工食品類			0	0.0	0.0	0.0	0	0.0	0	0.00	0.00	0	0	0.0
総 計		1,056	1,180	46.3	31.1	178.0	459	6.7	1,350	1.11	0.95	95	1,534	11.9

給 与 栄 養 量

（食塩相当量 3.9 g）

<参考>

「エネルギーコントロール食 800J 食品構成（設定例）

分類	品目	使用量 (g)	エネルギー (kcal)	たんぱく質 (g)	脂質 (g)	炭水化物 (g)	カルシウム (mg)	鉄 (mg)	ビタミンA (μgRAE)	ビタミンB₁ (mg)	ビタミンB₂ (mg)	ビタミンC (mg)	ナトリウム (mg)	食物繊維 (g)
1. 穀類	米	90	308	4.8	0.7	68.0	5	0.7	0	0.07	0.02	0	1	0.5
	パン類		0	0.0	0.0	0.0	0	0.0	0	0.00	0.00	0	0	0.0
	めん類		0	0.0	0.0	0.0	0	0.0	0	0.00	0.00	0	0	0.0
	その他の穀類・堅果類		0	0.0	0.0	0.0	0	0.0	0	0.00	0.00	0	0	0.0
2. いも類	じゃがいも類		0	0.0	0.0	0.0	0	0.0	0	0.00	0.00	0	0	0.0
	こんにゃく類		0	0.0	0.0	0.0	0	0.0	0	0.00	0.00	0	0	0.0
3. 砂糖類		4	16	0.0	0.0	4.0	0	Tr	0	0.00	0.00	0	0	0.0
4. 菓子類			0	0.0	0.0	0.0	0	0.0	0	0.00	0.00	0	0	0.0
5. 油脂類	動物性		0	0.0	0.0	0.0	0	0.0	0	0.00	0.00	0	0	0.0
	植物性		0	0.0	0.0	0.0	0	0.0	0	0.00	0.00	0	0	0.0
6. 豆類		50	58	4.3	3.8	0.7	55	0.9	0	0.04	0.05	0	4	0.8
7. 魚介類	生魚	30	45	6.1	2.0	0.1	11	0.3	8	0.21	0.07	0	39	0.0
	塩蔵・缶詰		0	0.0	0.0	0.0	0	0.0	0	0.00	0.00	0	0	0.0
	水産ねり製品		0	0.0	0.0	0.0	0	0.0	0	0.00	0.00	0	0	0.0
8. 肉類	生物	30	40	5.5	1.4	1.3	2	0.4	3	0.16	0.08	1	15	0.0
	その他の加工品		0	0.0	0.0	0.0	0	0.0	0	0.00	0.00	0	0	0.0
9. 卵類		25	36	2.8	2.3	0.9	12	0.4	53	0.02	0.09	0	35	0.0
10. 乳類	牛乳	185	113	5.6	6.5	8.1	204	0.0	70	0.07	0.28	2	76	0.0
	その他の乳類		0	0.0	0.0	0.0	0	0.0	0	0.00	0.00	0	0	0.0
11. 野菜類	緑黄色野菜	150	45	2.1	0.3	9.8	68	1.7	1,151	0.12	0.17	38	21	3.8
	漬物		0	0.0	0.0	0.0	0	0.0	0	0.00	0.00	0	0	0.0
	その他の野菜	200	60	2.2	0.2	13.8	64	0.6	16	0.08	0.06	30	18	4.4
12. 果実類		75	41	0.4	0.1	10.7	6	0.1	21	0.03	0.02	11	40	0.2
13. 藻類		2	0	0.0	0.0	0.0	1	0.0	0	0.00	0.00	0	11	0.1
14. 調味料類	みそ	8	15	0.9	0.5	1.5	8	0.3	0	0.00	0.01	0	392	0.4
	その他の調味料	15	14	0.8	0.5	1.8	4	0.2	1	0.01	0.02	0	613	0.0
15. 調理加工食品類			0	0.0	0.0	0.0	0	0.0	0	0.00	0.00	0	0	0.0
総 計		864	791	35.5	18.3	120.7	440	5.6	1,323	0.81	0.87	82	1,265	10.2

（食塩相当量 3.2 g）

献立展開（例）

☆ 一般治療食「常食」食事基準 ☆

栄養素等	栄養基準量
エネルギー	1,900 kcal
たんぱく質	70 g
脂 質	45 g
炭 水 化 物	300 g
食塩相当量	7 g 未満

☆ 特別治療食「エネルギーコントロール食」食事基準 ☆

栄養素等	栄養基準量
エネルギー	1,600 kcal
たんぱく質	60 g
脂 質	45 g
炭 水 化 物	240 g
食塩相当量	7 g 未満

区分	料 理 名	食 品 名	使用量(g)		料 理 名	食 品 名	使用量(g)
朝食	ごはん	精白米	85	→	使用量変更		80
	みそ汁	だいこん	30				
		だいこん葉	10	→	同　左		
		み　そ	8				
		煮干し	2				
	がんもどきの煮物	がんもどき	60				
		さやいんげん	20	→	同　左		
		砂　糖	3				
		しょうゆ	3				
	お浸し	ほうれんそう	70	→	同　左		
		しょうゆ	3				
昼食	チャーハン	精白米	85				
		焼き豚	30				
		鶏　卵	30				
		たまねぎ	30				
		にんじん	10	→	盛りつけ4/5量		
		グリンピース（冷）	3				
		しょうが	2				
		植物油	6				
		食　塩	0.5				
	拌三絲	もやし	40				
		きゅうり	30				
		ボンレスハム	10		三色あえ		
		ごま油	1	→	（ごま油抜き）		
		砂　糖	2				
		しょうゆ	2				
		穀物酢	5				
	中華風スープ	クリームコーン（缶）	30				
		たまねぎ	20				
		コンソメ	0.7	→	同　左		
		食　塩	0.4				
		かたくり粉	2				
		パセリ	1				
	牛　乳	牛　乳	206	→	同　左		
夕食	ごはん	精白米	85	→	使用量変更		80
	鯖の塩焼き	さ　ば	80				
		食　塩	0.7	→	さば量変更	さば	70
		清　酒	1				
	レモン	レモン	10				
	ゆでさや	さやえんどう	8				
	和風サラダ	鶏ささみ	20				
		清　酒	1				
		きゅうり	30		和風あえ		
		レタス	20	→	（植物油抜き）		
		トマト	40				
		植物油	6				
		穀物酢	6				
		しょうゆ	2			キャベツ	60
	さつまいもの甘煮	さつまいも	80			にんじん	10
		砂　糖	4	→	野菜ソテー	植物油	2
	漬　物	野沢菜漬	15	→	同　左	食　塩	0.3
	フルーツ	オレンジ	80	→	使用量変更		150
合　計	1,861 kcal, たんぱく質 65.2 g, 脂質 48.7 g 炭水化物 274.7 g, 食塩相当量 6.8 g				**合　計**	1,594 kcal, たんぱく質 60.6 g, 脂質 40.5 g 炭水化物 232.6 g, 食塩相当量 6.8 g		

エネルギーコントロール食「1日の指示単位配分例」

<参考>

(炭水化物60%)

表	食品群	単位	1,200 kcal 15	1,280 kcal 16	1,440 kcal 18	1,520 kcal 19	1,600 kcal 20	1,680 kcal 21	1,760 kcal 22	1,840 kcal 23
		指示エネルギー								
表1	穀物，いも，豆など		7	8	9	9	10	11	11	12
表2	くだもの		1	1	1	1	1	1	1	1
表3	魚介，大豆，卵，チーズ，肉		2.5	2.5	3.5	4.5	4.5	4.5	5	5
表4	牛乳など		1.5	1.5	1.5	1.5	1.5	1.5	1.5	1.5
表5	油脂，多脂性食品など		1	1	1	1	1	1	1.5	1.5
表6	野菜，海藻，きのこ，こんにゃく		1.2	1.2	1.2	1.2	1.2	1.2	1.2	1.2
調味料	みそ，みりん，砂糖など		0.8	0.8	0.8	0.8	0.8	0.8	0.8	0.8

(日本糖尿病学会 編・著：糖尿病食事療法のための食品交換表 活用編 第2版，p. 127-129，日本糖尿病協会・文光堂，2015 を参考に作成)

目標体重と総エネルギー摂取量の目安

　目標とする体重や摂取すべきエネルギー量は，年齢や病態，身体活動量などによって異なり，個別化が必要である．ここに示すのは，あくまで初期設定の目安であって，実際の指導に当たっては，患者の現体重や血糖コントロールをはじめとするさまざまなパラメータを勘案して，適宜変更すべきである．また，今後のエビデンスの集積も必要である．

1. 目標体重(kg)の目安

　総死亡が最も低いBMIは年齢によって異なり，一定の幅があることを考慮して，以下の式を用いて算出する．

65歳未満：$[身長(m)]^2 \times 22 \, kg/m^2$

65〜74歳：$[身長(m)]^2 \times 22〜25 \, kg/m^2$

75歳以上：$[身長(m)]^2 \times 22〜25 \, kg/m^2$

注) 75歳以上の後期高齢者では，現体重に基づきフレイル，(基本的)ADLの低下，併発症，体組成，身長の短縮，摂食状況や代謝状態の評価をふまえ，適宜判断する．

2. エネルギー係数(kcal/kg)の目安

　① 軽い労作(大部分が座位の静的活動)：25〜30 kcal/kg 目標体重

　② 普通の労作(座位中心だが通勤・家事，軽い運動を含む)：30〜35 kcal/kg 目標体重

　③ 重い労作(力仕事，活発な運動習慣がある：35〜 kcal/kg 目標体重

　※エネルギー係数は，身体活動レベルならびに病態に基づいたエネルギー必要量(kcal/kg 目標体重)

　高齢者のフレイル予防では，身体活動レベルより大きい係数が設定できる．また，肥満で体重減少を図る場合には，身体活動レベルより小さい係数が設定できる．いずれにおいても，目標体重と現体重との間に大きな乖離がある場合には，上記①〜③を参考にして柔軟に係数を設定する．

3. エネルギー摂取量(kcal)の目安

　治療開始時の目安となるエネルギー摂取量の算出は，次式により求める．

　　エネルギー摂取量(kcal)＝目標体重(kg)×エネルギー係数(kcal/kg 目標体重)

(日本糖尿病学会 編・著：糖尿病治療ガイド 2020-2021，p. 48-49，文光堂，2020 を一部改変)

Ⅳ　たんぱく質・塩分コントロール食

　たんぱく質・塩分コントロール食を必要とする疾患の主体は腎臓病である．腎臓病は，急性腎臓病と慢性腎臓病とに大別されるが，たんぱく質や食塩相当量，病状によっては水分，カリウム，リンの給与量をコントロールし，十分なエネルギーの確保が必要なことには変わりがない．

　① 急性腎臓病

　　急性の腎臓病には，急性糸球体腎炎，急性腎盂腎炎，急性尿細管壊死，急性間質性腎炎，微小変形型ネフローゼ症候群などがある．入院治療により短時間に治癒することが多く，退院後に食事療法を必要とするケースは少ない腎臓病である．

　② 慢性腎臓病(Chronic Kidney Disease：CKD)

　　糖尿病性腎症，慢性糸球体腎炎，腎硬化症など，慢性的に持続する腎臓病はすべて慢性腎臓病(CKD)として取り扱われる．

慢性腎臓病（CKD）の診断基準

① 尿検査，画像診断，血液検査，病理検査で腎障害を示す異常 　（とくに，たんぱく尿の存在が重要） ② 糸球体濾過量（GFR）が 60 mL/ 分 /1.73 m² 未満
①，②のいずれか，または両方が 3 か月以上維持する

　GFR（糸球体濾過量）：腎臓において，時間当たりに産生される原尿の量のことである．
　通常は，1.73 m² の体表面積当たりに補正された，1 分間当たりの値（mL）が使用されている．GFR の測定は，たんぱく質とは結合せず，糸球体のみで濾過され，尿細管での分泌も再吸収もされない物質（イヌリンやクレアチニン）が尿中に排出される腎クリアランス（浄化値）により求められている．

　慢性腎臓病(CKD)は，現代の医学では根治的治療法がないものが多く，治るものよりもむしろ治らないもののほうが多い．しかし，最近では，薬物療法や食事療法などにより，病気の進行をかなり抑えることができるようになってきている．

■慢性腎臓病(CKD)のステージ(病期)分類

　慢性腎臓病（CKD）は，進行すると腎機能が低下する．慢性腎臓病（CKD）の腎機能を糸球体濾過量（GFR）で評価し，その低下の度合いにより 5 つの病期にステージ分類されている．慢性腎臓病（CKD）は，腎機能低下の進行によりステージ 1 からステージ 5 へと移行していく．

CKD のステージ分類

病期 ステージ	ステージの説明	進行度による分類 GFR（mL/ 分 /1.73 m²）
1	GFR 正常または高値	90 以上
2	GFR 正常または軽度低下	60 〜 89
3 a	GFR 軽度〜中等度低下	45 〜 59
3 b	GFR 中等度〜高度低下	30 〜 44
4	GFR 高度低下	15 〜 29
5	腎不全	15 未満
5 D	透析療法中（別表）	

CKD ステージによる食事療法基準およびその別表

ステージ	エネルギー (kcal/kgBW/ 日)	たんぱく質 (g/kgBW/ 日)	食塩相当量 (g/ 日)	カリウム (mg/ 日)
1　（GFR ≦ 90）	25〜35	過剰な制限をしない	3 ≦ ＜6	制限なし
2　（GFR60〜89）		過剰な制限をしない		制限なし
3 a　（GFR45〜59）		0.8〜1.0		制限なし
3 b　（GFR30〜44）		0.6〜0.8		≦ 2,000
4　（GFR15〜29）		0.6〜0.8		≦ 1,500
5　（GFR15 未満）		0.6〜0.8		≦ 1,500
5 D　（透析療法中）		別　表		

注 1) エネルギーや栄養素は，適正な量を設定するために，合併する疾患（糖尿病，肥満など）のガイドラインな
　　どを参照して，病態に応じて調整する．性別，年齢，身体活動度などにより異なる
　2) 体重は，基本的に標準体重（BMI=22）を用いる

別　表

ステージ 5 D	エネルギー (kcal/kgBW/ 日)	たんぱく質 (g/kgBW/ 日)	食　塩 (g/ 日)	水　分	カリウム (mg/ 日)	リ　ン (mg/ 日)
血液透析 （週 3 回）	30〜35[注1), 2)]	0.9〜1.2[注1)]	＜6[注3)]	できるだけ 少なく	≦ 2,000	≦たんぱく質（g） × 15
腹膜透析	30〜35[注1), 2), 4)]	0.9〜1.2[注1)]	PD 除水量（L） × 7.5+ 尿量（L） × 5	PD 除水量 ＋尿量	制限なし[注5)]	≦たんぱく質（g） × 15

PD（腹膜透析）：腹膜を利用して血液を浄化する腎代替療法のことである．
　腹腔内に，腹膜透析用のカテーテルを留置して，腹膜を介した透析液を交換することによって，老廃物と水の除去を行う．このときの
除去水の量が「PD 除水量」であり，リットル（L）で表される．
注 1) 体重は，基本的に標準体重（BMI=22）を用いる
　2) 性別，年齢，合併症，身体活動度により異なる
　3) 尿量，身体活動度，体格，栄養状態，透析間体重増加を考慮して適宜調整する
　4) 腹膜吸収ブドウ糖からのエネルギー分を差し引く
　5) 高カリウム血症を認める場合には，血液透析と同様に制限する

（日本腎臓学会 編：慢性腎臓病に対する食事療法基準 2014 年版，東京医学社，2014）

1　食事の概要

(1) 食事療法の目的

① 腎機能低下の進行を抑える.

・食塩相当量やたんぱく質の給与量を主治医からの指示量でコントロールして，エネルギーが不足しないように炭水化物と脂質から適量を確保する.

② 体内の塩分，水分，カリウム，リンなどの量や濃度を，正常に近く維持する.

③ 窒素化合物などの終末代謝産物(老廃物)による尿毒素が，体内に蓄積することを抑制する.

④ 健全な日常生活活動が継続できるような栄養状態を維持し，長寿をめざす.

(2)「慢性腎臓病に対する食事療法基準(成人)」の概要

日本腎臓学会編『慢性腎臓病に対する食事療法基準 2014 年版』による成人の「慢性腎臓病に対する食事療法基準」の概要は次のとおりである.

① エネルギー

エネルギーは，年齢，性別，身体活動レベルなどを考慮するが，25 〜 35 kcal/kg 標準体重 / 日で指導し，身体所見などの推移により変更する.

② たんぱく質

たんぱく質は，標準的治療としてステージ 1 および 2 では「過剰な摂取をしない」，ステージ 3 a では「0.8 〜 1.0 g /kg 標準体重 / 日」，ステージ 3 b 以降では「0.6 〜 0.8 g /kg 標準体重 / 日」で指導する.

糖尿病性腎症などでは，ステージ 4 以降で「0.6 〜 0.8 g /kg 標準体重 / 日」の指導としてもよい.

より厳格なたんぱく質制限は，特殊食品の使用経験が豊富な腎臓専門医と管理栄養士による，継続的な患者指導のための整備された診療システムが不可欠である.十分なエネルギーの確保が必要で，サルコペニア，PEW (Protein-energy Wasting)，フレイルなどの発症に十分に注意する.

③ 食　塩

食塩は，ステージにかかわらず「6 g / 日未満」とし，3 g / 日未満の極度の食塩制限は推奨しない.ただし，ステージ 1 〜 2 で高血圧や体液過剰を伴わない場合には，過剰摂取を避けることを優先し，「日本人の食事摂取基準」の性別の目標量を当面の達成目標としてもよい.

④ カリウム

カリウムは，ステージ 3 a までは「制限せず」，3 b では「2,000 mg / 日以下」，ステージ 4 〜 5 では「1,500 mg / 日以下」を目標とする.ただし，血清カリウム値を参考に薬剤の副作用や合併症をチェックし，必要に応じて制限することが重要である.また，たんぱく質の制限によりカリウムも制限されるため，具体的な食事指導には，画一的ではない総合的な対応が必要である.

⑤ リ　ン

リンは，たんぱく質の指導と関連して考慮し，1 日の総摂取量と検査値を併せて評価し，必要に応じてリン吸着薬も使用して，血清リン値を基準値内に保つようにする.また，食品のリンの利用率やリン / たんぱく質比なども考慮する.

⑥ 透析療法期の食事療法基準は，別表とする.

（3）たんぱく質を控える腎臓病食の区分

「腎臓病食品交換表第9版」では，たんぱく質を控える腎臓病食の区分を次のように取りまとめている．

たんぱく質を控える腎臓病食の区分

分　類	制限量 （標準体重当たり）	適　応
たんぱく質一般適正食	1.0 g/kg/ 日	健常成人への推奨量
減たんぱく質食	0.8 g/kg/ 日	たんぱく質摂取過剰の有害性をさける（消極的介入）
たんぱく質緩制限食	0.7 g/kg/ 日	減たんぱく質食と低たんぱく質食の中間的意義（中間的介入）
低たんぱく質食	0.6 g/kg/ 日	透析導入遅延をめざす（積極的介入）
超低たんぱく質食	0.5 g/kg/ 日以下	透析導入の長期遅延をめざす（高度介入）

（黒川　清 監修：腎臓病食品交換表 第9版，医歯薬出版，2016）

（4）治療用特殊食品

たんぱく質・塩分コントロール食であって，とくにたんぱく質や塩分の制限が厳しい治療食では，食事基準を満たすとともに，患者から満足が得られる食事を調製することは容易ではない．これら治療食の献立作成や調理作業を容易にし，質の高い治療食の調製を目的として，腎臓病食事療養のための治療用特殊食品が開発されている．

a．エネルギー調整用食品

たんぱく質を厳しく制限した治療食では，エネルギー指示量を確保するために大変な苦労を要する．低(無)たんぱく質で高エネルギーを得る目的で開発されたエネルギー調整用食品には，糖類やでん粉類を主成分とする食品と，油脂類を主成分とする食品とがある．

■糖類やでん粉類を主成分とするエネルギー調整用食品
・糖類(粉あめ)
　でん粉の分解によって生産される甘味が少ない糖類．
・でん粉類を主成分とするエネルギー調整用食品
　でん粉を用いたごはん(米)，めん，ゼリー，菓子類(せんべい，おこし)など

■油脂類を主成分とするエネルギー調整用食品
・中鎖脂肪酸製品(脂肪酸の炭素数が少ない脂肪を用いた食品：マクトン製品)
　粉末，油状，菓子類(クッキー，ビスキー，ビスケット，ゼリーなど)

b．たんぱく質調整用食品

一般に治療食で，おもなエネルギー源となっているのは，ごはん，パンおよびめんなどの主食となる食品である．これらの食品には，相当程度のたんぱく質が含まれており，相対的に低たんぱく質で高エネルギーの治療食を調製する際の障害となる．

たんぱく質調整用食品は，主食由来のたんぱく質を低く抑え，限られたたんぱく質を，食事の内容を豊かにする副食に振り向けることを目的として開発された食品である．

■低たんぱく質のごはん類
・ゆめごはん，ピーエルシーごはん，ひかりごはん，越後ごはんタイプなど

■低たんぱく質小麦粉を主成分とするたんぱく質調整用食品

　・低たんぱく質小麦粉，低たんぱく質ホットケーキミックスなど

　・低たんぱく質パン

　・低たんぱく質うどん，低たんぱく質そば，低たんぱく質そうめんなど

c．食塩調整用食品

　調味料や加工食品由来の塩分(食塩相当量)の摂取を控え，塩分制限を容易にすることを目的として開発された食品である．

■減塩の調味料

　・減塩しょうゆ，ソース，みそ，つゆ，ドレッシング，ケチャップなど

d．リン調整用食品

　高リン血症のときの治療食調製用に開発された食品である．

　・低リンミルク，低リン乳，レナケアシルキーなど

2　食事基準

食事基準(例)

食　種　＼　栄養素等		エネルギー (kcal)	たんぱく質 (g)	脂　質 (g)	炭水化物 (g)	食塩相当量 (g 未満)	水　分 (g)	カリウム (mg)
たん塩制Ⅰ	常食	1,600	40	40	270	3または5		
たん塩制Ⅰ	粥食	1,550	40	35	270	3または5		
たん塩制Ⅱ	常食	1,800	50	45	300	5または6		
たん塩制Ⅱ	粥食	1,600	45	35	250	5または6		
たん塩制Ⅲ	常食	1,800	30	45	300	3または5		
たん塩制Ⅲ	粥食	1,700	30	40	300	3または5		
たん塩制Ⅳ	常食	2,000	60	50	320	5または6	1,000 以下	1,700 〜
たん塩制Ⅳ	粥食	1,700	55	40	270	5または6	1,400 以下	1,800

■この食事基準では，常食のたんぱく質を30 gから60 gまで，10 gきざみに4段階で常食とかゆ食の食種が設定されている．

　① たんぱく質40 gの「たん塩制Ⅰ」は，おもに急性腎炎の患者に対応するための治療食である．

　② たんぱく質50 gの「たん塩制Ⅱ」は，おもに慢性腎臓病で減たんぱく質食を必要とする患者に対応する治療食である(標準体重60 kgの患者であって，標準体重1 kg当たりたんぱく質0.8 g/日の指示量に適応する)．

　③ たんぱく質30 gの「たん塩制Ⅲ」は，おもに慢性腎臓病で低たんぱく質食を必要とする患者に対応する治療食である(標準体重50 kgの患者であって，標準体重1 kg当たりたんぱく質0.6 g/日の指示量に適応する)．

　④ たんぱく質60 gの「たん塩制Ⅳ」は，おもに血液透析施行中の患者に対応する治療食である(標準体重60 kgの患者であって，標準体重1 kg当たりたんぱく質1.0 g/日の指示量に適応する)．

　※ 　慢性腎臓病でたんぱく質緩制限食(指示量が標準体重1 kg当たりたんぱく質0.7 g/日

で標準体重60 kg に適応)では,「たん塩制Ⅰ」を基に脂質と炭水化物でエネルギーを増量し,食塩相当量を若干緩めて対応する.

■主食には,ごはんまたはかゆを選ぶことができる.ただし,主食が五分がゆ以下のかゆとなる場合には,指示エネルギーの確保が困難となるため「個別対応」とし,個人対応献立による治療食を考慮する.

■食塩相当量は,食事基準に設定する数値以外でも指定することができる.

3 食品構成

食品構成(例)

(単位:g)

食種	穀類 米	穀類 その他	豆類 豆・大豆製品	魚介類	肉類	卵類	乳類	いも類	野菜類 緑黄色	野菜類 その他	果実類	海藻類	油脂類	砂糖類	みそ	その他	備考
Ⅰ常食	ごはん 480	低たんぱく質		30	30	25	ヨ100	100	100	200	110	1	20	10		粉あめ 30	
Ⅰ粥食	全がゆ 690	小麦粉 10		30	30	25	ヨ100	100	100	200	110	1	20	10		粉あめ 40	
Ⅱ常食	ごはん 600	低たんぱく質	50	50	40	25	ヨ100	60	150	200	110	1	25	10			
Ⅱ粥食	全がゆ 900	小麦粉 10	50	50	40	30	ヨ100	60	100	200	110	1	15	10		粉あめ 55	
Ⅲ常食	注1) 450	低たんぱく質		30	30	30	ヨ100	100	100	200	果汁 125	1	25	20		粉あめ 10	付加食300 kcalを含む
Ⅲ粥食	注2) 900	小麦粉 50		30	30	25	ヨ100	100	100	200	果汁 125	1	20	20		粉あめ 70	
Ⅳ常食	ごはん 600	低たんぱく質	50	60	50	40	ヨ100	60	100	150	55	2	20	15		粉あめ 10	付加食200 kcalを含む
Ⅳ粥食	全がゆ 900	小麦粉 10	50	60	50	40	ヨ100	60	100	150	55	2	15	20		粉あめ 20	

※ヨ100はヨーグルト100 g
　たん塩制Ⅰ,たん塩制Ⅱおよびたん塩制Ⅲの「常食」と「全がゆ食」の魚介類では,ぎんだらなど脂の多い魚とほかの魚を,また,肉類では豚肩ロース脂身つきなど脂の多い肉とほかの肉を同じ割合で用いるように設定してある
注1) 低たんぱく質ごはん(ゆめごはん,ピーエルシーごはんなど)
　2) 低たんぱく質がゆ(低たんぱく質ごはんなどから調製)

■食種による使用量の違いの理解を容易にするため,主食はすべて「ごはん」と「全がゆ」とにした.

<参考>

「たんぱく質・塩分コントロール食Ⅰ（常食）」食品構成（設定例）

食品群		使用量 (g)	エネルギー (kcal)	たんぱく質 (g)	脂質 (g)	炭水化物 (g)	カルシウム (mg)	鉄 (mg)	ビタミンA (μgRAE)	ビタミンB₁ (mg)	ビタミンB₂ (mg)	ビタミンC (mg)	ナトリウム (mg)	食物繊維 (g)
1. 穀類	米	225	872	13.5	2.0	192.8	13	2.0	0	0.20	0.02	0	3	1.3
	パン類		0	0.0	0.0	0.0	0	0.0	0	0.00	0.00	0	0	0.0
	めん類		0	0.0	0.0	0.0	0	0.0	0	0.00	0.00	0	0	0.0
	低たんぱく小麦粉	10	36	1.2	0.5	0.1	0	0.0	0	0.00	0.00	0	1	0.1
2. いも類	じゃがいも類	100	62	1.5	0.0	10.1	9	0.5	0	0.08	0.02	21	2	6.8
	こんにゃく類		0	0.0	0.0	0.0	0	0.0	0	0.00	0.00	0	0	0.0
3. 砂糖類	砂糖	10	39	0.0	0.0	9.9	0	Tr	0	0.00	0.00	0	0	0.0
	粉あめ	20	79	0.0	0.0	19.4	Tr	0.0	0	0.00	0.00	0	Tr	0.0
5. 油脂類	動物性		0	0.0	0.0	0.0	0	0.0	0	0.00	0.00	0	0	0.0
	植物性	20	177	0.0	19.4	0.6	Tr	0.0	0	0.00	0.00	0	0	0.0
6. 豆類			0	0.0	0.0	0.0	0	0.0	0	0.00	0.00	0	0	0.0
7. 魚介類	生魚	15	22	3.0	1.0	0.0	5	0.1	4	0.11	0.03	0	19	0.0
	塩蔵・缶詰		0	0.0	0.0	0.0	0	0.0	0	0.00	0.00	0	0	0.0
	さんだら	15	32	1.8	2.5	0.5	2	0.0	225	0.01	0.02	0	11	0.0
8. 肉類	生物	15	39	5.5	1.3	1.2	2	0.6	4	0.07	0.09	0	15	0.0
	豚肩ロース脂身付	15	36	2.2	2.8	0.5	1	0.1	1	0.09	0.03	0	8	0.0
9. 卵類		25	36	2.8	2.3	0.9	12	0.4	53	0.02	0.09	0	35	0.0
10. 乳類	牛乳		0	0.0	0.0	0.0	0	0.0	0	0.00	0.00	0	0	0.0
	ヨーグルト	100	65	4.0	0.2	11.2	120	0.1	0	0.03	0.15	0	60	0.0
11. 野菜類	緑黄色野菜	100	30	1.4	0.2	6.5	45	1.1	767	0.08	0.11	25	14	2.5
	漬物		0	0.0	0.0	0.0	0	0.0	0	0.00	0.00	0	0	0.0
	その他の野菜	200	60	2.2	0.2	13.8	64	0.6	16	0.08	0.06	30	18	4.4
12. 果実類		110	61	0.6	0.1	15.7	9	0.1	31	0.04	0.02	17	3	0.9
13. 藻類		1	0	0.0	0.0	0.0	1	0.0	0	0.00	0.00	0	5	0.0
14. 調味料類	みそ		0	0.0	0.0	0.0	0	0.0	0	0.00	0.00	0	0	0.0
	その他の調味料		0	0.0	0.0	0.0	0	0.0	0	0.00	0.00	0	0	0.0
15. 調理加工食品類			0	0.0	0.0	0.0	0	0.0	0	0.00	0.00	0	0	0.0
総計		981	1,646	39.7	32.5	283.2	283	5.6	1,101	0.81	0.64	93	194	16.0

（食塩相当量 0.5 g）

<参考>

「たんぱく質・塩分コントロール食 Ⅲ(常食)」食品構成(設定例)

		使用量 (g)	エネルギー (kcal)	たんぱく質 (g)	脂質 (g)	炭水化物 (g)	カルシウム (mg)	鉄 (mg)	ビタミンA (μgRAE)	ビタミンB₁ (mg)	ビタミンB₂ (mg)	ビタミンC (mg)	ナトリウム (mg)	食物繊維 (g)
1. 穀類	低たんぱくごはん	540	870	0.6	2.0	212.7	21	1.8	0	0.00	0.00	0	7	3.2
	パン類		0	0.0	0.0	0.0	0	0.0	0	0.00	0.00	0	0	0.0
	めん類		0	0.0	0.0	0.0	0	0.0	0	0.00	0.00	0	0	0.0
	低たんぱく小麦粉		0	0.0	0.0	0.0	0	0.0	0	0.00	0.00	0	0	0.0
2. いも類	じゃがいも類	100	62	1.5	0.0	10.1	9	0.5	0	0.08	0.02	21	2	6.8
	こんにゃく類		0	0.0	0.0	0.0	0	Tr	0	0.00	0.00	0	0	0.0
3. 砂糖類	砂 糖	20	78	0.0	0.0	19.9	0	Tr	0	0.00	0.00	0	0	0.0
	粉あめ	10	40	0.0	0.0	9.7	Tr	0.0	0	0.00	0.00	0	Tr	0.0
5. 油脂類	動物性		0	0.0	0.0	0.0	0	0.0	0	0.00	0.00	0	0	0.0
	植物性	25	222	0.0	24.3	0.7	Tr	0.0	0	0.00	0.00	0	0	0.0
6. 豆 類			0	0.0	0.0	0.0	0	0.0	0	0.00	0.00	0	0	0.0
7. 魚介類	生 魚	15	22	3.0	1.0	0.0	5	0.1	4	0.11	0.03	0	19	0.0
	塩蔵・缶詰		0	0.0	0.0	0.0	0	0.0	0	0.00	0.00	0	0	0.0
	ぎんだら	15	32	1.8	2.5	0.5	2	0.0	225	0.01	0.02	0	11	0.0
8. 肉 類	生 物	15	39	5.5	1.3	1.2	2	0.6	4	0.07	0.09	0	15	0.0
	豚肩ロース脂身付	15	36	2.2	2.8	0.5	1	0.1	1	0.09	0.03	0	8	0.0
9. 卵 類		25	36	2.8	2.3	0.9	12	0.4	53	0.02	0.09	0	35	0.0
10. 乳 類	牛 乳		0	0.0	0.0	0.0	0	0.0	0	0.00	0.00	0	0	0.0
	ヨーグルト	100	65	4.0	0.2	11.2	120	0.1	0	0.03	0.15	0	60	0.0
11. 野菜類	緑黄色野菜	100	30	1.4	0.2	6.5	45	1.1	767	0.08	0.11	25	14	2.5
	その他の野菜	200	60	2.2	0.2	13.8	64	0.6	16	0.08	0.06	30	18	4.4
12. 果実類	果汁(りんごJ濃縮)	125	59	0.1	0.1	14.4	4	0.1	0	Tr	Tr	1	8	Tr
	フルーツ缶(白桃)		0	0.0	0.0	0.0	0	0.0	0	0.00	0.00	0	0	0.0
13. 藻 類		1	0	0.0	0.0	0.0	1	1.0	0	0.00	0.00	0	5	0.0
14. 調味料類	み そ		0	0.0	0.0	0.0	0	0.0	0	0.00	0.00	0	0	0.0
	その他の調味料	20	18	1.1	0.0	3.1	5	0.3	1	0.01	0.02	0	818	0.0
付 加 食		50	150	0.5	5.0	17.5	0	0.0	0	0.00	0.00	0	0	0.0
総 計		1,376	1,819	26.7	41.9	322.7	291	5.7	1,071	0.58	0.62	77	1,020	16.9

(食塩相当量 2.6 g)

「 たんぱく質・塩分コントロール食 Ⅱ（常食）」献立（例）

☆ 食事基準 ☆	エネルギー	たんぱく質	脂　質	炭水化物	食塩相当量
	1,800 kcal	50 g	45 g	300 g	5 g 未満

区分	料理名	食品名	使用量(g)	エネルギー(kcal)	たんぱく質(g)	脂　質(g)	炭水化物(g)	食塩相当量(g)	備考
朝食	パン	クロワッサン	40	175	2.9	10.2	17.7	0.5	
		ロールパン	30	93	2.6	2.6	14.6	0.4	
		オレンジマーマレード	25	58	0	0	14.6	0	
	目玉焼き	鶏　卵	50	71	5.7	4.7	1.7	0.2	
		植物油	2	18	0	1.9	0.1	0	
		減塩しょうゆパック	3	2	0.2	Tr	0.3	0.2	
	野菜サラダ	レタス	30	3	0.2	Tr	0.5	0	
		トマト	40	8	0.2	0	1.4	0	
		グリーンアスパラ	30	6	0.5	0.1	0.6	0	
		フレンチドレッシング	10	38	0.0	3.8	0.9	0.6	
	カフェオレ	インスタントコーヒー	2	6	0.1	0	1.3	0	
		牛　乳	93	57	2.8	3.3	4.1	0.1	
		粉あめ	20	79	0	0	19.4	0	
昼食	焼きうどん	ゆでうどん	180	171	4.1	0.5	35.1	0.5	
		豚肩ロース脂身付	20	47	2.9	3.7	0.7	0	
		キャベツ	30	6	0.3	0	1.1	0	
		にんじん	20	6	0.1	0	1.1	0	
		ピーマン	5	1	0	0	0.2	0	
		植物油	5	44	0	4.9	0.1	0	
		こしょう	0.01	0	0	0	0	0	
		しょうゆ	3	2	0.2	0	0.3	0.4	
	はるさめの	はるさめ	10	34	0	0	8.0	Tr	
	酢の物	きゅうり	10	1	0.1	Tr	0.2	0	
		にんじん	20	3	0.1	0	0.6	0	
		砂　糖	3	12	0	0	3.0	0	
		粉あめ	10	40	0	0	9.7	0	
		穀物酢	5	2	0	0	0.1	0	
	二色あえ	ほうれんそう	60	11	1.0	0.1	0.2	0	
		ぶなしめじ	20	4	0.3	0	0.3	0	
		減塩しょうゆパック	3	2	0.2	Tr	0.3	0.2	
	練乳がけ	いちご	80	25	0.6	0.1	4.7	0	
		加糖練乳	10	31	0.7	0.8	5.3	0	
	付加食	カップアガロリーゼリー	83	150	0	0	―	0	
夕食	ごはん	精白米	70	239	3.7	0.6	52.9	0	
	魚のカレー揚げ	さば	45	95	8.0	5.8	2.8	0.1	
		清　酒	2	2	0	0	0.1	0	
		カレー粉	1	3	0.1	0.1	0.3	0	
		低たんぱく質小麦粉	5	18	0	0	4.5	0	
		揚げ油	4	35	0	3.9	0.1	0	
		だいこん	40	6	0.1	Tr	1.1	0	
		レモン	10	2	0	0	0.2	0	
		減塩しょうゆパック	3	2	0.2	Tr	0.3	0.2	
	生姜あえ	な　す	60	11	0.4	Tr	1.6	0	
		砂　糖	3	12	0	0	3.0	0	
		しょうが	1	0	0	0	0	0	
		しょうゆ	3	2	0.2	0	0.3	0.4	
	じゃがいもの	じゃがいも	60	35	0.8	Tr	5.1	0	
	スープ煮	コンソメ	1	2	0.1	0	0.4	0.4	
		食　塩	0.3	0	0	0	0	0.3	
		グリーンピース (冷)	5	4	0.2	0	0.5	Tr	
	フルーツポンチ	みかん (缶)	40	25	0.2	Tr	6.0	0	
		パインアップル (缶)	30	23	0.1	0	5.8	0	
		もも (缶)	30	25	0.1	0	5.8	0	
		粉あめ	10	40	0	0	9.7	0	
合　　計				1,787	40.0	47.1	248.7	4.5	

献立展開（例）

☆ 一般治療食「常食」食事基準 ☆

栄養素等	栄養基準量
エネルギー	1,900 kcal
たんぱく質	70 g
脂　質	45 g
炭 水 化 物	300 g
食塩相当量	7 g 未満

☆ 特別治療食「たんぱく質・塩分コントロール食」食事基準 ☆

栄養素等	栄養基準量
エネルギー	1,800 kcal
たんぱく質	50 g
脂　質	45 g
炭 水 化 物	300 g
食塩相当量	5 g 未満

区分	料 理 名	食 品 名	使用量(g)		料 理 名	食 品 名	使用量(g)
朝食	ごはん	精白米	85	→		使用量変更	95
	みそ汁	だいこん	30		盛りつけ 2/3 量（汁 70 cc）		
		だいこん葉	10				
		み　そ	8				
		煮干し	2				
	がんもどきの煮物	がんもどき	60	→	盛りつけ 1/2 量		
		さやいんげん	20				
		砂　糖	3				
		しょうゆ	3		ほうれんそうの	ほうれんそう	70
	お浸し	ほうれんそう	70	→	ソテー	植物油	3
		しょうゆ	3			減塩しょうゆパック	5
昼食	チャーハン	精白米	85		えびチャーハン		
		焼き豚	30	→		大正えび	40
		鶏　卵	30				
		たまねぎ	30				
		にんじん	10	→	食塩量変更	食　塩	0.3
		グリンピース（冷）	3				
		しょうが	2				
		植物油	6				
		食　塩	0.5				
	拌三絲	もやし	40			もやし	40
		きゅうり	30			きゅうり	30
		ボンレスハム	10	→	ごま酢あえ	ごま油	1
		ごま油	1			砂糖	2
		砂　糖	2			穀物酢	5
		しょうゆ	2				
		穀物酢	5				
	中華風スープ	クリームコーン（缶）	30				
		たまねぎ	20				
		コンソメ	0.7	→	盛りつけ 1/2 量		
		食　塩	0.4				
		かたくり粉	2				
		パセリ	1				
	牛　乳	牛　乳	206	→	使用量変更		100
夕食	ごはん	精白米	85	→	使用量変更		95
	鯖の塩焼き	さ　ば	80			さ　ば	50
		食　塩	0.7		さばのから揚げ	かたくり粉	5
		清　酒	1	→		植物油	3
	レモン	レモン	10		おろし	だいこん	50
	ゆでさや	さやえんどう	8			減塩しょうゆパック	5
	和風サラダ	鶏ささみ	20				
		清　酒	1			きゅうり	30
		きゅうり	30			レタス	20
		レタス	20	→	サラダ	トマト	40
		トマト	40			マヨネーズ	10
		植物油	6				
		穀物酢	6				
		しょうゆ	2				
	さつまいもの甘煮	さつまいも	80	→	さつまいもの甘煮	さつまいも	80
		砂　糖	4			粉あめ	20
	漬　物	野沢菜漬	15	→	しょうゆあえ	キャベツ	60
	フルーツ	オレンジ	80	→	同　左	にんじん	10
						だし汁	3
						しょうゆ	3

合　計 1,861 kcal，たんぱく質 65.2 g，脂質 48.7 g 炭水化物 274.7 g，食塩相当量 6.8 g	合　計 1,809 kcal，たんぱく質 49.1 g，脂質 40.9 g 炭水化物 295.6 g，食塩相当量 4.0 g

「たんぱく質・塩分コントロール食」献立（例）―治療用特殊食品使用―

☆ 食事基準 ☆	エネルギー	たんぱく質	脂　質	炭水化物	食塩相当量
	1,800 kcal	30 g	45 g	320 g	5 g 未満

区分	料理名	食品名	使用量(g)	エネルギー(kcal)	たんぱく質(g)	脂質(g)	炭水化物(g)	食塩相当量(g)	備考
朝食	ジャムサンド	低たんぱく食パン	50	143	0.3	3.2	26.3	0.3	
		いちごジャム	25	63	0.1	0	15.6	0	
	ツナサラダ	まぐろ油漬 (缶)	20	56	3.1	4.4	1.1	0.2	
		レタス	15	2	0.1	Tr	0.3	0	
		きゅうり	20	3	0.1	Tr	0.4	0	
		たまねぎ	30	10	0.2	Tr	2.1	0	
		食 塩	0.5	0	0	0	0	0.5	
		マヨネーズ	2	13	0	1.5	0	0	
	カレーポテト	じゃがいも	70	41	0.9	Tr	6.0	0	
		揚げ油	4	35	0	3.9	0.1	0	
		カレー粉	1	3	0.1	0.1	0.3	0	
		食 塩	0.3	0	0	0	0	0.3	
	紅茶	紅茶パック	2	0	0	0	0	0	
		粉あめ	10	40	0	0	9.7	0	
昼食	スパゲティ	たんぱく質調整スパゲティ	100	357	0.4	0.7	74.4	0.1	
		豚肩ロース脂身つき	30	71	4.4	5.5	1.0	0	
		にんじん	20	6	0.1	0	1.1	0	
		たまねぎ	30	10	0.2	Tr	2.1	0	
		マッシュルーム (缶)	10	2	0.2	0	0	0.1	
		植物油	5	44	0	4.9	0.1	0	
		食 塩	0.5	0	0	0	0	0.5	
		トマトケチャップ	8	8	0.1	0	1.9	0.2	
		パセリ	1	0	0	0	0	0	
	蒸しなす	な す	60	11	0.4	Tr	1.6	0	
		しょうゆ	2	2	0.1	0	0.2	0.3	
		砂 糖	2	8	0	0	2.0	0	
		穀物酢	5	2	0	0	0.1	0	
		マヨネーズ	8	54	0.2	5.8	0	0.2	
	フルーツヨーグルト	いちご	50	16	0.4	0.1	3.0	0	
		パインアップル (缶)	30	23	0.1	0	5.8	0	
		キウイフルーツ	30	15	0.2	0.1	2.9	0	
		無糖ヨーグルト	50	28	1.7	1.4	1.9	0.1	
		砂 糖	10	39	0	0	9.9	0	
夕食	ごはん	低たんぱく質ごはん	180	290	0.2	0.7	56.4	0	
	豆腐のムニエル	木綿豆腐	100	73	6.7	4.5	0.8	Tr	
		かたくり粉	6	20	0	0	4.9	0	
		植物油	3	27	0	2.9	0.1	0	
		たまねぎ	30	10	0.2	Tr	2.1	0	
		にんじん	10	3	0.1	0	0.6	0	
		生しいたけ	10	3	0.2	0	0.1	0	
		糸みつば	5	1	0	0	0	0	
		みりん	3	7	0	Tr	1.3	0	
		しょうゆ	3	2	0.2	0	0.3	0.4	
		かたくり粉	2	7	0	0	1.6	0	
	酢の物	きゅうり	50	7	0.4	Tr	1.0	0	
		生わかめ	15	2	0.2	0	0	0.2	
		砂 糖	5	20	0	0	5.0	0	
		穀物酢	5	2	0	0	0.1	0	
	辛子あえ	こまつな	70	9	0.9	0.1	0.6	0	
		からし粉	0.2	1	0.1	0	0.1	0	
		減塩しょうゆ	3	2	0.2	Tr	0.3	0.2	
	大学芋	さつまいも	80	102	0.6	0.1	22.7	0.1	
		揚げ油	8	71	0	7.8	0.2	0	
		黒ごま	1	6	0.2	0.5	0.1	0	
		粉あめ	10	40	0	0	9.7	0	
	フルーツ	オレンジ	80	34	0.6	0.1	7.5	0	
合　計				1,844	24.2	48.3	285.4	3.7	

治療用特殊食品

たんぱく質調整食品

食品名		エネルギー (kcal)	水分 (g)	たんぱく質 (g)	脂質 (g)	炭水化物 (g)	食塩相当量 (g)	ナトリウム (mg)	カリウム (mg)	カルシウム (mg)	リン (mg)	鉄 (mg)	製造・販売	備考
1/25 越後米粒タイプ	100 g	303	20.0~28.0	0.2	0.0~2.2	74.8	0~0.1	0~22	0~8	—	5~31	—	木徳神糧	炊飯用
1/12.5 越後米粒タイプ	100 g	300	—	0.4	0.1~1.5	82.8	0.0	—	0~7	—	1~22	—	木徳神糧	炊飯用
常温保存キッセイゆめ 1/5 (炊飯米)	100 g	353	13.6	1.1	2.3	81.2	0.0	10~17	4~6	8~16	42	—	キッセイ薬品工業	炊飯用
越のげんた米	1袋(130 g)	394	32.7	0.5	0.6~1.6	95.6	0.0	5	0~8	—	3~41	—	キッセイ薬品工業	炊飯用
ゆめごはん 1/35 トレー	1個(180 g)	299	106.6	0.1	0.9	72.5	0	0	0.2~1	9	22	—	キッセイ薬品工業	
ゆめごはん 1/25 トレー	1個(180 g)	292	108.0	0.2	0.7	71.1~72.5	0	0	0~1	9	27	—	キッセイ薬品工業	
ゆめごはん 1/5	1個(180 g)	292	108.0	0.9	0.7	70.4	0	0	0~1	6~9	27	—	キッセイ薬品工業	
生活日記ごはん 1/25	1個(180 g)	306	103.3	0.2	0.0~2.2	73.7~77.7	0~0.1	0~22	0~8	—	5~31	—	ニュートリー	
ピーエルシーごはん 1/25	1個(180 g)	290	108.4	0.2	0.9	70.3	0	3	1	—	25	—	ホリカフーズ	
ピーエルシーごはん 1/20	1個(180 g)	290	108.4	0.2	0.9	70.2	0	3	1	—	25	—	ホリカフーズ	1/10・1/5あり
サトウの低たんぱくごはん 1/25	1個(180 g)	295	107.0	0.2	0.7	72.0	0	0	0	10	27	0.2	ハウス薬品	155 gあり
サトウの低たんぱくごはん 1/5	1個(180 g)	310	103.3	0.9	0.7	75.1	0	0	0	11	29	0.2	ハウス薬品	
そらまめ食堂 1/25 ごはん	1個(180 g)	282	108.0	0.2	0.2	70.5	0.0	4	2	4	20	0.7	ヘルシーネットワーク	
1/25 越後ご飯	1個(180 g)	292	108.0	0.2	0.4~1.3	70.4	0.0	—	2	9	23	—	木徳神糧	120g×2(1食)分あり
お祝い越後ごはん	1個(180 g)	285	—	0.7	0.5	69.3	0	7	7	—	14	—	木徳神糧	小豆入り
やわらか越後ご飯	1個(150 g)	200	—	0.1	0.5	48.8	0.0	—	2	—	12	—	木徳神糧	
越後おかゆ パウチタイプ	1個(150 g)	66	—	0.1	0.2	16.3	0.0	—	2	—	5	—	木徳神糧	
げんた速水もち	1枚(6 g)	21	0.7	0.0	0.0	5.3	0.0	0	0	—	0	—	キッセイ薬品工業	
げんたうどん (乾麺)	100 g	363	—	1.4	3.4	81.8	0.1	26	55	137	48	—	キッセイ薬品工業	
げんたそば (乾麺)	100 g	350	—	2.4	0.2~1.1	83.7	0.0	2~7	93	10	52	—	キッセイ薬品工業	
げんたそうめん (乾麺)	100 g	368	—	1.6	3.9	81.6	0.1	23	56	128	53	—	キッセイ薬品工業	
アプロテンたんぱく調整スパゲティタイプ	100 g	357	11.6	0.4	0.7	87.2	0.1	18	15	—	19	—	ヘルシーフード	マカロニ・中華めんあり
即席げんたらーめん (みそとんこつ味)	1袋(73 g)	352	—	3.8	15.8	48.7	2.3	915	102	—	66~104	—	キッセイ薬品工業	
即席げんたらーめん (しょうゆ味)	1袋(73 g)	346	—	3.3	15.5	48.3	3.5	1,379	69	—	52	—	キッセイ薬品工業	ノンカップ麺スープ・つゆ付き
即席げんたうどん	1袋(75 g)	356	—	3.7	15.6	50.3	3.2	1,263	82	—	60	—	キッセイ薬品工業	
即席げんたやきそば	1袋(72.2 g)	351	—	3.3	15.5	49.5	1.4	568	64	—	49	—	キッセイ薬品工業	ソース・つゆ付き
ホリカ しょうゆラーメン	1個(72.2 g)	325	3.4	3.2	12.3	50.4	2.7	1,054	112	14	66	0.3	ホリカフーズ	
ホリカ ソース焼きそば	1個(107.8 g)	521	3.5	4.7	22.7	74.3	2.1	845	146	41	88	0.6	ホリカフーズ	
ゆめベーカリーたんぱく質調整食パン	1枚(100 g)	260	41.4	0.5	5.9	52.1	0.1	26	16	5	25	—	キッセイ薬品工業	
ゆめベーカリーたんぱく質調整丸パン	1個(50 g)	146	17.1	0.2	3.3	29.4	0.1	22	8	2	14	—	キッセイ薬品工業	
冷凍 越後の食パン	1枚(50 g)	135	—	0.3	3.2	26.3	0.3	135	9	—	12	—	ヘルシーフード	
越後の丸パン	1個(50 g)	143	35.1	0.2	3.1	28.3	0.3	105	6	11	11	—	バイオテックジャパン	
越後のバーガーパン	1個(80 g)	233	34.7	0.3	5.4	46.1	0.3	112	8	15	15	—	バイオテックジャパン	
そらまめ食堂 たんぱく質調整丸パン	1枚(80 g)	222	29.0	2.2	5.0	43.0	0.7	256	34	5	34	0.4	ヘルシーネットワーク	
グンプンのT・T小麦粉	100 g	355	12.1	5.3	0.9	81.4	0.0	35	73	16	66	—	グンプン	
米パン粉	100 g	406	6.5	1.7	9.0	80.9	1.1	—	35	—	27	—	バイオテックジャパン	

でんぷん製品

食品名		エネルギー (kcal)	水分 (g)	たんぱく質 (g)	脂質 (g)	炭水化物 (g)	食塩相当量 (g)	ナトリウム (mg)	カリウム (mg)	カルシウム (mg)	リン (mg)	鉄 (mg)	製造および販売	備考
ジンゾウ先生のでんぷん米 0.1	100 g	360	11.0	0.1	4.8	79.0	0	14	6	—	17	—	オト・コーポレーション	
でんぷん米げんたくん	100 g	356	11.5	0.3	0.6	87.4	0.1	46	33	—	26	—	キッセイ薬品工業	
グンプンのでんぷん米 1/20	100 g	356	11.8	0.3	0.7	87.2	0.0	5	4	—	26	—	グンプン	
でんぷん米 1/15	100 g	344	14.0	0.5	0.5	84.0	Tr	3	Tr	5	18	—	オト・コーポレーション	
グンプンライス	100 g	355	12.3	0.5	0.9	86.2	0.0	6	7	—	24	—	グンプン	
グンプンの力餅	1個 (45 g)	90	22.5	0.2	0.1	22.3	0.0	4	2	—	6	—	グンプン	
ジンゾウ先生のでんぷんお餅	1個 (50 g)	103	26.0	0.1	0.7	24.0	0.1	24	2	—	5	—	オト・コーポレーション	
ジンゾウ先生のでんぷん薄力粉	100 g	360	10.0	0.2	0.5	89.0	0.2	69	10	—	32	—	オト・コーポレーション	
グンプン でんぷん小麦粉	100 g	350	12.9	0.3	0.4	86.3	0.0	7	5	12	45	—	グンプン	
グンプンの細うどん	100 g	344	12.1	0.3	0.5	85.3	0.0	7	21	—	33	—	グンプン	
ジンゾウ先生のでんぷん細うどん	100 g	310	22.0	0.2	0.2	77.0	0.5	180	7	—	18	—	オト・コーポレーション	
ジンゾウ先生のでんぷんそうめん	100 g	282	29.0	0.1	0.1	70.0	0	14	7	—	18	—	オト・コーポレーション	
グンプン NR でんぷんスパゲティ	100 g	349	13.2	0.3	0.5	85.9	Tr	6	6	—	26	—	グンプン	
グンプンパスタ	100 g	349	13.2	0.2	0.5	86.0	0.0	5	21	—	31	—	グンプン	
グンプンマカロニ	100 g	331	13.1	0.3	0.4	81.5	0.0	5	7	—	17	—	グンプン	
ジンゾウ先生のでんぷん生ラーメン	100 g	283	29.0	0.2	0.2	70.0	0.1	27	6	—	20	—	オト・コーポレーション	
ジンゾウ先生のでんぷんそば	100 g	278	31.0	1.0	0.6	67.0	0.3	123	30	—	41	—	オト・コーポレーション	
ジンゾウ先生のでんぷんホットケーキミックス	100 g	382	13.0	0.0	4.0	86.5	0.6	230	3	—	28	—	オト・コーポレーション	
グンプンきな粉	1袋 (10 g)	38	0.7	0.7	0.5	7.8	0	0	32	—	12	—	グンプン	砂糖入り

エネルギー調整食品

食品名		エネルギー (kcal)	水分 (g)	たんぱく質 (g)	脂質 (g)	炭水化物 (g)	食塩相当量 (g)	ナトリウム (mg)	カリウム (mg)	カルシウム (mg)	リン (mg)	鉄 (mg)	製造および販売	備考
粉飴顆粒	100 g	384	4.0	0.0	0.0	96.0	0	0~5	0~5	0~5	0~5	—	ハーバー研究所	
粉飴ムース (いちご味)	1個 (52g)	160	25.0	0.0	11.2	15.5	0.0	0~5	1~4	—	0~1	—	ハーバー研究所	ぶどう味、マンゴー味など全8種
粉飴ゼリー (りんご味)	1個 (82g)	160	39.0	0.0	0.0	42.8	0.0	2~6	0~3	—	0~1	—	ハーバー研究所	オレンジ味、もも味、ぶどう味あり
マクトンオイル	100 g	900	—	0.0	100.0	0.0	0.0	0	0	—	0	—	キッセイ薬品工業	
マクトンゼロパウダー	1包 (12.7g)	100	0.1	0.0	10.0	2.6	0.0	—	1	1	0	—	キッセイ薬品工業	
日清 MCT パウダー	100 g	764	1.7	0.0	74.3	23.9	0.1	27	1	6	3	—	日清オイリオグループ	13 g パックあり
ニューマクトンクッキー (シナモン風味)	1個 (9.3g)	50	0.2	0.3	2.8	6.0	0.0	0	4	1	3	—	キッセイ薬品工業	バナナ風味あり
丸型ニューマクトンビスキー (レモン風味)	1袋 (18.6g)	100	0.3	0.5	5.4	12.5	0.0	—	8	1	8	—	キッセイ薬品工業	ミルク風味、モカ風味など全5種
たんぱく調整チョコレート	1枚 (5.3g)	33	—	0.1	2.5	2.7	0.0	—	5	—	3	—	名糖産業	
ジンゾウ先生のでんぷん焼きえびせん	1袋 (48g)	200	1.0	0.5	3.2	42.8	0.1	39	24	—	25	—	オト・コーポレーション	
キッセイゆめせんべい	1袋 (20g)	100	0.5	0.2	4.4	14.9	0.1	22	0~5	1~5	1~5	—	キッセイ薬品工業	
ニューマクトンプチゼリー (メロン風味)	1個 (25g)	50	12.1	0.0	0.4	12.5	0.0	—	1	4	0	—	キッセイ薬品工業	1袋 3 種入りメロン風味、ブレーン風味、あんず風味
アガロリー100 (コーヒー味)	1食 (26.4g)	100	—	0.0	0.0	25.0	0.0	3	5	100	1	—	キッセイ薬品工業	1袋 132 g × 5 食分、うら砂味、抹茶味など全6種
リンゴドーナツ カルシウム入り (サラダ味)	1個 (25 g)	104	4.9	1.7	5.4	12.2	0.2	60	26	200	19	0.2	ヘルシーフード	チョコ味あり
たんぱく調整純米せんべい	1枚 (3.25g)	20	—	0.0	1.4	1.9	0.0	4	4	0	1	—	木徳神糧	甘醤油味、海老味、青のり味あり
カップアガロリー (オレンジ)	1カップ (83g)	150	45.3	0.0	0.0	37.5	0	0	2~8	100	1~3	—	キッセイ薬品工業	リンゴ、ラズベリーなど全8種
ソフトアガロリー (洋ナシ)	1カップ (83g)	150	45.3	0.0	0.0	37.5	0	0	3~7	100	0~3	—	キッセイ薬品工業	メロン、マンゴーなど全8種
ハースアガロリー (バナナ味)	1カップ (67g)	160	36.0	0.2	0.0	8.0	0.1				17			いちごミルクなど

エネルギー調整食品（つづき）

食品名		エネルギー(kcal)	水分(g)	たんぱく質(g)	脂質(g)	炭水化物(g)	食塩相当量(g)	ナトリウム(mg)	カリウム(mg)	カルシウム(mg)	リン(mg)	鉄(mg)	製造および販売	備考
ハイカロ160（ぶどうゼリー）	1カップ(76g)	160	35.8	0.0	0.0	40.0	0	1	2	100	1	—	キューピー	りんご味、ぶどう味あり
マクトンようかん（小豆）	1個(55g)	100	31.9	0.5	2.0	20.6	0.0	1	4	100	5	—	キッセイ薬品工業	1箱3種入り(いも味、抹茶味)
プンプン でんぷんボーロ	1袋(12g)	46	0.5	0.1	0.0	11.4	0	1	4	—	5	—	プンプン	
プンプンのクッキー（ココア味）	1枚(6g)	28	0.3	0.1	1.1	4.5	0.0	6	13	2	4	—	プンプン	1袋2種入り(ココア味、ココナッツ味)
プンプン チョコレート	1枚(6g)	35	0.1	0.0	2.3	3.6	0	0	4	—	2	—	プンプン	5月～9月末は休売
プンプン でんぷんバおこし（プルーン味）	100 g	381	5.9	0.1	1.0	92.9	0.0	10	15	—	11	—	プンプン	1袋15本入り
ハイカロ160（みかんドリンク）	1本(125mL)	160	98.3	0.0	0.0	43.8	0	0	0	60	0	—	キューピー	りんごドリンク、レモンティーあり
元気ジンジン（レモン）	1本(100mL)	125	78.3	0.0	0.0	35.4	0	1	9	100	2	0	ヘルシーフード	アップル、グレープなど全5種
やわらかおかき（のり塩味）	1袋(7g)	42	0.1	0.2	3.0	3.5	0.1	39	1	25	1	—	フードケア	うす塩味、えび味など全5種

食塩調整食品

食品名		エネルギー(kcal)	水分(g)	たんぱく質(g)	脂質(g)	炭水化物(g)	食塩相当量(g)	ナトリウム(mg)	カリウム(mg)	カルシウム(mg)	リン(mg)	鉄(mg)	製造および販売	備考
食塩濃度5％減塩しょうゆ	1袋(5mL)	5	—	0.0	0.0	0.6	0.3	108	4	4	10	—	キッコーマン食品	
食塩分8％風味しょうゆ	1袋(3mL)	2	2.6	0.1	0.0	0.3	0.3	100	—	0	1	—	ヘルシーフード	
減塩中濃ソース	1袋(10mL)	13	7.8	0.1	0.0	3.0	0.2	65	34	—	3	—	キューピー	5mLあり
食塩不使用ケチャップ	100 g	98	73.5	0.2	0.2	23.2	0.0	16	580	—	42	—	ハグルマ	
全病食減塩みそ	100 g	199	48.6	11.2	5.5	28.2	5.4	2,110	452	100	180	4.0	マルサンアイ	
タクマ減塩みそ	100 g	211	48.6	12.3	6.0	26.9	5.2	2,040	442	—	—	—	タクマ	
げんたつゆ	100 g	120	59.8	5.6	0.0	20.9	9.0	3,530	186	—	90	—	キッセイ薬品工業	5mLあり
減塩げんたぽん酢	100 g	52	82.7	1.8	0.0	10.4	4.3	1,700	27	6	25	—	キッセイ薬品工業	
三島ペースト 減塩のり佃煮(高鉄)	1包(5g)	6	3.2	0.1	0.0	1.4	0.2	80	10	4	3	2.7	三島食品	
三島ペースト ゆずみそ	1包(8g)	20	2.9	0.5	0.2	4.0	0.3	120	7	2	7	0.1	三島食品	
ジャネフ ねりうめ	1包(5g)	2	4.0	0.0	0.0	0.5	0.4	152	4	—	1	—	キューピー	
ジャネフ たいみそ	1包(7g)	15	3.2	0.6	0.2	2.7	0.2	85	17	—	7	0.1	キューピー	

リン調整食品

食品名		エネルギー(kcal)	水分(g)	たんぱく質(g)	脂質(g)	炭水化物(g)	食塩相当量(g)	ナトリウム(mg)	カリウム(mg)	カルシウム(mg)	リン(mg)	鉄(mg)	製造および販売	備考
低リン乳	1本(125mL)	84	113.0	4.0	4.6	6.6	0.3	105	130	112	54	—	いかるが牛乳	
低リンミルクLP.K(粉末タイプ)	1包(20g)	92	0.5	3.0	3.2	12.8	0.1	32	80	120	16	1.2	グリコ	
からだ想いだしわりつゆの素	100 g	112	63.3	4.5	0.0	23.5	8.1	3,170	97	10	73	—	キッコーマンニュートリケア・ジャパン	
からだ想いだしわりしょうゆ	1袋(3mL)	3	2.4	0.1	0.0	0.6	0.2	76	1	0	1	—	キッコーマンニュートリケア・ジャパン	500 mLあり
からだ想いだしわりぽんず	1袋(5mL)	3	4.5	0.1	0.0	0.6	0.2	93	1	0	2	—	キッコーマンニュートリケア・ジャパン	250 mLあり
ホリカ のり佃煮	1包(8g)	10	5.2	0.2	0.0	2.3	0.3	110	2	4	2	0.1	ホリカフーズ	
ホリカ ねり梅	1包(6g)	3	5.0	0.1	0.0	0.6	0.3	127	2	1	0	—	ホリカフーズ	

Ⅴ　脂質コントロール食

　脂質の摂取量を指示量にコントロール(制限)するとともに，ほかの栄養素等を必要量が確保できるように配慮された，急性・慢性膵炎，急性肝炎，胆石症および一部の脂質異常症などに対応するための治療食である．

1　食事の概要

(1) 治療食としての基本

　脂質コントロール食は，一般的にコントロールの対象となる脂質の量に着目した治療食と，質に着目した治療食とに分けられている．

■1つは，脂質による消化管への刺激を抑えるとともに，消化酵素の分泌を抑制することにより臓器の炎症の沈静化を目的として，脂質の量をコントロールした治療食である．
- ① 急性・慢性膵炎，急性肝炎，胆石症および胆嚢炎などの疾患に適応する．
  　急性膵炎や胆石症などでは，流動食から開始し，三分がゆ食，五分がゆ食から全がゆ食へと治療食の内容を移行することで対応している．
- ② 消化管への刺激を極力軽減するため，易消化食(軟飯，軟菜など)となるように調製される．
  - ・蒸し物料理，煮込み料理および煮物料理を主体とする．
- ③ 脂肪含有量の少ない食品を活用する．
  - ・白身魚，鶏ささみ，豆腐，低脂肪牛乳，脱脂粉乳など．

■もう1つは，血中LDL-コレステロール値を低下させることを目的として，脂質の質をコントロールした治療食である．
- ① 治療食に含まれる脂肪酸のうち，飽和脂肪酸に対する多価不飽和脂肪酸の比率を高める(P/S比=1.0〜1.5)．
  - ・n-3系多価不飽和脂肪酸とn-6系多価不飽和脂肪酸の比率では，n-3系多価不飽和脂肪酸の比率を高める(n-6系/n-3系比=5以下，3〜4が適当)．
- ② 治療食から摂取するコレステロールの量を，1日当たりで300 mg以下に制限する．
- ③ 体内でのコレステロールやトリグリセライドの合成を抑制するため，エネルギー基準量は低めに設定する．
- ④ 高コレステロール血症および高トリグリセライド血症などの疾患に適応する．
  　合併症の続発を防止するため，1日当たりの食塩相当量を6 g未満に制限する．
- ⑤ 高コレステロール血症：コレステロールを多く含む牛乳やバターなどを制限し，経験的に鶏卵，魚卵などは禁忌とする．
  - ・ペクチン，マンナンなど水溶性食物繊維は，腸内で胆汁酸と結合し，その排泄を促進させることによってコレステロールの再吸収を阻害し，血中コレステロール値を低下させる効果がある．そのため，食物繊維が十分に摂取できるような治療食となるよう考慮する．

■さらに，高トリグリセライド血症(高中性脂肪血症)の患者に対応するために，血液中のトリグリセライド値を低下させることを目的とした治療食がある．
- ① 糖類は，血液中のトリグリセライドを上昇させるので，砂糖および菓子など砂糖を多く含む食品，果物類の使用を制限する．
- ② アルコールにも同様の働きがあるので，原則としてアルコール飲料は禁忌とする．

2　食事基準

食事基準（例）

食　種	栄養素等	エネルギー (kcal)	たんぱく質 (g)	脂　質 (g)	炭水化物 (g)	食塩相当量 (g) 未満
脂制Ⅰ	常　　食	1,600	55	15	310	7
	全 が ゆ 食	1,200	35	10	240	7
	五分がゆ食	800	20	5	170	7
	三分がゆ食	500	5	1	120	5
	流　動　食	400	4	0.5	100	5
脂制Ⅱ	常　　食	1,700	65	30	310	7
	全 が ゆ 食	1,550	65	30	250	7

　脂質コントロール食では，脂質の量的コントロールを目的とする急性・慢性膵炎，急性肝炎および胆石症に対応する治療食を取りあげる.

■この食事基準では，脂質の量に着目して「脂質コントロール食Ⅰ（脂制Ⅰ）」および「脂質コントロール食Ⅱ（脂制Ⅱ）」を設定した.「脂制Ⅰ」および「脂制Ⅱ」に共通して，脂質の含有量が多い食品および油脂類の使用量を制限し，炭水化物をおもなエネルギー源としている.
　脂制Ⅰ　膵炎に対応する治療食. 食事形態により5種類の食事基準が設定されている.
　脂制Ⅱ　急性肝炎および胆石症に対応する治療食. 主食形態に応じて常食および全がゆ食の食事基準が設定されている.

3　食品構成

食品構成（例）

（単位：g）

食　種	穀　類 米	穀　類 その他	豆類 豆・大豆製品	魚介類*1	肉類*2	卵類	乳類	いも類	野菜類 緑黄色	野菜類 その他	果実類	海藻類	油脂類	砂糖類	みそ	その他	備　考
Ⅰ常	ごはん 570	10	50	60	30	30	ヨ 100	100	150	200	110	2		20	8		
Ⅰ粥	全がゆ 900	10	50	45				100	150	200	110 果汁 125 缶 60	2		15	8		
Ⅰ五	五分がゆ 900	5	絹 50					100	100	150	果汁 125 缶 40			15	8	でん粉 10	
Ⅰ三	三分がゆ 750							30	野菜ジュース 150		果汁 125			15		でん粉 10・ゼリー 100	
Ⅰ流	おもゆ 750								野菜ジュース 100		果汁 125			15		でん粉 20・ゼリー 100	
Ⅱ常	ごはん 570	10	100	80	50	40	ヨ 100	100	150	200	110 110	2	2	15	8		
Ⅱ粥	全がゆ 900	10	100	80	50	40	ヨ 100	100	150	200	果汁 125	2		20	8		

※ヨ 100 ＝ ヨーグルト 100 g
*1 脂制Ⅰの「常食」では，魚介類はおひょうなどの白身魚，脂制Ⅰの「全がゆ食」では，魚介類はおひょうなどの白身魚
*2 脂制Ⅰの「常食」では，肉類は鶏のささみ，脂制Ⅰの「全がゆ食」では，肉類は原則として使用しない

■食種による使用量の違いの理解を容易にするため，主食はすべて「米」を用いた料理とした.

「動脈硬化性疾患予防のための脂質異常症診療ガイド 2018 年版」

　日本動脈硬化学会が発行している「動脈硬化性疾患予防のための脂質異常症診療ガイド 2018 年版」から，食事療法に関する部分を以下に取りまとめた.

1. 食事療法の効果
　① 動脈硬化性疾患の予防と治療
　② 脂質異常症の予防と治療
　③ メタボリックシンドロームの予防と治療
　　・エネルギー摂取量や糖質摂取量を減らし，体脂肪(内臓および皮下)量が減少すると，インスリン抵抗性が改善し，LDL-C, TG が低下する.
　　・動物性脂肪や獣鳥臓物に多く含まれている飽和脂肪酸やコレステロールを過剰に摂取すると，LDL-C が上昇する.
　　・トランス脂肪酸には，LDL-C を増加，HDL-C を低下，インスリン抵抗性を悪化させる作用がある.
　　・食物繊維や植物ステロールの摂取量を増やすと，LDL-C が低下する.
　　・脂質と糖質を制限すると TG の合成が抑制され，TG が低下する.
　　・青魚に多く含まれる n-3 系多価不飽和脂肪酸の摂取量を増やすと，TG の合成が抑制され，TG が低下する.
　　・1 食当たりの脂質摂取量を減らすと，食後高脂血症が改善する.
　　・飲酒者では，アルコールの摂取を制限すると TG の合成が抑制される.
　　・過度のアルコール摂取は血圧上昇，出血性脳卒中，肝障害などの有害事象を増大させる.
　　・食塩の摂取を控え，野菜を多く，果物を適度に摂取すると，血圧上昇を抑制できる.

2. 食事療法の進め方
　① 食事療法に，前向きに取り組めるようにする.
　② 個々の患者ごとに，食事に関する課題を修正する.
　③ 食事療法を無理なく長期間継続できるように支援する.
1) 食事療法を始めるにあたって
　　・食事療法に対する理解を深め，動機づけをする.
　　・食品摂取状況を把握して，是正すべき食品・食品群を明らかにする.
　　・ライフスタイルを把握して，生活上の原因を明らかにする.
　　・確実にできることから始める.
　　・肥満の場合は，まず 3% の体重減少を目標にする.
　　・過度な食事制限による低栄養に注意する.
　　・高齢者ではとくに QOL に配慮する. また，小児では低栄養および発育障害に注意する.
2) 1 日に食べる食品の種類と目安量を理解する
　病態にあわせて，1 日に各食品群からどれだけ食べるか摂取目安量を決める(表 1).
3) 食品選びのポイント
　　・穀類では，白米より麦飯，玄米，七分づき米(胚芽精米)，雑穀類，また白パンよりも全粒穀パンなどのほうが，食物繊維が多く含まれるために推奨される.
　　・肉類，卵類，牛乳・乳製品を選ぶときは，飽和脂肪酸とコレステロール含有量の少ない食品を選ぶ. とくに，レバーなどの臓物，バラ肉，ひき肉，鶏皮の摂取に注意する.
　　・魚介類を選ぶときは，n-3 系多価不飽和脂肪酸が多く，コレステロールが少ない食品を選ぶ. 魚卵，子持ち魚は，コレステロールが多いので，摂り過ぎないように注意する.
　　・低脂肪乳は，厳格な飽和脂肪酸とコレステロール制限には推奨される.

表 1　食品群別摂取量のおよその目安例（1 日摂取量の目安）

食品群		高 LDL-C 血症の場合		高 TG 血症の場合	
		1,800 kcal	1,600 kcal	1,800 kcal	1,600 kcal
穀　類	め　し	170 g	150 g	170 g	150 g
	パ　ン	110 g	90 g	110 g	90 g
	麺	220 g	180 g	220 g	180 g
いも類		80 〜 100 g	50 〜 80 g	80 g	50 g
果実類		100 〜 200 g		100 g	
卵　類	卵	10 g または白身		50 g	
肉　類	脂の少ない肉類	80 g	60 g	80 g	60 g
魚介類	魚　類	魚類で 80 g	魚類で 70 g	油の多い魚類で 80 g	油の多い魚類で 70 g
大豆・大豆製品	大豆・豆腐・納豆など	納豆なら 40 g		納豆なら 40 g	
		豆腐なら 100 g		豆腐なら 100 g	
乳・乳製品	牛乳または	150 mL		180 mL	
	ヨーグルト	150 g		無糖で 180 g	
野菜類	淡色野菜	200 g		200 g	
	緑黄色野菜	150 g		150 g	
	海藻 / きのこ /こんにゃく	取り混ぜて 50 g		取り混ぜて 50 g	
油脂類	植物油	25 g	20 g	25 g	20 g
甘味料	砂糖・ジャム	10 g		少なく	

- バター，ラード，ココナッツ油は飽和脂肪酸が多いため，これらを用いた加工食品を含めて摂取に注意する．
- トランス脂肪酸は，マーガリン，ショートニングやファストスプレッドを用いた菓子や揚げ物などの加工食品に多く含まれるので，これらの摂取を控える．
- 市販食品のエネルギーと脂質，食塩相当量は，栄養表示を参考にする．
- 食塩相当量は，ナトリウム量の表示から計算して求める．
   食塩相当量(g)＝ナトリウム量(mg)× 2.54/1,000

4) 食事療法を効果的に行うために
- 体重や血清脂質などの目標値を示し，定期的に測定評価して食事内容を修正する．
- 体重の変化を記録して，自分で評価する．
- 減量中は，筋肉量を減らさないために運動療法を併用する．

3. 食事療法の実際

表 2　食事療法のポイント

- 日本食パターンの食事（The Japan Diet）は，動脈硬化性疾患の予防に有効である．
- 過食を抑え，適正体重を維持する．
- 肉の脂身，動物脂（牛脂，ラード，バター），乳製品は摂取を控え，魚，大豆の摂取を増やす．
- 野菜，海藻，きのこの摂取を増やす．果物を適度に摂取する．
- 精白された穀類を減らし，未精製穀類や麦などを増やす．
- 食塩を多く含む食品の摂取を控える．
- アルコールの過剰摂取を控える．
- 食習慣・食行動を修正する．
- 食品と薬物の相互作用に注意する．

1) 基本となる食事療法

① 適正体重の維持と栄養素配分のバランス

・標準体重と日常生活活動量を基に，総摂取エネルギー量を適正化する．

・肥満を解消するためには，

　　［エネルギー摂取量(kcal/日)＝標準体重(身長(m)^2×22(kg)×身体活動量(軽い労作で25～30，ふつうの労作で30～35，重い労作で35～(kcal))］　を目指すが，まずは，現状から1日に250 kcal程度を減じることから始める．

・エネルギー配分は，脂質20～25%，炭水化物50～60%とする．

② 脂質の選択

・飽和脂肪酸を多く含む食品は，摂りすぎない(エネルギー比率として4.5%以上7%未満)．

・n-3系多価不飽和脂肪酸の摂取を増やす．

・工業由来のトランス脂肪酸の摂取を控える．

③ 炭水化物の選択

・グリセミックインデックス(GI)の低い食事が望ましく，グリセミックロード(GL)を低く保つ工夫をする．食物繊維はできるだけ多く摂る(1日25 g以上を目安とする)．

・しょ糖(砂糖)，ブドウ糖，果糖の過剰摂取に注意する．

④ 大豆・大豆製品，野菜，糖質含有量の少ない果物を十分に摂る．

⑤ 食塩摂取を6 g/日未満にする．

⑥ アルコール摂取を25 g/日以下に抑える．

2) 危険因子を改善する食事

① 高LDL-C血症

・飽和脂肪酸を多く含む肉の脂身，内臓，皮，乳製品およびトランス脂肪酸を含む菓子類，加工食品の摂取を控える．コレステロール摂取量の目安として，1日200 mg未満を目指す．

・食物繊維と植物ステロールを含む未精製穀類，大豆製品，海藻，きのこ，野菜類の摂取を増やす．

② 高TG血症

・炭水化物エネルギー比率を低めにするために，糖質を多く含む菓子類，糖含有飲料，穀類，糖質含有量の多い果物の摂取を減らす．

・アルコールの摂取を控える．

・n-3系多価不飽和脂肪酸を多く含む魚類の摂取を増やす．

③ 高カイロミクロン血症

・脂質の摂取量を20 g以下，あるいは総エネルギーの15%以下に制限する．

・中鎖脂肪酸を利用する．

④ 低HDL-C血症

・炭水化物エネルギー比率を低くする．

・トランス脂肪酸の摂取を控える．

・n-6系多価不飽和脂肪酸の過剰を避けるために，植物油の過剰摂取を控える．

⑤ メタボリックシンドローム

・炭水化物エネルギー比率を低めとし，GIが低い食材を選び，GLを上げない工夫をする．

⑥ 高血圧

・食塩の摂取を控える．

・カリウムを多く含む野菜を増やす．果物を適度に摂取する．ただし，腎機能障害患者でカリウム制限が必要な場合は，野菜・果物の制限や調理方法を工夫する．

・アルコールの過剰摂取を控える．

⑦ 糖尿病

・糖質の多い菓子類，甘味類，糖含有飲料の摂取を控え，未精製穀類，大豆製品，海藻，野菜類を摂取する．

・飽和脂肪酸を多く含む肉の脂身，内臓，皮，乳製品の摂取を減らす．

3）食習慣・食行動の修正

・朝食，昼食，夕食を規則的にとる．

・腹八分目とする．

・就寝前2時間は，摂食しない．

・よく噛んで食べる．

・まとめ食い，ながら食いを避ける．

・薄味にする．

・外食・中食は，できるだけ控える．

4）薬物を服用している場合の注意

・薬物代謝酵素チトクローム P450(CYP)3 A4 で代謝される薬剤を投与されている際には，大量のグレープフルーツジュースの摂取を控える．

・陰イオン交換樹脂(レジン)を投与されている場合は，併用する薬物の吸収減少や脂溶性ビタミンの欠乏に留意する．

・ワルファリンを投与されている場合には，ビタミン K を多く含む納豆，クロレラ，青汁，海藻類の摂取を控える．

（日本動脈硬化学会：動脈硬化性疾患予防のための脂質異常症診療ガイド 2018 年版）

<参考>

「脂質コントロール食Ⅰ（常食）」食品構成（設定例）

		使用量(g)	エネルギー(kcal)	たんぱく質(g)	脂質(g)	炭水化物(g)	カルシウム(mg)	鉄(mg)	ビタミンA(μgRAE)	ビタミンB₁(mg)	ビタミンB₂(mg)	ビタミンC(mg)	ナトリウム(mg)	食物繊維(g)
1. 穀類	米	255	872	13.5	2.0	192.8	13	2.0	0	0.20	0.05	0	3	1.3
	パン類		0	0.0	0.0	0.0	0	0.0	0	0.00	0.00	0	0	0.0
	めん類	28	41	1.3	0.2	8.2	3	0.1	0	0.01	0.01	0	22	0.4
	その他の穀類【小麦粉】	10	35	0.8	0.1	7.3	2	0.1	0	0.01	0.00	0	Tr	0.3
2. いも類	じゃがいも類	100	67	1.3	0.0	11.0	9	0.4	0	0.09	0.03	25	3	7.6
	こんにゃく類		0	0.0	0.0	0.0	0	0.0	0	0.00	0.00	0	0	0.0
3. 砂糖類		20	78	0.0	0.0	19.9	0	Tr	0	0.00	0.00	0	0	0.0
4. 菓子類			0	0.0	0.0	0.0	0	0.0	0	0.00	0.00	0	0	0.0
5. 油脂類	動物性		0	0.0	0.0	0.0	0	0.0	0	0.00	0.00	0	0	0.0
	植物性		0	0.0	0.0	0.0	0	0.0	0	0.00	0.00	0	0	0.0
6. 豆類		50	44	3.8	2.6	0.6	51	0.8	0	0.04	0.05	0	4	0.7
7. 魚介類	生魚		0	0.0	0.0	0.0	0	0.0	0	0.00	0.00	0	0	0.0
	塩蔵・缶詰		0	0.0	0.0	0.0	0	0.0	0	0.00	0.00	0	0	0.0
	白身魚（おひょう）	60	55	11.9	0.7	0.1	4	0.1	8	0.05	0.02	0	43	0.0
8. 肉類	生物		0	0.0	0.0	0.0	0	0.0	0	0.00	0.00	0	0	0.0
	とりささみ	30	32	7.4	0.2	0.0	1	0.2	2	0.03	0.04	1	12	0.0
9. 卵類		30	43	3.4	2.8	1.0	14	0.5	63	0.02	0.11	0	42	0.0
10. 乳類	牛乳		0	0.0	0.0	0.0	0	0.0	0	0.00	0.00	0	0	0.0
	ヨーグルト	100	65	4.0	0.2	11.2	120	0.1	0	0.03	0.15	0	60	0.0
11. 野菜類	緑黄色野菜	150	45	2.1	0.3	9.8	68	1.7	1,151	0.12	0.17	38	21	3.8
	漬物		0	0.0	0.0	0.0	0	0.0	0	0.00	0.00	0	0	0.0
	その他の野菜	200	60	2.2	0.2	13.8	64	0.6	16	0.08	0.06	30	18	4.4
12. 果実類		110	55	0.6	0.1	14.3	6	0.1	28	0.04	0.02	17	3	0.8
13. 藻類		2	0	0.0	0.0	0.0	1	0.0	0	0.00	0.00	0	11	0.1
14. 調味料類	みそ	8	15	0.9	0.5	1.5	8	0.3	2	0.00	0.01	0	392	0.4
	その他の調味料	25	23	1.4	0.0	3.8	6	0.3	0	0.01	0.03	0	1,022	0.0
15. 調理加工食品類			0	0.0	0.0	0.0	0	0.0	0	0.00	0.00	0	0	0.0
総計		1,178	1,530	54.6	9.9	295.3	370	7.3	1,270	0.73	0.75	111	1,656	19.8

給与栄養量

（食塩相当量 4.2 g）

「脂質コントロール食 I（常食）」献立（例）

☆ 食事基準 ☆

エネルギー	たんぱく質	脂 質	炭水化物	食塩相当量
1,600 kcal	55 g	15 g	310 g	7 g 未満

区分	料理名	食品名	使用量(g)	エネルギー(kcal)	たんぱく質(g)	脂質(g)	炭水化物(g)	食塩相当量(g)	備考
朝食	ごはん	精白米	90	308	4.8	0.7	68.0	0	
	みそ汁	だいこん	30	5	0.1	Tr	0.8	0	
		万能ねぎ	5	1	0.1	0	0.2	0	
		み　そ	8	15	0.9	0.5	1.5	1.0	
		煮干し	2	0	0	0	0	0	
	豆腐のあんかけ	絹ごし豆腐	75	42	4.0	2.4	0.7	Tr	
		食 塩	0.1	0	0	0	0	0.1	
		だし汁	80	0	0	0	0	0	
		糸みつば	5	1	0	0	0	0	
		砂 糖	2	8	0	0	2.0	0	
		しょうゆ	2	2	0.1	0	0.2	0.3	
		かたくり粉	2	7	0	0	1.6	0	
	辛子あえ	もやし	50	9	0.7	Tr	1.1	Tr	
		にんじん	20	6	0.1	0	1.1	0	
		からし（粉）	0.3	1	0.1	0	0.1	0	
		しょうゆ	3	2	0.2	0	0.3	0.4	
	漬 物	はくさい（塩漬）	30	5	0.3	Tr	0.5	0.6	
昼食	ごはん	精白米	90	308	4.8	0.7	68.0	0	
	蒸し魚	おひょう	60	55	11.9	0.7	0.1	0.1	
		清 酒	1	1	0	0	0.1	0	
		ね　ぎ	20	7	0.2	Tr	1.3	0	
	人参甘煮	にんじん	30	9	0.2	0	1.7	0	
		砂 糖	1	4	0.0	0	1.0	0	
		食 塩	0.1	0	0.0	0	0	0.1	
	ゆでさや	さやえんどう	15	6	0.3	0	0.9	0	
		しょうゆ	5	4	0.3	0	0.4	0.7	しょうゆP
	酢の物	生わかめ	5	1	0.1	0	0	0.1	
		きゅうり	50	7	0.4	Tr	1.0	0	
		食 塩	0.2	0	0	0	0	0.2	
		砂 糖	3	12	0	0	3.0	0	
		穀物酢	6	2	0	0	0.1	0	
	さつまいもと	さつまいも	120	152	1.0	0.1	34.1	0.1	
	りんごの	りんご	50	24	0.1	Tr	6.1	0	
	重ね煮	砂 糖	6	23	0	0	6.0	0	
		レーズン	6	19	0.1	0	4.6	Tr	
	ヨーグルト	ヨーグルト	100	65	4.0	0.2	11.2	0.2	
夕食	ごはん	精白米	90	308	4.8	0.7	68.0	0	
	かき玉汁	鶏 卵	25	36	2.8	2.3	0.9	0.1	
		糸みつば	5	1	0	0	0	0	
		食 塩	0.8	0	0	0	0	0.8	
		しょうゆ	2	2	0.1	0	0.2	0.3	
	ささみの	鶏ささみ	30	32	7.4	0.2	0	0	
	酢みそかけ	しょうが	3						くさみ抜き用
		ね　ぎ	10						
		西京みそ	10	21	0.9	0.3	3.3	0.6	
		砂 糖	3	12	0	0	3.0	0	
		穀物酢	5	2	0	0	0.1	0	
	サラダ菜	サラダ菜	8	1	0.1	0	0.1	0	
	お浸し	こまつな	70	9	0.9	0.1	0.6	0	
		にんじん	10	3	0.1	0	0.6	0	
		しょうゆ	3	2	0.2	0	0.3	0.4	
	塩もみ	キャベツ	30	6	0.3	0	1.1	0	
		青じそ	1	0	0	Tr	0	0	
		食 塩	0.3	0	0	0	0	0.3	
	フルーツ	グレープフルーツ	120	48	0.6	0.1	10.0	0	
	合　　計			1,594	53.0	9.0	305.9	6.4	

＜参考＞

「脂質コントロール食 Ⅱ（常食）」食品構成（設定例）

		使用量 (g)	エネルギー (kcal)	たんぱく質 (g)	脂質 (g)	炭水化物 (g)	カルシウム (mg)	鉄 (mg)	ビタミンA (μgRAE)	ビタミンB₁ (mg)	ビタミンB₂ (mg)	ビタミンC (mg)	ナトリウム (mg)	食物繊維 (g)
1. 穀類	米	255	872	13.5	2.0	192.8	13	2.0	0	0.20	0.05	0	3	1.3
	パン類		0	0.0	0.0	0.0	0	0.0	0	0.00	0.00	0	0	0.0
	めん類	28	41	1.3	0.2	8.2	3	0.1	0	0.01	0.01	0	22	0.4
	その他の穀類・堅果類	10	37	0.8	0.2	6.2	24	0.3	0	0.02	0.01	0	13	0.5
2. いも類	じゃがいも類	100	67	1.3	0.0	11.0	9	0.4	0	0.03	0.03	25	3	7.6
	こんにゃく類		0	0.0	0.0	0.0	0	0.0	0	0.00	0.00	0	0	0.0
3. 砂糖類		15	59	0.0	0.0	14.9	0	Tr	0	0.00	0.00	0	0	0
4. 菓子類			0	0.0	0.0	0.0	0	0.0	0	0.00	0.00	0	0	0.0
5. 油脂類	動物性		0	0.0	0.0	0.0	0	0.0	0	0.00	0.00	0	0	0.0
	植物性	2	8	0.0	1.9	0.1	Tr	0.0	0	0.00	0.00	0	0	0.0
6. 豆類		100	85	7.5	5.0	1.5	93	1.7	0	0.09	0.09	0	8	1.7
7. 魚介類	生魚	65	97	13.1	4.3	0.2	23	0.6	18	0.46	0.15	1	84	0.0
	塩蔵・缶詰	10	18	2.0	0.8	0.8	11	0.2	1	0.01	0.02	0	89	0.0
	水産ねり製品	5	6	0.6	0.1	0.6	1	0.0	0	0.00	0.00	0	40	0.0
8. 肉類	生物	50	65	9.2	2.2	2.1	4	0.9	7	0.13	0.15	1	25	0.0
	その他の加工品		0	0.0	0.0	0.0	0	0.0	0	0.00	0.00	0	0	0.0
9. 卵類		40	57	4.5	3.7	1.4	18	0.6	84	0.02	0.15	0	56	0.0
10. 乳類	牛乳		0	0.0	0.0	0.0	0	0.0	0	0.00	0.00	0	0	0.0
	ヨーグルト	100	65	4.0	0.2	11.2	120	0.1	0	0.03	0.15	0	60	0.0
11. 野菜類	緑黄色野菜	150	45	2.1	0.3	9.8	68	1.7	1,151	0.12	0.17	38	21	3.8
	漬物		0	0.0	0.0	0.0	0	0.0	0	0.00	0.00	0	0	0.0
	その他の野菜	200	60	2.2	0.2	13.8	64	0.6	16	0.08	0.06	30	18	4.4
12. 果実類		110	61	0.6	0.1	15.7	9	0.1	31	0.04	0.02	17	3	0.9
13. 藻類		2	0	0.0	0.0	0.0	1	0.0	0	0.00	0.00	0	11	0.1
14. 調味料類	みそ	8	15	0.9	0.5	1.5	8	0.3	0	0.00	0.01	0	392	0.4
	その他の調味料	25	23	1.4	0.0	3.8	6	0.3	2	0.01	0.03	0	1,022	0.0
15. 調理加工食品類			0	0.0	0.0	0.0	0	0.0	0	0.00	0.00	0	0	0.0
総 計		1,275	1,681	65.0	21.7	295.6	475	9.9	1,310	1.25	1.10	112	1,870	21.1

（食塩相当量 4.8 g）

「脂質コントロール食 Ⅱ（常食）」献立（例）

☆ 食事基準 ☆	エネルギー	たんぱく質	脂　質	炭水化物	食塩相当量
	1,700 kcal	65 g	30 g	310 g	7 g 未満

区分	料 理 名	食 品 名	使用量 (g)	エネルギー (kcal)	たんぱく質 (g)	脂　質 (g)	炭水化物 (g)	食塩相当量 (g)	備　考
朝食	ごはん	精白米	90	308	4.8	0.7	68.0	0	
	みそ汁	だいこん	30	5	0.1	Tr	0.8	0	
		万能ねぎ	5	1	0.1	0	0.2	0	
		み そ	8	15	0.9	0.5	1.5	1.0	
		煮干し	2	0	0	0	0	0	
	豆腐のあんかけ	絹ごし豆腐	125	70	6.6	4.0	1.1	Tr	
		食 塩	0.2	0	0	0	0	0.2	
		だし汁	80	0	0	0	0	0	
		糸みつば	5	1	0	0	0	0	
		砂 糖	2	8	0	0	2.0	0	
		しょうゆ	2	2	0.1	0	0.2	0.3	
		かたくり粉	2	7	0	0	1.6	0	
	辛子あえ	もやし	50	9	0.7	Tr	1.1	Tr	
		にんじん	20	6	0.1	0	1.1	0	
		からし（粉）	0.3	1	0.1	0	0.1	0	
		しょうゆ	3	2	0.2	0	0.3	0.4	
	漬 物	はくさい（塩漬）	30	5	0.3	Tr	0.5	0.6	
昼食	ごはん	精白米	90	308	4.8	0.7	68.0	0	
	魚磯辺焼き	きんめだい	80	118	11.7	6.3	3.6	0.1	
		食 塩	0.6	0	0	0	0	0.6	
		青のり	2	5	0.4	0.1	0.3	0.2	
	人参甘煮	にんじん	30	9	0.2	0	1.7	0	
		砂 糖	1	4	0	0	1.0	0	
		食 塩	0.1	0	0	0	0	0.1	
	ゆでさや	さやえんどう	15	6	0.3	0	0.9	0	
	酢の物	生わかめ	5	1	0.1	0	0	0.1	
		きゅうり	50	7	0.4	Tr	1.0	0	
		むきえび	15	13	2.7	0	0.6	0.1	
		食塩	0.2	0	0	0	0	0.2	
		砂 糖	3	12	0	0	3.0	0	
		穀物酢	6	2	0	0	0.1	0	
	さつまいもと	さつまいも	80	102	0.6	0.1	22.7	0.1	
	りんごの	りんご	30	16	0	Tr	3.7	0	
	重ね煮	砂 糖	4	16	0	0	4.0	0	
		レーズン	4	13	0.1	0	3.0	Tr	
	ヨーグルト	ヨーグルト	100	65	4.0	0.2	11.2	0.2	
夕食	ごはん	精白米	90	308	4.8	0.7	68.0	0	
	かき玉汁	鶏 卵	25	36	2.8	2.3	0.9	0.1	
		糸みつば	5	1	0	0	0	0	
		食 塩	0.8	0	0	0	0	0.8	
		しょうゆ	2	2	0.1	0	0.2	0.3	
		だし汁	150	0	0	0	0	0	
	ゆで豚	豚もも肉	70	120	11.8	6.7	3.2	0.1	
	酢みそかけ	しょうが	3						⎫ くさみ抜き用
		ね ぎ	10						⎭
		西京みそ	10	21	0.9	0.3	3.3	0.6	
		砂 糖	2	8	0	0	2.0	0	
		穀物酢	6	2	0	0	0.1	0	
	サラダ菜	サラダな	8	1	0.1	0	0.1	0	
	ナムル	こまつな	70	9	0.9	0.1	0.6	0	
		にんじん	10	3	0.1	0	0.6	0	
		ごま油	2	18	0	2.0	0	0	
		しょうゆ	3	2	0.2	0	0.3	0.4	
	塩もみ	キャベツ	30	6	0.3	0	1.1	0	
		青じそ	1	0	0	Tr	0	0	
		食 塩	0.3	0	0	0	0	0.3	
	フルーツ	グレープフルーツ	120	48	0.6	0.1	10.0	0	
合　　計				1,722	61.9	24.8	293.7	6.8	

献立展開（例）

☆ 一般治療食「常食」食事基準 ☆

栄養素等	栄養基準量
エネルギー	1,900 kcal
たんぱく質	70 g
脂　質	45 g
炭 水 化 物	300 g
食塩相当量	7 g 未満

☆ 特別治療食「脂質コントロール食Ⅱ（常）」食事基準 ☆

栄養素等	栄養基準量
エネルギー	1,700 kcal
たんぱく質	65 g
脂　質	30 g
炭 水 化 物	310 g
食塩相当量	7 g 未満

区分	料 理 名	食 品 名	使用量(g)		料 理 名	食 品 名	使用量(g)
朝食	ごはん	精白米	85	→	使用量変更		90
	みそ汁	だいこん	30				
		だいこん葉	10		同　左		
		みそ	8				
		煮干し	2				
	がんもどきの煮物	がんもどき	60		豆腐の煮物	絹ごし豆腐	120
		さやいんげん	20	→		さやいんげん	20
		砂糖	3			砂糖	3
		しょうゆ	3			しょうゆ	3
	お浸し	ほうれんそう	70		同　左		
		しょうゆ	3	→	オレンジゼリー	オレンジゼリー	70
昼食	チャーハン	精白米	85	→	ごはん	精白米	90
		焼き豚	30				
		鶏卵	30				
		たまねぎ	30				
		にんじん	10	→	盛り合わせ 花卵	焼き豚	60
		グリンピース（冷）	3			卵	25
		しょうが	2			にんじん	30
		植物油	6			ブロッコリー	30
		食塩	0.5			塩パック	0.3
	拌三絲	もやし	40				
		きゅうり	30				
		ボンレスハム	10		中華あえ ボンレスハム抜き		
		ごま油	1				
		砂糖	2				
		しょうゆ	2				
		穀物酢	5				
	中華風スープ	クリームコーン（缶）	30				
		たまねぎ	20				
		コンソメ	0.7	→	同　左		
		食塩	0.4				
		かたくり粉	2				
		パセリ	1				
	牛乳	牛乳	206	→	同　左		
夕食	ごはん	精白米	85	→	使用量変更		90
	鯖の塩焼き	さば	80				
		食塩	0.7		さばを おひょうに変更		
		清酒	1				
	レモン	レモン	10				
	ゆでさや	さやえんどう	8				
	和風サラダ	鶏ささみ	20				
		清酒	1				
		きゅうり	30		野菜サラダ 鶏ささみ抜き		
		レタス	20				
		トマト	40				
		植物油	6				
		穀物酢	6		調味料のみ変更	塩パック	0.3
		しょうゆ	2				
	さつまいもの甘煮	さつまいも	80		盛りつけ量増加	さつまいも	100
		砂糖	4			砂糖	5
	漬物	野沢菜漬	15	→	同　左		
	フルーツ	オレンジ	80	→	同　左		
	合　計	1,861 kcal，たんぱく質 65.2 g，脂質 48.7 g 炭水化物 274.7 g，食塩相当量 6.8 g			合　計	1,727 kcal，たんぱく質 63.0 g，脂質 22.7 g 炭水化物 298.7 g，食塩相当量 6.6 g	

VI　たんぱく質コントロール食−高たんぱく質食−

　一般的に栄養成分別管理では，腎臓病に適応する「たんぱく質・塩分コントロール食」も，たんぱく質コントロール食に区分されることが多い．しかしここでは，病院等医療機関における食事療養実務の理解を容易にするため，腎臓病対応のたんぱく質制限食とはその内容が相反する食事として，高たんぱく質に調製する治療食を別に取りあげた．

　たんぱく質コントロール食は，慢性肝炎，肝硬変(代償期)などの肝疾患や，貧血症などの疾患に対応する治療食である．高たんぱく質とともに高ビタミンおよび高ミネラルとし，エネルギーも一般治療食よりは高エネルギーに調製される．病院等医療機関では，「高たんぱく質食」または「高たんぱく質・高ビタミン食」とよばれることが多い．

1　食事の概要

(1) 治療食としての基本
　肝疾患に対応する高たんぱく質食は，急性肝炎に適応する治療食と慢性肝炎および肝硬変代償期に適応する治療食とに区分される．

a．急性肝炎対応の治療食
・発症期および黄疸期には，低脂肪で消化のよい炭水化物を主体とした治療食とする(一般的には，脂質コントロール食を用いることが多い)．また，著しい食欲減退時には，輸液による栄養補給を考慮する．
・回復期には，エネルギーとたんぱく質は一般治療食を若干上回る程度とし，ビタミンとミネラルの補給に配慮した治療食とする．
　　一般的に，特別な脂肪の制限は行わない．
・劇症肝炎では，重篤な時期には禁食とし，輸液による栄養補給を検討する．
　症状の軽快を待って流動食から開始し，急性肝炎に準拠した治療食へ移行する．

b．慢性肝炎および肝硬変(代償期)対応の治療食
・一般治療食に比べ，たんぱく質を10〜20％程度，エネルギーを10％程度増量し，高ビタミン，高ミネラルに調製した治療食とする．
　　脂肪エネルギー比は，一般治療食と同程度とする．

(2) 治療食調製上の留意事項
① 良質のたんぱく質性食品を主体とする．
② 脂質含有量の多い食品はさける．
③ アルコールなど刺激の強い食品は禁忌とする．
④ 消化・吸収のよい食品，調理法を選択する．

2　食事基準

　■ここでは，慢性肝炎および肝硬変(代償期)などの肝疾患に適応する食事基準を取りあげた．破壊された肝細胞の修復・再生を積極的に図るため，必要なたんぱく質の量に配慮がなされるとともに，ビタミンとミネラルが十分に補給できるよう考慮して設定されている．

　病院等医療機関では，肝疾患対応の「たんぱく質コントロール食」を，「高たんぱく質○度」

または「高たん(蛋)○度」などとよんでいる.

食事基準(例)

食　種	栄養素等	エネルギー (kcal)	たんぱく質 (g)	脂　質 (g)	炭水化物 (g)	食塩相当量 (g) 未満
高たんＩ度	常　食	1,800	70	45	300	7
	全がゆ食	1,650	65	40	250	7
高たんⅡ度	常　食	1,900	80	50	300	7
	全がゆ食	1,700	75	40	250	7

■この食事基準では，エネルギーおよびたんぱく質の量に着目して，2段階の食事基準が設定されている.

また，主食の形態に応じて，常食および全がゆ食の別に設定されている.

高たんＩ度　おもに急性肝炎に対応する治療食.

高たんⅡ度　おもに慢性肝炎や肝硬変(代償期)に対応する治療食.

ただし，肝臓病で治療中の患者であっても，肝不全，肝硬変(非代償期)やアミノ酸製剤を用いた経静脈栄養法が施行されているケースでは，その治療食として低たんぱく質の食事が必要となる.

このようなケースでは，前述の「たんぱく質・塩分コントロール食」から適応する食事基準を選択し，肝疾患対応の治療食とされている.

3　食品構成

食品構成(例)

(単位：g)

食種	穀　類		豆　類	魚介類[*1]	肉類[*2]	卵類	乳　類	いも類	野菜類		果実類	海藻類	油脂類	砂糖類	みそ	その他	備考
	米	その他	豆・大豆製品						緑黄色	その他							
Ⅰ常	ごはん 600	15	50	70	60	40	ヨ 100 206	60	150	200	110	2	10	10	8		
Ⅰ粥	全がゆ 900	15	50	70	60	40	ヨ 100 206	60	150	200	110	2	10	20	8		
Ⅱ常	ごはん 600	15	100	90	70	40	ヨ 100 206	60	150	200	110	2	15	10	8		
Ⅱ粥	全がゆ 900	15	50	90	70	40	ヨ 100 206	60	150	200	110	2	10	10	8		

※ヨ 100＝ヨーグルト 100 g
[*1] 高たんＩ度では白身魚 30 g とほかの魚 40 g，高たんⅡ度では白身魚 30 g とほかの魚 60 g を使用
[*2] 高たんＩ度ではささみ 30 g とほかの肉 30 g，高たんⅡ度ではささみ 25 g とほかの肉 45 g を使用

■食種による使用量の違いの理解を容易にするため，主食はすべて「ごはん」と「全がゆ」とにした.

■病院等医療機関には，貧血症対応の治療食として「高たんⅡ度(常食)」をベースにして，鉄を強化した治療用特殊食品などを付加することで対応しているところがある.

＜参考＞

「たんぱく質コントロール食Ⅰ（常食）」食品構成（設定例）

		使用量 (g)	エネルギー (kcal)	たんぱく質 (g)	脂質 (g)	炭水化物 (g)	カルシウム (mg)	鉄 (mg)	ビタミンA (μgRAE)	ビタミンB1 (mg)	ビタミンB2 (mg)	ビタミンC (mg)	ナトリウム (mg)	食物繊維 (g)
1. 穀類	米	230	787	12.2	1.8	173.9	12	1.8	0	0.18	0.05	0	2	1.2
	パン類	17	47	1.6	0.9	8.0	5	0.1	0	0.01	0.01	0	85	0.4
	めん類	35	52	1.6	0.2	10.3	0	0.0	0	0.01	0.01	0	4	0.3
	その他の穀類・堅果類	15	62	1.8	1.9	9.3	36	0.4	0	0.03	0.01	0	20	0.7
2. いも類	じゃがいも類	60	39	0.8	0.0	6.4	5	0.2	0	0.06	0.02	16	2	4.7
	こんにゃく類	0	0	0.0	0.0	0.0	0	0.0	0	0.00	0.00	0	0	0.0
3. 砂糖類		10	39	0.0	0.0	9.9	0	Tr	0	0.00	0.00	0	0	0.0
4. 菓子類		0	0	0.0	0.0	0.0	0	0.0	0	0.00	0.00	0	0	0.0
5. 油脂類	動物性		0	0.0	0.0	0.0	0	0.0	0	0.00	0.00	0	0	0.0
	植物性	15	133	0.0	14.6	0.4	0	0.0	0	0.00	0.00	0	0	0.0
6. 豆類		50	49	4.0	3.4	0.4	55	0.8	0	0.05	0.02	0	5	0.5
7. 魚介類	生魚	40	60	8.1	2.6	0.1	14	0.4	11	0.28	0.09	0	52	0.0
	塩蔵・缶詰	0	0	0.0	0.0	0.0	0	0.0	0	0.00	0.00	0	0	0.0
	白身魚（おひょう）	30	27	6.0	0.4	0.0	2	0.0	4	0.03	0.02	Tr	22	0.0
8. 肉類	生物	30	41	5.4	1.6	1.3	1	0.2	1	0.28	0.07	0	15	0.0
	とりささみ	30	29	5.9	0.2	0.8	1	0.2	2	0.03	0.04	1	12	0.0
9. 卵類		40	57	4.5	3.7	1.4	18	0.6	84	0.02	0.15	0	56	0.0
10. 乳類	牛乳	206	126	6.2	7.2	9.1	227	0.0	78	0.08	0.31	2	84	0.0
	ヨーグルト	100	65	4.0	0.2	11.2	120	0.1	0	0.03	0.15	0	60	0.0
11. 野菜類	緑黄色野菜	150	45	2.1	0.3	9.8	68	1.7	1,151	0.12	0.17	38	21	3.8
	漬物	0	0	0.0	0.0	0.0	0	0.0	0	0.00	0.00	0	0	0.0
	その他の野菜	200	60	2.2	0.2	13.8	64	0.6	16	0.08	0.06	30	18	4.4
12. 果実類		110	61	0.6	0.1	15.7	9	0.1	31	0.04	0.02	17	3	0.9
13. 藻類		2	0	0.0	0.0	0.0	1	0.0	0	0.00	0.00	0	11	0.1
14. 調味料類	みそ	8	15	0.9	0.5	1.5	8	0.3	0	0.00	0.01	0	392	0.4
	その他の調味料	25	23	1.4	0.0	3.8	6	0.3	2	0.01	0.03	0	1,022	0.0
15. 調理加工食品類		0	0	0.0	0.0	0.0	0	0.0	0	0.00	0.00	0	0	0.0
総計		1,403	1,817	69.3	39.8	287.1	652	7.8	1,380	1.34	1.24	104	1,886	17.4

（食塩相当量 4.8 g）

＜参考＞

「たんぱく質コントロール食 II（常食）」食品構成（設定例）

		使用量 (g)	エネルギー (kcal)	たんぱく質 (g)	脂質 (g)	炭水化物 (g)	カルシウム (mg)	鉄 (mg)	ビタミンA (μgRAE)	ビタミンB1 (mg)	ビタミンB2 (mg)	ビタミンC (mg)	ナトリウム (mg)	食物繊維 (g)
1. 穀類	米	230	787	12.2	1.8	173.9	12	1.8	0	0.18	0.05	0	2	1.2
	パン類	17	47	1.6	0.9	8.0	5	0.1	0	0.01	0.01	0	85	0.4
	めん類	35	52	1.6	0.2	10.3	4	0.2	0	0.01	0.01	0	20	0.5
	その他の穀類・堅果類	15	62	1.8	1.9	9.3	36	0.4	0	0.03	0.01	0	28	0.7
2. いも類	じゃがいも類	60	38	0.8	0.0	6.4	6	0.3	0	0.06	0.01	13	1	6.3
	こんにゃく類		0	0.0	0.0	0.0	0	0.0	0	0.00	0.00	0	0	0.0
3. 砂糖類		10	39	0.0	0.0	9.9	0	Tr	0	0.00	0.00	0	0	0.0
4. 菓子類			0	0.0	0.0	0.0	0	0.0	0	0.00	0.00	0	0	0.0
5. 油脂類	動物性		0	0.0	0.0	0.0	0	0.0	0	0.00	0.00	0	0	0.0
	植物性	15	133	0.0	14.6	0.4	0	0.0	0	0.00	0.00	0	0	0.0
6. 豆類		100	79	6.6	4.9	1.2	88	1.4	0	0.11	0.07	0	10	1.2
7. 魚介類	生魚	60	89	12.1	4.0	0.2	22	0.5	16	0.42	0.14	1	77	0.0
	塩蔵・缶詰		0	0.0	0.0	0.0	0	0.0	0	0.00	0.00	0	0	0.0
	白身魚（おひょう）	30	30	6.0	0.4	0.0	2	0.0	4	0.03	0.02	Tr	22	0.0
8. 肉類	生物	45	66	9.2	2.4	2.1	4	0.8	1	0.22	0.14	1	25	0.0
	とりささみ	25	26	6.2	0.2	0.0	2	0.2	2	0.02	0.03	Tr	10	0.0
9. 卵類		40	57	4.5	3.7	1.4	18	0.6	84	0.02	0.15	0	56	0.0
10. 乳類	牛乳	206	126	6.2	7.2	9.1	227	0.0	78	0.08	0.31	2	84	0.0
	ヨーグルト	100	65	4.0	0.2	11.2	120	0.1	0	0.03	0.15	0	60	0.0
11. 野菜類	緑黄色野菜	150	45	2.1	0.3	9.8	68	1.7	1,151	0.12	0.17	38	21	3.8
	漬物		0	0.0	0.0	0.0	0	0.0	0	0.00	0.00	0	0	0.0
	その他の野菜	200	60	2.2	0.2	13.8	64	0.6	16	0.08	0.06	30	18	4.4
12. 果実類		110	61	0.6	0.1	15.7	9	0.1	31	0.04	0.02	17	3	0.9
13. 藻類		2	0	0.0	0.0	0.0	1	0.0	0	0.00	0.00	0	11	0.1
14. 調味料類	みそ	8	15	0.9	0.5	1.5	8	0.3	0	0.00	0.01	0	392	0.4
	その他の調味料	25	23	1.4	0.0	3.8	6	0.3	2	0.01	0.03	0	1,022	0.0
15. 調理加工食品類			0	0.0	0.0	0.0	0	0.0	0	0.00	0.00	0	0	0.0
総計		1,483	1,897	80.0	43.5	288.0	702	9.4	1,385	1.47	1.39	102	1,947	19.9

給　与　栄　養　量

（食塩相当量 4.9 g）

「たんぱく質コントロール食 Ⅱ（常食）」献立（例）

☆ 食事基準 ☆	エネルギー	たんぱく質	脂 質	炭水化物	食塩相当量
	1,900 kcal	80 g	50 g	300 g	7 g 未満

区分	料理名	食品名	使用量 (g)	エネルギー (kcal)	たんぱく質 (g)	脂 質 (g)	炭水化物 (g)	食塩相当量 (g)	備 考
朝食	トースト	食パン	120	298	8.9	4.4	53.0	1.4	
		いちごジャム	20	50	0	0	12.5	0	
	コンソメスープ	たまねぎ	15	5	0.1	Tr	1.0	0	
		生しいたけ	3	1	0.1	0	0	0	
		コンソメ顆粒	1	2	0.1	0	0.4	0.4	
		食 塩	0.2	0	0	0	0	0.2	
	鶏卵入り 野菜炒め	鶏 卵	60	85	6.8	5.6	2.0	0.2	
		キャベツ	50	11	0.5	0.1	1.8	0	
		にんじん	20	6	0.1	0	1.1	0	
		ピーマン	20	4	0.1	0	0.6	0	
		きくらげ（乾）	2	4	0.1	0	0.3	0	
		植物油	5	44	0	4.9	0.1	0	
		食 塩	0.5	0	0	0	0	0.5	
		こしょう	0.01	0	0	0	0	0	
	トマト	トマト	60	12	0.3	0.1	2.1	0	
	フルーツ	ぶどう（巨峰）	80	46	0.2	Tr	11.5	0	
昼食	ごはん	精白米	100	342	5.3	0.8	75.6	0	
	木の葉焼き	鶏もも皮なし挽き肉	50	64	9.3	2.1	2.1	0.1	
		木綿豆腐	30	22	2.0	1.4	0.2	Tr	
		ね ぎ	10	4	0.1	Tr	0.6	0	
		鶏 卵	10	14	1.1	0.9	0.3	0	
		清 酒	2	2	0	0	0.1	0	
		小麦粉	3	10	0.2	0	2.2	0	
		植物油	3	27	0	2.9	0.1	0	
	温野菜添え	にんじん	20	6	0.1	0	1.1	0	
		黄ピーマン	20	6	0.1	0	1.1	0	
		ぶなしめじ	20	4	0.3	0	0.3	0	
		植物油	2	18	0	1.9	0.1	0	
		減塩しょうゆパック	5	3	0.3	Tr	0.5	0.4	
	お浸し	ほうれんそう	60	11	1.0	0.1	0.2	0	
		糸削り節	0.3	1	0.2	0	0	0	
		しょうゆ	3	2	0.2	0	0.3	0.4	
		だし汁	7	0	0	0	0	0	
	なすの生姜あえ	な す	50	9	0.4	Tr	1.3	0	
		しょうが	1	0	0	0	0	0	
		しょうゆ	2	2	0.1	0	0.2	0.3	
	牛 乳	牛 乳	206	126	6.2	7.2	9.1	0.2	
夕食	ごはん	精白米	100	342	5.3	0.8	75.6	0	
	みそ汁	えのきたけ	20	7	0.3	0	1.0	0	
		生わかめ	5	1	0.1	0	0	0.1	
		み そ	8	15	0.9	0.5	1.5	1.0	
		だし汁	150	0	0	0	0	0	
	生鮭のムニエル	生さけ	100	124	18.9	3.7	3.9	0.2	
		食 塩	0.7	0	0	0	0	0.7	
		こしょう	0.01	0	0	Tr	0	0	
		小麦粉	10	35	0.8	0.1	7.3	0	
		植物油	4	35	0	3.9	0.1	0	
	レモン	レモン	10	4	0.1	0	0.5	0	
	粉ふきいも	じゃがいも	60	35	0.8	Tr	5.1	0	
		パセリ	0.5	0	0	0	0	0	
		食 塩	0.2	0	0	0	0	0.2	
	辛子あえ	こまつな	60	8	0.8	0.1	0.5	0	
		鶏ささみ	15	16	3.7	0.1	0	0	
		清 酒	1	1	0	0	0.1	0	
		しょうゆ	3	2	0.2	0	0.3	0.4	
		からし（粉）	0.3	1	0.1	0	0.1	0	
	かぶの甘酢漬	か ぶ	40	8	0.2	0.1	10.2	0	
		食 塩	0.1	0	0	0	0	0.1	
		砂 糖	2	8	0	0	2.0	0	
		穀物酢	5	2	0	0	0.1	0	
	フルーツ	か き	70	44	0.2	0.1	10.2	0	
合　計				1,929	76.6	41.8	300.3	6.8	

献立展開（例）

☆ 一般治療食「常食」食事基準 ☆

栄養素等	栄養基準量
エネルギー	1,900 kcal
たんぱく質	70 g
脂　質	45 g
炭 水 化 物	300 g
食塩相当量	7 g 未満

☆ 特別治療食「たんぱく質コントロール食」食事基準 ☆

栄養素等	栄養基準量
エネルギー	1,900 kcal
たんぱく質	80 g
脂　質	50 g
炭 水 化 物	300 g
食塩相当量	7 g 未満

区分	料 理 名	食 品 名	使用量(g)		料 理 名	食 品 名	使用量(g)
朝食	ごはん	精白米	85	→		使用量変更	100
	みそ汁	だいこん	30				
		だいこん葉	10		同　左		
		み　そ	8				
		煮干し	2				
	がんもどきの煮物	がんもどき	60				
		さやいんげん	20	→	同　左		
		砂　糖	3				
		しょうゆ	3				
	お浸し	ほうれんそう	70	→	ミモザあえ	鶏卵（ゆで卵）を追加	20
		しょうゆ	3				
昼食	チャーハン	精白米	85				
		焼き豚	30				
		鶏　卵	30				
		たまねぎ	30				
		にんじん	10	→	同　左		
		グリンピース（冷）	3				
		しょうが	2				
		植物油	6				
		食　塩	0.5				
	拌三絲	もやし	40				
		きゅうり	30				
		ボンレスハム	10				
		ごま油	1	→	同　左		
		砂　糖	2				
		しょうゆ	2				
		穀物酢	5				
	中華風スープ	クリームコーン（缶）	30				
		たまねぎ	20				
		コンソメ	0.7	→	同　左		
		食　塩	0.4				
		かたくり粉	2				
		パセリ	1				
	牛　乳	牛　乳	206	→	同　左		
夕食	ごはん	精白米	85	→		使用量変更	100
	鯖の塩焼き	さ　ば	80				
		食　塩	0.7			おひょう	100
		清　酒	1	→	さばをおひょうに変更	食　塩	0.7
						清　酒	1.2
	レモン	レモン	10				
	ゆでさや	さやえんどう	8		ゆでさや	さやえんどう	8
	和風サラダ	鶏ささみ	20			鶏ささみ	30
		清　酒	1			清　酒	1
		きゅうり	30			きゅうり	30
		レタス	20	→	チキンサラダ	レタス	20
		トマト	40			トマト	40
		植物油	6			マヨネーズ	10
		穀物酢	6				
		しょうゆ	2				
	さつまいもの甘煮	さつまいも	80	→	同　左		
		砂　糖	4				
	漬　物	野沢菜漬	15	→	同　左		
	フルーツ	オレンジ	80	→	同　左		

合　計　1,861 kcal，たんぱく質 65.2 g，脂質 48.7 g
炭水化物 274.7 g，食塩相当量 6.8 g

合　計　1,930 kcal，たんぱく質 77.3 g，脂質 43.3 g
炭水化物 292.2 g，食塩相当量 6.8 g

Ⅶ　貧血症食

■食事療養の対象となる貧血症は，一時的な多量の出血，また少量であっても持続的な出血による貧血とともに，造血作用に関連するたんぱく質，ミネラル類およびビタミン類の1つまたは複数の栄養素の欠乏から，造血機能が障害されることによって引き起こされる栄養性の貧血である．ここで取りあげる貧血症食は，出血および造血機能障害時に認められる栄養性の貧血症に対応する治療食である．

1　食事の概要

■病院等医療機関において施行されている貧血症対応の治療食は，一般的に薬物療法と併用され，薬物療法を補助することをおもな目的としている．

　入院治療を要するような顕性貧血の患者には，治療食からの栄養素の補給だけでは量的に必要量の充足が困難である．また，治療食からの鉄などミネラル類の吸収は，医薬品からの吸収に比べ緩慢であり，早期の貧血症状からの回復を図るためには十分な効果が期待できない．

　そこで，このような貧血症の治療には，まず薬物療法の施行が検討される．同時に，治療食を補助的な治療法として併用するのが一般的である．

　近年，栄養成分別管理の普及とともに多くの病院等医療機関で，貧血症に適応する治療食として「たんぱく質コントロール食（高たんぱく質食）」が用いられるようになってきた．しかし，その病院の重点医療として母子医療や高齢者医療を標榜している医療機関等では，貧血症の治療を目的とした入院患者が多く認められ，特別治療食の1つとして「貧血症食」の食事基準を設定しているところがある．

■貧血症に対応する治療食の調製には，鉄の吸収や造血作用に関与する成分の取り扱いが問題になる．

a.　治療食の調製に注意が必要な食品および料理
・食事の前後2時間程度は，鉄の吸収を阻害するタンニンを含む緑茶，コーヒー，紅茶の摂取は控える．
・食物繊維を多量に摂取すると，小腸内における鉄の吸収を阻害するので適量の給与を維持する．
・同様に，鉄の吸収を阻害するリン酸カルシウムを含む大豆・大豆製品は，適量の摂取を維持する．
・また，ホスビチンを含む卵黄についても適量の摂取を維持する．

b.　貧血症食に適した食品および料理
・良質なたんぱく質の補給源となる肉類，魚類．
・ヘム鉄を多く含むレバーや肉類など動物性の食品．
・非ヘム鉄を多く含むしゅんぎく，こまつな，ほうれんそうなど．
・鉄の吸収を助けるビタミンCを多く含む果実や野菜．
・造血作用に関連するビタミンB6を多く含む鶏肉，さけ，いわしなど．
・同様に，ビタミンB12を多く含む貝類，にしん，さばなど．
・同じく，葉酸を多く含む緑黄色野菜．
・同じく，銅を多く含む貝類，ごま，納豆など．

2　食事基準

食事基準(例)

食種＼栄養素等	エネルギー (kcal)	たんぱく質 (g)	脂　質 (g)	炭水化物 (g)	食塩相当量 (g) 未満	鉄 (mg)
貧血症食　常　食	2,000	80	55	300	7	20
貧血症食　全がゆ	1,700	70	50	240	7	20

■鉄の含有量が多い食品の使用に配慮する．
　また，鉄の補給を目的とした治療用特殊食品の活用を考慮する．

3　食品構成

食品構成(例)

(単位：g)

食　種	穀　類 米	穀　類 その他	豆　類 豆・大豆製品	魚介類	肉類	卵類	乳類	いも類	野菜類 緑黄色	野菜類 その他	果実類	海藻類	油脂類	砂糖類	みそ	その他	備考
常　食	ごはん 600	20	80	80	90	40	206	60	150	200	150	2	12	15	8	鉄強化ゼリー 15	
かゆ食	全がゆ 900	20	80	70	80	40	206	60	150	200	150	2	12	15	8	鉄強化ゼリー 15	

※鉄強化ゼリー：鉄の補給を目的とした治療用特殊食品

■食種による使用量の違いの理解を容易にするため，主食はすべて「ごはん」と「全がゆ」とにした．

Ⅷ　潰　瘍　食

■ここで取りあげる「潰瘍食」は，胃および十二指腸潰瘍など消化性潰瘍の患者に対応するための治療食である．

　潰瘍から大量の出血が認められるときには禁食（食止め）とし，栄養補給は栄養輸液が検討される．

　出血の軽減を待って流動食から開始し，三分がゆ食，五分がゆ食（病院によっては七分がゆ食），全がゆ食から常食へと治療食を移行する．

　一般的に多くの病院等医療機関では，3日間程度の間隔で次の治療食への移行が行われている．

1　食事の概要

■潰瘍食は，潰瘍部位の保護を目的とした胃液の分泌抑制とともに，潰瘍部位への刺激の軽減が配慮されている．

また，潰瘍部位の治癒を早めるとともに，全身の栄養状態の回復を支援するため，高栄養で消化のよい状態に調製されている．

a. 潰瘍食の調製に注意が必要な食品および料理

・消化に時間のかかる(胃内における滞留時間が長いなど)食品や料理は，その使用をさける．
・食物繊維が多い藻類，きのこ，および野菜などの使用は控える．
・高塩分の食品や塩分濃度の濃い料理はさける．
・砂糖の多量摂取や砂糖を多く含む食品は控える．
・肉類の使用は適量にとどめ，脂身や脂肪が多い部位はさけ，エキス分を多く含む加工食品や料理には注意する．
・フライや天ぷらなど一度に多量の油脂の摂取につながる料理はさけ，多脂性の食品に注意する．
・刺激の強い香辛料を多く用いた料理や加工食品の使用はさける．
・コーヒーなどカフェインを多く含む飲料などはさける．
・コーラやサイダーなど炭酸飲料はさける．
・アルコール類の飲用は原則として禁忌とする．
・喫食時の食べ物や飲み物の温度が熱すぎる，または冷たすぎる料理や食品には注意する．

b. 潰瘍食の調製に適した食品および料理

・消化のよい炭水化物系の食品．
・蒸し物や煮込み料理などやわらかい状態に仕上がる料理．
・食物繊維が少ない，新鮮な野菜．
・酸味の少ない果実(ももの缶詰などを使うことが多い．)．
・喫食時の食べ物や飲み物の温度が，ほぼ体温程度(30 〜 40 ℃くらい)になっている料理や食品．

2　食事基準

食事基準(例)

栄養素等／食　種	エネルギー (kcal)	たんぱく質 (g)	脂　質 (g)	炭水化物 (g)	食塩相当量 (g) 未満
常　　食	1,800	70	40	300	7
全 が ゆ 食	1,550	65	40	230	7
五分がゆ食	1,350	60	35	190	7

■この食事基準では，患者の病状に適応できるよう，食事の形態により3段階の基準を設定した．
・五分がゆ食では，3回の食事で不足するエネルギーや栄養素等を補うために，10時と15時に分けて 200 kcal 程度のおやつ(補食)と，牛乳 200 mL およびヨーグルト 100 g を給与する．
・流動食または三分がゆ食が必要な患者には，「胃切除術後食」または「一般治療食」で調製したものを活用する．

3 食品構成

食品構成（例）

（単位：g）

食種	穀類		豆類	魚介類	肉類	卵類	乳類	いも類	野菜類		果実類	海藻類	油脂類	砂糖類	みそ	その他	備考
	米	その他	豆・大豆製品						緑黄色	その他							
常食	ごはん 600	20	100	80	40	40	ヨ100 206	60	150	200	110		10	20	8		
全粥	全がゆ 900	15	100	80	40	40	ヨ100 206	60	150	200	110		10	20	8		
五分	五がゆ 1,050	5	100	70	30	50	ヨ100 206	100	100	150	缶60		5	15	8	アイス80	缶：もも缶詰

※ヨ 100= ヨーグルト 100 g

■食種による使用量の違いの理解を容易にするため，主食はすべて「米」を用いた料理とした．

<参考>

「潰瘍食（常食）」食品構成（設定例）

分類		使用量(g)	給与栄養量 エネルギー(kcal)	たんぱく質(g)	脂質(g)	炭水化物(g)	カルシウム(mg)	鉄(mg)	ビタミンA(μgRAE)	ビタミンB₁(mg)	ビタミンB₂(mg)	ビタミンC(mg)	ナトリウム(mg)	食物繊維(g)
1. 穀類	米類	217	787	12.2	1.8	173.9	12	1.8	0	0.18	0.05	0	2	1.2
	パン類	13	36	1.2	0.7	6.1	4	0.1	0	0.01	0.01	0	65	0.3
	めん類	27	40	1.2	0.2	7.9	3	0.1	0	0.01	0.01	0	22	0.4
	その他の穀類・堅果類	20	82	2.4	2.5	12.4	47	0.5	0	0.04	0.01	0	27	1.0
2. いも類	じゃがいも類	60	38	0.8	0.0	6.2	5	0.2	0	0.04	0.04	16	2	4.7
	こんにゃく類		0	0.0	0.0	0.0	0	0.0	0	0.00	0.00	0	0	0.0
3. 砂糖類		15	59	0.0	0.0	14.9	0	Tr	0	0.00	0.00	0	0	0.0
4. 菓子類			0	0.0	0.0	0.0	0	0.0	0	0.00	0.00	0	0	0.0
5. 油脂類	動物性		0	0.0	0.0	0.0	0	0.0	0	0.00	0.00	0	0	0.0
	植物性	10	89	0.0	9.7	0.3	Tr	0.0	0	0.00	0.00	0	0	0.0
6. 豆類		100	85	7.5	5.0	1.5	93	1.7	0	0.09	0.09	0	8	1.7
7. 魚介類	生魚	70	104	14.1	4.6	0.2	25	0.6	19	0.49	0.16	1	90	0.0
	塩蔵・缶詰	10	18	2.0	0.8	0.8	11	0.2	1	0.10	0.02	0	89	0.0
	水産ねり製品		0	0.0	0.0	0.0	0	0.0	0	0.00	0.00	0	0	0.0
8. 肉類	生物	40	54	7.3	2.0	1.7	2	0.5	3	0.25	0.10	0	20	0.0
	その他の加工品		0	0.0	0.0	0.0	0	0.0	0	0.00	0.00	0	0	0.0
9. 卵類		40	57	4.5	3.7	1.4	18	0.6	84	0.02	0.15	0	56	0.0
10. 乳類	牛乳	206	126	6.2	7.2	9.1	227	0.0	78	0.08	0.31	2	84	0.0
	ヨーグルト	100	65	4.0	0.2	11.2	120	0.1	0	0.03	0.15	0	60	0.0
11. 野菜類	緑黄色野菜	150	45	2.1	0.3	9.8	68	1.7	1,151	0.12	0.17	38	21	3.8
	漬物		0	0.0	0.0	0.0	0	0.0	0	0.00	0.00	0	0	0.0
	その他の野菜	200	60	2.2	0.2	13.8	64	0.6	16	0.08	0.06	30	18	4.4
12. 果実類		110	61	0.6	0.1	15.7	9	0.1	31	0.04	0.02	17	3	0.9
13. 藻類			0	0.0	0.0	0.0	0	0.0	0	0.00	0.00	0	0	0.0
14. 調味料類	みそ	8	15	0.9	0.5	1.5	8	0.3	2	0.00	0.01	0	392	0.4
	その他の調味料	25	23	1.4	0.0	3.8	6	0.3	0	0.01	0.03	0	1,022	0.0
15. 調理加工食品類			0	0.0	0.0	0.0	0	0.0	0	0.00	0.00	0	0	0.0
総計		1,421	1,844	70.6	39.5	292.2	722	9.4	1,385	1.59	1.39	104	1,981	18.8

（食塩相当量 5.0g）

「潰瘍食（常食）」献立（例）

☆ 食事基準 ☆	エネルギー	たんぱく質	脂　質	炭水化物	食塩相当量
	1,800 kcal	70 g	40 g	300 g	7 g 未満

区分	料　理　名	食　品　名	使用量 (g)	エネルギー (kcal)	たんぱく質 (g)	脂　質 (g)	炭水化物 (g)	食塩相当量 (g)	備　考
朝食	トースト	食パン	90	233	6.7	3.3	39.8	1.1	
		あんずジャム	20	50	0	0	12.7	0	
	ツナとキャベツの ソテー	まぐろ水煮（缶）	50	35	6.5	0.3	1.7	0.3	ライトタイプ
		キャベツ	40	8	0.4	0	1.4	0	
		にんじん	10	3	0.1	0	0.6	0	
		植物油	3	27	0	2.9	0.1	0	
		食塩	0.3	0	0	0	0	0.3	
		だし汁	30	0	0	0	0	0	
	温野菜サラダ	ブロッコリー	40	15	1.5	0.1	0.9	Tr	
		カリフラワー	30	8	0.6	0	1.0	0	
		マヨネーズ	10	67	0.2	7.3	0.1	0.2	
	牛乳	牛乳	206	126	6.2	7.2	9.1	0.2	
昼食	ごはん	精白米	90	308	4.8	0.7	68.0	0	
	みそ汁	はくさい	30	4	0.2	Tr	0.6	0	
		ねぎ	10	4	0.1	Tr	0.6	0	
		みそ	8	15	0.9	0.5	1.5	1.0	
		煮干し	2	0	0	0	0	0	
	チキンピカタ	鶏もも肉皮なし	60	77	11.1	2.5	2.5	0	
		食塩	0.4	0	0	0	0	0.4	
		薄力粉	6	21	0.5	0.1	4.4	0	
		鶏卵	20	28	2.3	1.9	0.7	0.1	
		植物油	3	27	0	2.9	0.1	0	
	粉ふきいも	じゃがいも	40	24	0.5	Tr	3.4	0	
		食塩	0.1	0	0	0	0	0.1	
	源平煮	だいこん	50	8	0.2	Tr	1.4	0	
		にんじん	20	6	0.1	0	1.1	0	
		みりん	2	5	0	Tr	0.9	0	
		しょうゆ	2	2	0.1	0	0.2	0.3	
		食塩	0.3	0	0	0	0	0.3	
		だし汁	50	0	0	0	0	0	
	お浸し	こまつな	60	9	0.9	0.1	0.6	0	
		しょうゆ	2	2	0.1	0	0.2	0.3	
		だし汁	2	0	0	0	0	0	
	ヨーグルト	ヨーグルト	100	65	4.0	0.2	11.2	0.2	
夕食	ごはん	精白米	90	308	4.8	0.7	68.0	0	
	茶碗蒸し	鶏卵	35	50	4.0	3.3	1.2	0.1	
		なると	5	4	0.4	0	0.6	0.1	
		生しいたけ	7	2	0.1	0	0	0	
		糸みつば	3	0	0	0	0	0	
		食塩	1.0	0	0	0	0	1.0	
		だし汁	100	0	0	0	0	0	
	豆腐のムニエル 野菜あんかけ	絹ごし豆腐	150	84	8.0	4.8	1.4	Tr	
		薄力粉	15	52	1.2	0.2	11.0	0	
		植物油	2	18	0	1.9	0.1	0	
		たまねぎ	20	7	0.1	Tr	1.4	0	
		にんじん	10	3	0.1	0	0.6	0	
		グリンピース（冷）	3	2	0.1	0	0.3	Tr	
		砂糖	2	8	0	0	2.0	0	
		しょうゆ	2	2	0.1	0	0.2	0.3	
		かたくり粉	2	7	0	0	1.6	0	
		だし汁	30	0	0	0	0	0	
	南瓜の煮つけ	かぼちゃ	80	62	1.0	0.2	12.7	0	
		砂糖	3	12	0	0	3.0	0	
		しょうゆ	3	2	0.2	0	0.3	0.4	
	フルーツ	りんご	110	58	0.1	Tr	13.4	0	
合　　計				1,858	68.2	41.1	282.6	6.7	

「潰瘍食（全がゆ食）」食品構成（設定例）

<参考>

給与栄養量

分類	品目	使用量 (g)	エネルギー (kcal)	たんぱく質 (g)	脂質 (g)	炭水化物 (g)	カルシウム (mg)	鉄 (mg)	ビタミンA (μgRAE)	ビタミンB1 (mg)	ビタミンB2 (mg)	ビタミンC (mg)	ナトリウム (mg)	食物繊維 (g)
1. 穀類	米	150	513	8.0	1.2	113.4	8	1.2	0	0.12	0.03	0	2	0.8
	パン類	8	22	0.8	0.4	3.8	3	0.0	0	0.01	0.00	0	40	0.2
	めん類	27	40	1.2	0.2	7.9	3	0.1	0	0.01	0.01	0	22	0.4
	その他の穀類・堅果類	15	62	1.8	1.9	9.3	36	0.4	0	0.03	0.01	0	20	0.7
2. いも類	じゃがいも類	60	38	0.8	0.0	6.2	5	0.2	0	0.04	0.04	16	2	4.7
	こんにゃく類		0	0.0	0.0	0.0	0	0.0	0	0.00	0.00	0	0	0.0
3. 砂糖類		20	78	0.0	0.0	19.9	0	Tr	0	0.00	0.00	0	0	0.0
4. 菓子類			0	0.0	0.0	0.0	0	0.0	0	0.00	0.00	0	0	0.0
5. 油脂類	動物性		0	0.0	0.0	0.0	0	0.0	0	0.00	0.00	0	0	0.0
	植物性	10	89	0.0	9.7	0.3	Tr	0.0	0	0.00	0.00	0	0	0.0
6. 豆類		100	85	7.5	5.0	1.5	93	1.7	0	0.09	0.09	0	8	1.7
7. 魚介類	生魚	70	104	14.1	4.6	0.2	25	0.6	19	0.49	0.16	1	90	0.0
	塩蔵・缶詰	10	18	2.0	0.8	0.8	11	0.2	1	0.10	0.02	0	89	0.0
	水産ねり製品		0	0.0	0.0	0.0	0	0.0	0	0.00	0.00	0	0	0.0
8. 肉類	生物	40	54	7.3	2.0	1.7	2	0.5	3	0.25	0.10	0	20	0.0
	その他の加工品		0	0.0	0.0	0.0	0	0.0	0	0.00	0.00	0	0	0.0
9. 卵類		40	57	4.5	3.7	1.4	18	0.6	84	0.02	0.15	0	56	0.0
10. 乳類	牛乳	206	126	6.2	7.2	9.1	227	0.0	78	0.08	0.31	2	84	0.0
	ヨーグルト	100	65	4.0	0.2	11.2	120	0.1	0	0.03	0.15	0	60	0.0
11. 野菜類	緑黄色野菜	150	45	2.1	0.3	9.8	68	1.7	1,151	0.12	0.17	38	21	3.8
	漬物		0	0.0	0.0	0.0	0	0.0	0	0.00	0.00	0	0	0.0
	その他の野菜	200	60	2.2	0.2	13.8	64	0.6	16	0.08	0.06	30	18	4.4
12. 果実類		110	61	0.6	0.1	15.7	9	0.1	31	0.04	0.02	17	3	0.9
13. 藻類			0	0.0	0.0	0.0	0	0.0	0	0.00	0.00	0	0	0.0
14. 調味料類	みそ	8	15	0.9	0.5	1.5	8	0.3	2	0.00	0.01	0	392	0.4
	その他の調味料	25	23	1.3	0.0	3.8	6	0.3	0	0.01	0.03	0	1,022	0.0
15. 調理加工食品類			0	0.0	0.0	0.0	0	0.0	0	0.00	0.00	0	0	0.0
総計		1,349	1,555	65.3	38.0	231.3	706	8.6	1,385	1.52	1.36	104	1,949	18.0

（食塩相当量 5.0 g）

特別治療食「潰瘍食（全がゆ食）」献立（例）

☆ 食事基準 ☆	エネルギー	たんぱく質	脂 質	炭水化物	食塩相当量
	1,550 kcal	65 g	40 g	230 g	7 g 未満

区分	料 理 名	食 品 名	使用量 (g)	エネルギー (kcal)	たんぱく質 (g)	脂 質 (g)	炭水化物 (g)	食塩相当量 (g)	備 考
朝食	パ ン	ロールパン	70	216	6.0	6.0	34.0	0.8	
		いちごジャム	15	38	0	0	9.4	0	
	ささみのソテー	鶏ささみ	40	42	9.8	0.3	0	0	
		こしょう	0.01	0	0	0	0	0	
		白ワイン	3	2	0	Tr	0.1	0	
		バター	3	21	0	2.2	0.2	0.1	
	ケチャップ	トマトケチャップ	8	8	0.1	0	1.9	0.2	
	パセリ	パセリ	2	1	0.1	0	0	0	
	スープ煮	キャベツ	40	8	0.4	0	1.4	0	
		にんじん	20	6	0.1	0	1.1	0	
		ブロッコリー	30	11	1.1	0.1	0.7	Tr	
		コンソメ	0.6	1	0	0	0.2	0.3	
		水	100	0	0	0	0	0	
	紅 茶	ティーバッグ	2	0	0	0	0	0	
		水	150	0	0	0	0	0	
		砂 糖	3	12	0	0	3.0	0	
	ヨーグルト	ヨーグルト	100	65	4.0	0.2	11.2	0.2	
昼食	かき卵うどん	ゆでうどん	200	190	4.6	0.6	39.0	0.6	
		鶏 卵	50	71	5.7	4.7	1.7	0.2	
		たまねぎ	30	10	0.2	Tr	2.1	0	
		にんじん	15	5	0.1	0	0.9	0	
		さやえんどう	8	3	0.1	0	0.5	0	
		みりん	4	10	0	Tr	1.7	0	
		しょうゆ	14	11	0.9	0	1.2	2.0	
		だし汁	200	0	0	0	0	0	
	サラダ	アスパラガス (缶)	30	7	0.5	0	1.0	0.3	
		トマト	40	8	0.2	0	1.4	0	
		マヨネーズ	10	67	0.2	7.3	0.1	0.2	
	フルーツ	バナナ	100	93	0.7	0.1	21.1	0	
	牛 乳	牛 乳	206	126	6.2	7.2	9.1	0.2	
夕食	全がゆ	精白米	60	205	3.2	0.5	45.4	0	
	あこうだいの	あこうだい	70	60	10.2	1.3	2.0	0.1	
	煮つけ	砂 糖	3.2	13	0	0	3.2	0	
		清 酒	2	2	0	0	0.1	0	
		しょうゆ	4	3	0.2	0	0.3	0.6	
	肉じゃが	豚もも挽き肉	25	35	4.5	1.4	1.1	0	
		じゃがいも	80	47	1.0	Tr	6.8	0	
		たまねぎ	30	10	0.2	Tr	2.1	0	
		にんじん	20	6	0.1	0	1.1	0	
		植物油	3	27	0	2.9	0.1	0	
		砂 糖	5	20	0	0	5.0	0	
		しょうゆ	4	3	0.2	0	0.3	0.6	
	お浸し	ほうれんそう	70	13	1.2	0.1	0.2	0	
		しょうゆ	3	2	0.2	0	0.3	0.4	
		だし汁	3	0	0	0	0	0	
	オレンジゼリー	オレンジゼリー	70	55	1.1	0.1	12.5	Tr	
合　　計				1,533	63.1	35.0	223.5	6.8	

<参考>

「潰瘍食（五分がゆ食）」食品構成（設定例）

		使用量 (g)	エネルギー (kcal)	たんぱく質 (g)	脂質 (g)	炭水化物 (g)	カルシウム (mg)	鉄 (mg)	ビタミンA (μgRAE)	ビタミンB1 (mg)	ビタミンB2 (mg)	ビタミンC (mg)	ナトリウム (mg)	食物繊維 (g)
1. 穀類	米	105	359	5.6	0.8	79.4	5	0.8	0	0.08	0.02	0	1	0.5
	パン類		0	0.0	0.0	0.0	0	0.0	0	0.00	0.00	0	0	0.0
	めん類		0	0.0	0.0	0.0	0	0.0	0	0.00	0.00	0	0	0.0
	その他の穀類・堅果類	5	21	0.6	0.6	3.1	12	0.1	0	0.01	0.00	0	7	0.2
2. いも類	じゃがいも類	100	62	1.5	0.0	10.1	9	0.5	0	0.08	0.02	21	2	6.8
	こんにゃく類		0	0.0	0.0	0.0	0	0.0	0	0.00	0.00	0	0	0.0
3. 砂糖類		15	59	0.0	0.0	14.9	0	Tr	0	0.00	0.00	0	0	0.0
4. 菓子類			0	0.0	0.0	0.0	0	0.0	0	0.00	0.00	0	0	0.0
5. 油脂類	動物性		0	0.0	0.0	0.0	Tr	0.0	0	0.00	0.00	0	0	0.0
	植物性	5	44	0.0	4.9	0.1	Tr	0.0	0	0.00	0.00	0	0	0.0
6. 豆類		100	85	7.5	5.0	1.5	93	1.7	0	0.09	0.09	0	8	1.7
7. 魚介類	生魚	70	104	14.1	4.6	0.2	25	0.6	19	0.49	0.16	1	90	0.0
	塩蔵・缶詰		0	0.0	0.0	0.0	0	0.0	0	0.00	0.00	0	0	0.0
	水産ねり製品		0	0.0	0.0	0.0	0	0.0	0	0.00	0.00	0	0	0.0
8. 肉類	生物	30	39	5.5	1.3	1.2	2	0.6	4	0.07	0.09	0	15	0.0
	その他の加工品		0	0.0	0.0	0.0	0	0.0	0	0.00	0.00	0	0	0.0
9. 卵類		50	71	5.7	4.7	1.7	23	0.8	105	0.03	0.19	0	70	0.0
10. 乳類	牛乳	206	126	6.2	7.2	9.1	227	0.0	78	0.08	0.31	2	84	0.0
	ヨーグルト	100	65	4.0	0.2	11.2	120	0.1	0	0.03	0.15	0	60	0.0
	アイスクリーム	80	142	2.8	6.2	18.9	112	0.1	46	0.05	0.16	Tr	88	0.1
11. 野菜類	緑黄色野菜	100	30	1.4	0.2	6.5	45	1.1	767	0.08	0.11	25	14	2.5
	その他の野菜	150	45	1.7	0.2	10.4	48	0.5	12	0.06	0.05	23	14	2.2
12. 果実類	フルーツ缶	60	49	0.2	0.1	11.6	2	0.1	0	0.01	0.01	1	2	0.8
13. 藻類			0	0.0	0.0	0.0	0	0.0	0	0.00	0.00	0	0	0.0
14. 調味料類	みそ	8	15	0.9	0.5	1.5	8	0.3	0	0.00	0.01	0	392	0.4
	その他の調味料	25	32	1.9	0.0	5.4	8	0.5	2	0.01	0.04	0	1,431	0.0
15. 調理加工食品類			0	0.0	0.0	0.0	0	0.0	0	0.00	0.00	0	0	0.0
総計		1,209	1,348	59.6	36.5	186.8	739	7.8	1,033	1.17	1.41	73	2,278	15.2

（食塩相当量 5.8 g）

「潰瘍食（五分がゆ食）」献立（例）

☆ 食事基準 ☆	エネルギー	たんぱく質	脂 質	炭水化物	食塩相当量
	1,350 kcal	60 g	35 g	190 g	7 g 未満

区分	料理名	食品名	使用量 (g)	エネルギー (kcal)	たんぱく質 (g)	脂 質 (g)	炭水化物 (g)	食塩相当量 (g)	備考
朝食	五分がゆ	精白米	35	120	1.9	0.3	26.5	0	
	みそ汁	か ぶ	30	6	0.2	0	1.1	0	
		み そ	8	15	0.9	0.5	1.5	1.0	
		煮干し	2	0	0	0	0	0	
	ポーチドエッグ	鶏 卵	50	71	5.7	4.7	1.7	0.2	
		しょうゆ	2	2	0.1	0	0.2	0.3	
		かたくり粉	2	7	0	0	1.6	0	
		だし汁	30	0	0	0	0	0	
	煮浸し	はくさい	60	8	0.4	Tr	1.2	0	
		みりん	1.5	4	0	Tr	0.6	0	
		しょうゆ	2	2	0.1	0	0.2	0.3	
	ヨーグルト	ヨーグルト	100	65	4.0	0.2	11.2	0.2	
昼食	五分がゆ	精白米	35	120	1.9	0.3	26.5	0	
	魚おろし煮	赤 魚	70	67	9.9	1.8	2.7	0.1	
		だいこん	60	9	0.2	Tr	1.7	0	
		砂 糖	5	20	0	0	5.0	0	
		清 酒	5	5	0	0	0.3	0	
		しょうゆ	10	8	0.6	0	0.9	1.5	
	かぼちゃの煮つけ	かぼちゃ	60	47	0.7	0.1	9.5	0	
		砂 糖	2	8	0	0	2.0	0	
		しょうゆ	2	2	0.1	0	0.2	0.3	
	トマト（皮むき）	トマト（皮むき）	40	8	0.2	0	1.4	0	
		マヨネーズ	10	37	0.2	7.3	0.1	0.2	
	フルーツ	白桃（缶）	60	49	0.2	0.1	11.6	0	
	牛乳	牛 乳	206	126	6.2	7.2	9.1	0.2	
	アイスクリーム	アイスクリーム	80	142	2.8	6.2	18.9	0.2	
	ウエハース	ウエハース	10	44	0.7	1.2	7.5	0.1	
夕食	五分がゆ	精白米	35	120	1.9	0.3	26.5	0	
	豆腐の	絹ごし豆腐	150	84	8.0	4.8	1.4	Tr	
	そぼろあん	食 塩	0.6	0	0	0	0	0.6	
		だし汁	100	0	0	0	0	0	
		鶏むね皮なし挽き肉	30	34	5.9	0.5	1.5	0	
		たまねぎ	20	7	0.1	Tr	1.4	0	
		しょうが	3	1	0	0	0.1	0	
		植物油	2	18	0	1.9	0.1	0	
		砂 糖	2	8	0	0	2.0	0	
		しょうゆ	2	2	0.1	0	0.2	0.3	
		かたくり粉	2	7	0	0	1.6	0	
		だし汁	30	0	0	0	0	0	
	スープ煮	じゃがいも	80	47	1.0	Tr	6.8	0	
		にんじん	20	6	0.1	0	1.1	0	
		コンソメ	0.5	1	0	0	0.2	0.2	
		食 塩	0.5	0	0	0	0	0.5	
	お浸し	ほうれんそう（葉先）	50	9	0.9	0.1	0.2	0	
		しょうゆ	2	2	0.1	0	0.2	0.3	
		だし汁	2	0	0	0	0	0	
合　　計				1,338	55.1	37.5	186.5	6.5	

IX　胃切除術後食

■胃および十二指腸潰瘍など消化器管の切除術後に対応する，早期の回復を支援するための治療食である．一般には，「術後食」などとよばれている．

1　食事の概要

■外科手術は，いずれのケースであっても患者への身体的傷害をさけることができない．胃切除術後食は，患者の身体的な傷害を早期に回復させることを目的とした治療食である．

　胃切除術後食は，術後の身体的傷害の回復とともに，病状の軽快に合わせてその内容を段階的に上げていけるよう，十分な配慮がなされた治療食となっている．

　胃の切除などによる胃内容積の縮小に対応するため，胃内滞留時間が短く，刺激の少ない食品を用いて，消化のよい状態に調製されている．

2　食事基準

食事基準(例)

栄養素等 食　種	エネルギー (kcal)	たんぱく質 (g)	脂　質 (g)	炭水化物 (g)	食塩相当量 (g) 未満
全 が ゆ 食	1,400	65	40	200	7
五分がゆ食	1,100	55	35	140	7
三分がゆ食	1,000	45	35	130	7
流 動 食 A	700	20	20	110	6
流 動 食 B	450	15	15	60	5

■この食事基準では，術後の患者の回復状況に適切に対応するため，治療食の形態により，5段階の基準を設定した．

　① 全がゆ食と五分がゆ食では，不足する栄養素等を補うため，10時と15時に分けて200 kcal 程度の補食と牛乳 200 mL を給与する．

　② 同じく三分がゆ食では，100 kcal 程度の補食と牛乳 200 mL を給与する．

　③ 同じく流動食では，くず湯と牛乳 200 mL を給与する．

3 食品構成

食品構成（例）

（単位：g）

食種	穀類 米	穀類 その他	豆類 豆・大豆製品	魚介類	肉類	卵類	乳類	いも類	野菜類 緑黄色	野菜類 その他	果実類	海藻類	油脂類	砂糖類	みそ	その他	備考
全粥	全がゆ 450	20	50	70	50	40	ヨ 100 206	60	100	150	缶 60	5	20	8			補食 200 kcal を含む
五分	五分がゆ 450	5	50	60	40	50	ヨ 100 206	60	80	120	缶 60	5	15	8			補食 200 kcal を含む
三分	三分がゆ 450		絹 50	30	15	40	ヨ 100 206 アイス 50	40	50	100	缶 40 果汁 125	3	10	8			補食 100 kcal を含む[*1]
流A	おもゆ 300						ヨ 100 206 アイス 50	でん粉 6	野菜スープ 200 野菜ジュース 100		果汁 125		5	8		ゼリー 100[*1]	
流B	おもゆ 150						ヨ 100 206 アイス 50	でん粉 3	野菜スープ 100 野菜ジュース 50		果汁 60		3	4		[*2]	

※ヨ 100＝ ヨーグルト 100 g
[*1] 治療用特殊食品「プルティーン 70」を使用
[*2] 治療用特殊食品「プルティーン 35」を使用

■食種による使用量の違いの理解を容易にするため，主食はすべて「米」を用いた料理とした．

検 査 食

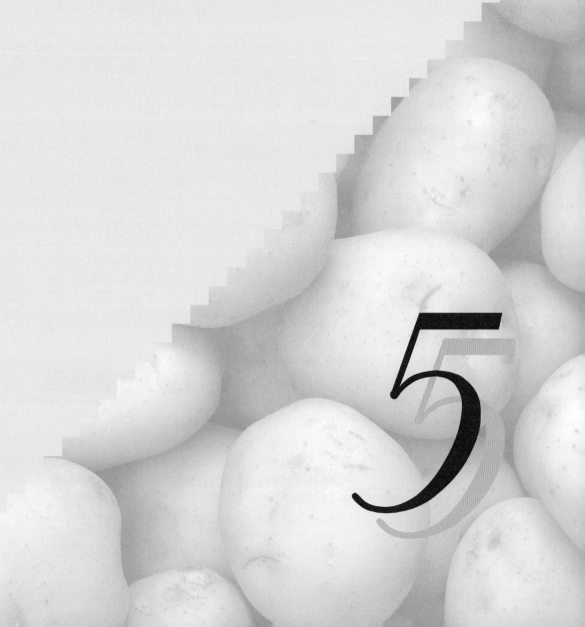

5

Ⅰ 注腸食の食事基準と献立例

■検査食の「注腸食」は，大腸内視鏡検査のための食事である．

1 食事基準

食事基準(例)

栄養素等 食　種	エネルギー (kcal)	たんぱく質 (g)	脂　質 (g)	炭水化物 (g)	食塩相当量 (g 未満)
注　腸　食	731	15.1	3.2	158	―

　原則として，検査前日には繊維が少ない食品を用いて，残渣がなるべく残らないように調製した「注腸食」とし，検査当日の朝食は禁食とする．

2 献 立 例

献立(例)

	献　立　名	食　品　名	使用量 (g)
朝食	全がゆ みそスープ 梅ペースト	全がゆ み　そ 梅ペースト	300 12 10
昼食	全がゆ ふの煮つけ 野菜スープ ヨーグルト	全がゆ ふ 砂　糖 しょうゆ 野菜スープ ヨーグルト	300 5 2 4 150 100
夕食	くず湯 . 野菜スープ りんごジュース	でん粉 砂　糖 野菜スープ りんごジュース	12 10 150 50

Ⅱ ヨード制限食の食事基準

■甲状腺機能検査のための食事である．

　原則として，検査日前 1 〜 2 週間，基礎(現に喫食している治療食)となる食事から，ヨードを多く含む海藻類，貝類などを除いて調製する．

Ⅲ　潜血食の食事基準

■消化性潰瘍，消化管悪性腫瘍および腸結核などを早期に診断するための検査に用いる食事である．

　試験日前3～4日間，肉類，魚介類および血液を含む卵類などは使用しない．
　・緑黄色野菜などは，ゆでるなど加熱調理してから用いる．

Ⅳ　カルシウム・リン一定食

■尿路結石の原因の精査を目的とした，副甲状腺機能の検査に用いる食事である．

　試験日前4日間程度，カルシウムとリンが指示量になるように調製する．

入院時食事療養制度概説

6

Ⅰ　入院時食事療養制度のあらまし

1　入院時食事療養の食事の提供たる療養の基準

　入院時食事療養の食事の提供たる療養の基準のうち，直接管理栄養士・栄養士の業務に関わる事項は以下のとおりである．ただし，入院時生活療養については割愛した．

(1) 入院時食事療養(Ⅰ)を算定すべき食事療養の基準

① 入院時食事療養(Ⅰ)の届出は，とくに定めのある場合を除き，当該保険医療機関を単位として行うものである．

② 入院時食事療養の食事の提供たる療養は，管理栄養士または栄養士によって行われている．

③ 患者の年齢，病状によって適切な栄養量および内容の入院時食事療養の食事の提供たる療養が適時に，かつ，適温で行われている．

(2) 入院時食事療養(Ⅱ)の算定

　入院時食事療養(Ⅰ)の届出を行わない保険医療機関は，入院時食事療養(Ⅱ)を算定する．

(3) 入院時食事療養の食事の提供たる療養に係る特別食

　特別食とは，疾病治療の直接手段として，医師の発行する食事せんに基づき提供された適切な栄養量および内容を有する腎臓食，肝臓食，糖尿食，胃潰瘍食，貧血食，膵臓食，脂質異常症食，痛風食，てんかん食，フェニールケトン尿症食，楓糖尿症食，ホモシスチン尿症食，尿素サイクル異常症食，メチルマロン酸血症食，プロピオン酸血症食，極長鎖アシル–CoA脱水素酵素欠損症食，糖原病食，ガラクトース血症食，治療乳，無菌食，小児アレルギー食(外来栄養食事指導料および入院栄養食事指導料に限る.)および特別な場合の検査食(単なる流動食および軟食を除く.)をいう．

2　入院時食事療養および入院時生活療養の食事の提供たる療養に係る施設基準など

　入院時食事療養に関する施設基準などの概要を以下に取りまとめた．ただし，入院時生活療養に関する部分は割愛した．

a. 一般的事項

(1)　届出は，当該保険医療機関の全病棟について包括的に行うことを原則とする．

(2)　届出を行う時点において，厚生労働大臣の定める入院患者数の基準および医師等の員数の基準ならびに入院基本料の算定方法(平成18年厚生労働省告示第104号)に規定する入院患者数の基準に該当する保険医療機関または医師等の員数の基準に該当する保険医療機関においては，入院時食事療養(Ⅰ)の届出を行うことはできない．

　ただし，離島等所在保険医療機関のうち，医師または歯科医師の確保に関する具体的な計画が定められているものにあっては，この限りではない．

　なお，この取り扱いについては，医政局指導課と調整済であるので，医務関係主管課と十分連携を図り，運用されたい．

(3)　入院時食事療養(Ⅰ)の届出を行わない保険医療機関は，入院時食事療養(Ⅱ)を算定する．

b．入院時食事療養等の届出

入院時食事療養（Ⅰ）の届出に当たっては，下記のすべての事項を満たすものである．

(1)　病院である保険医療機関にあっては，入院時食事療養の食事の提供たる療養を担当する部門が組織化されており，常勤の管理栄養士または栄養士が入院時食事療養の食事の提供たる療養部門の指導者または責任者となっていること．また，診療所にあっては，管理栄養士または栄養士が入院時食事療養の食事の提供たる療養の指導を行っていること．

(2)　入院時食事療養の食事の提供たる療養に関する業務は，質の向上と患者サービスの向上をめざして行われるべきものであるが，当該業務を保険医療機関が自ら行うほか，保険医療機関の管理者が業務上必要な注意を果たし得るような体制と契約内容により，入院時食事療養の食事の提供たる療養の質が確保される場合には，保険医療機関の最終的責任の下で第三者に委託することができる．

(3)　一般治療食を提供している患者の栄養補給量については，患者個々に算定された医師の食事せんまたは栄養管理計画による栄養補給量を用いることを原則とするが，これらによらない場合には，推定エネルギー必要量および栄養素（脂質，たんぱく質，ビタミンA，ビタミンB_1，ビタミンB_2，ビタミンC，カルシウム，鉄，ナトリウム（食塩）および食物繊維）については，健康増進法第16条の2に基づき定められた食事摂取基準の数値を適切に用いるものとする．

　　　なお，患者の体位，病状，身体活動レベルなどを考慮する．

　　　また，推定エネルギー必要量は，治療方針にそって身体活動レベルや体重の増減などを考慮して，適宜増減することが望ましい．

(4)　患者の病状により，特別食を必要とする患者については，適切な特別食が提供されていること．

(5)　当該保険医療機関の療養の実態，当該地域における日常の生活サイクル，患者の希望などを総合的に勘案し，適切な時間に適切な温度の食事が提供されていること．この場合においては，それぞれ患者の病状に応じて必要とする栄養量が与えられていること．

(6)　提供食数（日報，月報），食事せん，献立表，患者入退院簿，食料品消費日計表などの入院時食事療養の食事の提供たる療養関係の帳簿が整備されている．ただし，これらの名称および様式については，当該保険医療機関の実情に適したものを採用して差し支えない．なお，関係事務業務の省力化を図るために，食品納入・消費・在庫などに関する諸帳簿は，各保険医療機関の実情を勘案しできるかぎり一本化を図るなどして，簡素合理化に努めること．

(7)　適時の食事の提供が行われている．

　　　なお，夕食に関しては，午後6時以降に提供されていること．

(8)　保温食器などを用いた適温の食事の提供が行われている．

　　　すなわち，適温の食事の提供のために，保温・保冷配膳車，保温配膳車，保温トレイ，保温食器，食堂のいずれかを用いており，入院患者全員に適温の食事を提供する体制が整っていること．

　　　なお，電子レンジなどで一度冷えた食事を温めた場合は含まない．また，食堂における適温の食事の提供とは，その場で調理を行っているか，または保温庫などを使用している場合をいう．保温食器は，名称・材質のいかんを問わず，保温機能を有する食器であれば差し支えない．

　　また，クックチル，クックフリーズ，真空調理(真空パック)法により調理を行う過程において急速冷却し，提供する際に再度加熱する場合は，電子レンジなどで一度冷えた食事を温めた場合にはあたらない．

(9)　職員に提供される食事と患者に提供される食事との区分が明確になっている．
　　なお，患者に提供される食事とそれ以外の食事の提供を同一の組織で行っている場合には，その帳簿類，出納および献立・盛りつけなどが明確に区別されていること．

(10)　入院時食事療養の食事の提供たる療養に伴う衛生管理は，医療法および同法施行規則の基準ならびに食品衛生法に定める基準以上のものである．

(11)　障害者施設等入院基本料を算定している病棟，または特殊疾患入院施設管理加算もしくは特殊疾患病棟入院料を算定している病棟については，個々の患者の病状に応じた食事の提供が行われている場合には，必ずしも(7)の要件を満たす必要はない．

入院時食事療養費に係る帳票等の見直し

　令和2年度診療報酬改定に合わせて，入院時食事療養等の届出で求めていた帳票等について，「入院時食事療養費に係る帳票等の見直し」が行われた．

(1) 基本的な考え方

　医療従事者の負担軽減および業務の効率化の観点から，入院時食事療養費で求めている帳票等について，電子的データでの保管および患者ごとに個別に栄養管理が実施されている場合に，必ず備えるべき帳票から除外する見直しを行う．

(2) 具体的な内容

　① 電子カルテやオーダリングシステム等により，電子的に必要な情報が変更履歴等を含めて作成し保管されている場合，紙での保管は不要とする．

　② 栄養管理体制を整備している施設では，栄養管理手順に基づき管理栄養士等が患者ごとに栄養管理を実施していることから，集団としての栄養管理を行う上で必要な帳票については，必ず備えるべき帳票から除外する(有床診療所においては，栄養管理実施加算を算定している施設)．

　③ ただし，栄養管理体制が整備されていない施設においては，管理栄養士等が患者ごとに栄養管理を実施していないと考えられることから，引き続き帳票の作成等を求める(有床診療所にあっては，栄養管理実施加算を算定していない施設)．

(3) 除外できる帳票等

除外できる帳票等の名称	必ず備えるべき帳票から除外される要件
提供食数（日報，月報等） 患者入退院簿	患者の入退院等の管理をしており，必要に応じて入退院患者数等の確認ができる場合
喫食調査	栄養管理体制の基準を満たし，患者ごとに栄養管理を実施している場合
患者年齢構成表 給与栄養目標量	特別治療食等により個別に栄養管理を実施している場合
食料品消費日計表 食品納入・消費・在庫に関する帳簿	食材料等の購入管理を実施し，求めに応じてその内容が確認できる場合

(注) 食事の提供に関する業務の一部または全部を委託している場合は，委託契約の内容に合わせた食事療養の質が確保されていることを保険医療機関が確認するための帳票を定め，必ず備えるべき帳票から除外された帳票であっても整備すること．

3 入院時食事療養に係る食事療養の実施上の留意事項

厚生労働省保険局医療課長通知「入院時食事療養費に係る食事療養及び入院時生活療養費に係る生活療養の実施上の留意事項についての一部改正について」(平成28年3月4日付け保医発0304第5号)より,入院時食事療養部分を中心に抜粋した.

a. 一般的事項

(1) 食事は,医療の一環として提供されるべきものであり,それぞれ患者の病状に応じて必要とする栄養量が与えられ,食事の質の向上と患者サービスの改善をめざして行われるべきものである.

(2) 食事の提供に関する業務は,保険医療機関自らが行うことが望ましいが,保険医療機関の管理者が業務遂行上必要な注意を果たし得るような体制と契約内容により,食事療養の質が確保される場合には,保険医療機関の最終的責任の下で第三者に委託することができる.なお,業務の委託に当たっては,医療法および医療法施行規則の規定によること.

(3) 患者への食事の提供については,病棟関連部門と食事療養部門との連絡が十分とられていることが必要である.

(4) 入院患者の栄養補給量は,本来,性,年齢,体位,身体活動レベル,病状などによって個々に適正量が算定されるべき性質のものである.従って,一般食を提供している患者の栄養補給量についても,患者個々に算定された医師の食事せんによる栄養補給量または栄養管理計画に基づく栄養補給量を用いることを原則とするが,これによらない場合には,次により算定するものとする.なお,医師の食事せんとは,医師の署名捺印がされたものを原則とするが,オーダリングシステムなどにより,医師本人の指示であることが確認できるものについても認められる.

① 一般食患者の推定エネルギー必要量および栄養素(脂質,たんぱく質,ビタミンA,ビタミンB_1,ビタミンB_2,ビタミンC,カルシウム,鉄,ナトリウム(食塩)および食物繊維)の食事摂取基準については,健康増進法第16条の2に基づき定められた食事摂取基準の数値を適切に用いるものとする.

なお,患者の体位,病状,身体活動レベルなどを考慮すること.

また,推定エネルギー必要量は,治療方針にそって身体活動レベルや体重の増減などを考慮し,適宜増減することが望ましいこと.

② ①に示した食事摂取基準は,あくまでも献立作成の目安であるが,食事の提供に際しては,病状,身体活動レベル,アレルギーなど個々の患者の特性について十分考慮すること.

(5) 調理方法,味付け,盛り付け,配膳などについて患者の嗜好を考慮した食事が提供されており,嗜好品以外の飲食物の摂取(補食)は原則として認められないこと.

なお,果物類,菓子類など病状に影響しない程度の嗜好品を適当量摂取することは差し支えない.

(6) 当該保険医療機関における療養の実態,当該地域における日常の生活サイクル,患者の希望などを総合的に勘案し,適切な時刻に食事の提供が行われていること.

(7) 適切な温度の食事が提供されていること.

(8) 食事療養に伴う衛生は,医療法および医療法施行規則の基準ならびに食品衛生法(昭

和22年法律第233号)に定める基準以上のものであること.

　なお，食事の提供に使用する食器などの消毒も適正に行われていること，

(9)　食事療養の内容については，当該保険医療機関の医師を含む会議において検討が加えられていること.

(10)　入院時食事療養の食事の提供たる療養は，1食単位で評価するものであることから，食事提供数は，入院患者ごとに実際に提供された食数を記録していること.

(11)　患者から食事療養標準負担額を超える費用を徴収する場合は，あらかじめ食事の内容および特別の料金が患者に説明され，患者の同意を得て行っていること.

(12)　実際に患者に食事を提供した場合に1食単位で，1日につき3食を限度として算定するものである.

(13)　1日の必要量を数回に分けて提供した場合は，提供された回数に相当する食数として算定して差し支えない(ただし，食事時間外に提供されたおやつを除き，1日に3食を限度とする).

b. 入院時食事療養(Ⅰ)届出保険医療機関の留意事項

　令和2年度診療報酬改定に合わせて，入院時食事療養(Ⅰ)届出保険医療機関の留意事項のうち，入院時食事療養費の適時適温について見直しが行われたことに伴い，留意事項の⑤および⑥の記述を改めた.

(1)　入院時食事療養(Ⅰ)の届出を行っている保険医療機関は，以下の点に留意する.
　① 医師，管理栄養士または栄養士による検食が毎食行われ，その所見が検食簿に記入されていること.
　② 普通食(常食)患者年齢構成表および給与栄養目標量については，必要に応じて見直しを行っていること.
　③ 食事の提供に当たっては，喫食調査などをふまえて，また必要に応じて食事せん，献立表，患者入退院簿および食料品消費日計表などの食事療養関係帳簿を使用して，食事の質の向上に努めること.
　④ 患者の病状などにより特別食を必要とする患者については，医師が発行する食事せんに基づき，適切な特別食が提供されていること.
　⑤ 適時の食事の提供に関しては，実際に病棟で患者に夕食が配膳される時間を，原則として午後6時以降とする. ただし，当該保険医療機関の施設構造上，厨房から病棟への配膳に時間を要する場合には，午後6時を中心として各病棟で若干のばらつきが生じることはやむを得ない. この場合においても，最初に病棟において患者に夕食が配膳される時間は，午後5時30分より後である必要がある.
　⑥ 保温食器等を用いた適温の食事の提供が行われている. すなわち，適温の食事の提供のために，保温・保冷配膳車，保温配膳車，保温トレイ，保温食器，食堂のいずれかを用いており，入院患者全員に適温の食事を提供する体制が整っていること.
　　なお，上記適温の食事を提供する体制を整えず，電子レンジ等で一度冷えた食事を温めた場合は含まないが，検査等により配膳時間に患者に配膳できなかった場合の対応のため，適切に衛生管理がされていた食事を電子レンジ等で温めることは差し支えない. また，食堂における適温の食事の提供とは，その場で調理を行っているか，または保温庫等を使用している場合をいう. 保温食器は，名称・材質のいかんを問わず，保温機能を有する食器であれば差し支えない.
　　加えて，クックチル，クックフリーズ，真空調理(真空パック)法により料理を行う

過程において急速冷却し，提供する際に再度加熱する場合は，電子レンジ等で一度冷えた食事を温めた場合にはあたらない．

⑦　医師の指示の下，医療の一環として患者に十分な栄養指導を行うこと．

(2)　「流動食のみを経管栄養法により提供したとき」とは，当該食事療養または当該食事の提供たる療養として，食事の大半を経管栄養法による流動食(市販されているものに限る)により提供した場合をさすものであり，栄養管理がおおむね経管栄養法による流動食によって行われている患者に対し，流動食とは別にまたは流動食と混合して，少量の食品または飲料を提供した場合(経口摂取か経管栄養の別を問わない)を含むものである．

c.　特別食加算

(1)　特別食加算は，入院時食事療養(Ⅰ)の届出を行った保険医療機関において，患者の病状などに対応して医師の発行する食事せんに基づき，「入院時食事療養費及び入院時生活療養費の食事の提供たる療養の基準等(平成6年厚生省告示第238号)」の第2号に示された特別食が提供された場合に，1食単位で1日3食を限度として算定する．ただし，流動食(市販されているものに限る)のみを経管栄養法により提供したときは，算定しない．なお，特別食加算を行う場合は，特別食の献立表が作成されている必要がある．

(2)　加算の対象となる特別食は，疾病治療の直接手段として，医師が発行する食事せんに基づいて提供される患者の年齢，病状などに対応した栄養量および内容を有する治療食，無菌食，特別な場合の検査食であり，治療乳を除く乳児の人工栄養のための調乳，離乳食，幼児食ならびに治療食のうちで単なる流動食および軟食は除かれる．

(3)　治療食とは，腎臓食，肝臓食，糖尿食，胃潰瘍食，貧血食，膵臓食，脂質異常症食，痛風食，てんかん食，フェニールケトン尿症食，楓糖尿症食，ホモシスチン尿症食，尿素サイクル異常症食，メチルマロン酸血症食，プロピオン酸血症食，極長鎖アシル-CoA脱水素酵素欠損症食，糖原病食，ガラクトース血症食および治療乳をいうが，胃潰瘍食については流動食を除くものである．

　　また，治療乳とは，いわゆる乳児栄養障害症(離乳を終わらない児の栄養障害)に対する直接調製する治療乳をいい，治療乳既製品(プレミルクなど)を用いる場合および添加含水炭素の選定使用などは含まれない．

　　ここでは，努めて一般的な治療食名を用いたが，各医療機関での呼称が異なっていても実質的な内容が告示したものと同等である場合は，加算の対象となる．ただし，混乱を避けるためにできるかぎり告示の名称を用いることが望ましい．

(4)　心臓疾患，妊娠高血圧症候群などに対して減塩食療法を行う場合は，腎臓食に準じて取り扱うことができる．なお，高血圧症に対して減塩療法を行う場合は，このような取り扱いが認められない．

(5)　腎臓食に準じて取り扱うことができる心臓疾患などの減塩食については，食塩相当量が総量(1日量)6g未満の減塩食をいう．ただし，妊娠高血圧症候群の減塩食の場合は，日本高血圧学会，日本妊娠高血圧学会などの基準に準じていること．

(6)　肝臓食とは，肝庇護食，肝炎食，肝硬変食，閉鎖性黄疸食(胆石症および胆嚢炎による閉鎖性黄疸の場合も含む)などをいう．

(7)　十二指腸潰瘍の場合も胃潰瘍として取り扱って差し支えない．手術前後に提供する高カロリー食は加算の対象にならないが，侵襲の大きな消化管手術の術後において胃潰瘍

食に準じる食事を提供する場合は，特別食の加算が認められる．また，クローン病，潰瘍性大腸炎などにより腸管の機能が低下している患者に対する低残渣食については，特別食として取り扱って差し支えない．

(8) 高度肥満症(肥満度が +70% 以上または BMI が 35 以上)に対して食事療法を行う場合は，脂質異常症食に準じて取り扱うことができる．

(9) 特別な場合の検査食とは，潜血食をいう．

(10) 大腸エックス線検査・大腸内視鏡検査のために，とくに残渣の少ない調理済み食品を使用した場合は，「特別な場合の検査食」として取り扱って差し支えない．ただし，外来患者に提供した場合は，保険給付の対象外である．

(11) てんかん食とは，難治性てんかん(外傷性のものを含む)の患者に対して，グルコースに代わりケトン体を熱量源として供給することを目的に，炭水化物量の制限および脂質量の増加が厳格に行われた治療食をいう．ただし，グルコーストランスポーター 1 欠損症またはミトコンドリア脳筋症の患者に対し，治療食として当該食事を提供した場合は，「てんかん食」として取り扱って差し支えない．

(12) 特別食として提供される脂質異常症食の対象となる患者は，空腹時定常状態における LDL‐コレステロール値が 140 mg/dL 以上である者，または，HDL‐コレステロール値が 40 mg/dL 未満である者，もしくは中性脂肪値が 150 mg/dL 以上である者である．

(13) 特別食として提供される貧血食の対象となる患者は，血中ヘモグロビン濃度が 10 g/dL 以下であり，その原因が鉄分の欠乏に由来する患者である．

(14) 特別食として提供される無菌食の対象となる患者は，無菌治療室管理加算を算定している患者である．

(15) 経管栄養であっても，特別食加算の対象となる食事として提供される場合は，当該特別食に準じて算定することができる．

d. 食堂加算

(1) 食堂加算は，入院時食事療養(Ⅰ)の届出を行っている保険医療機関であって，下記(2)の要件を満たす食堂を備えている病棟または診療所に入院している患者(療養病棟に入院している患者を除く)について，食事の提供が行われたときに 1 日につき，病棟または診療所単位で算定する．

(2) 他の病棟に入院する患者との共用，談話室などとの兼用は差し支えない．ただし，食堂加算の算定に該当する食堂の床面積は，内法で当該食堂を利用する病棟，または診療所に係る病床 1 床当たり 0.5 m² 以上とする．

(3) 診療所療養病床診療環境加算 1，精神療養病棟入院料などの食堂の設置が要件の一つとなっている点数を算定している場合は，食堂加算をあわせて算定することはできない．

(4) 食堂加算を算定する病棟を有する保険医療機関は，当該病棟に入院している患者のうち，食堂における食事が可能な患者については，食堂において食事を提供するように努める．

Ⅱ　入院基本料，入院時食事療養費および特掲診療料等について

1　入院基本料等の施設基準

「入院基本料及び特定入院料に係る入院診療計画，院内感染防止対策，医療安全管理体制，褥瘡対策及び栄養管理体制の基準」などから，管理栄養士・栄養士業務関連部分を抜粋した．

五　栄養管理体制の基準

(1)　当該病院である保険医療機関内に，常勤の管理栄養士が1名以上配置されている．

(2)　管理栄養士をはじめとして，医師，看護師その他の医療従事者が共同して栄養管理を行う体制を整備し，あらかじめ栄養管理手順(栄養スクリーニングを含む栄養状態の評価，栄養管理計画，定期的な評価など)を作成する．

(3)　入院時に患者の栄養状態を医師，看護職員，管理栄養士が共同して確認し，特別な栄養管理の必要性の有無について入院診療計画書に記載している．

(4)　(3)において，特別な栄養管理が必要と医学的に判断される患者について，栄養状態の評価を行い，医師，管理栄養士，看護師その他の医療従事者が共同して，当該患者ごとの栄養状態，摂食機能および食形態を考慮した栄養管理計画を作成している．なお，救急患者や休日に入院した患者など，入院日に策定できない場合の栄養管理計画は，入院後7日以内に策定することとする．

(5)　栄養管理計画には，栄養補給に関する事項(栄養補給量，補給方法，特別治療食の有無など)，栄養食事相談に関する事項(入院時栄養食事指導，退院時の指導の計画など)，その他栄養管理上の課題に関する事項，栄養状態の評価の間隔などを記載する．また，当該計画書またはその写しを診療録に貼付する．

(6)　当該患者について，栄養管理計画に基づいた栄養管理を行うとともに，栄養状態を定期的に記録している．

(7)　当該患者の栄養状態を定期的に評価し，必要に応じて栄養管理計画を見直している．

(8)　特別入院基本料等および短期滞在手術等基本料1を算定する場合は，(1)から(7)までの体制を満たしていることが望ましい．

(9)　(1)に規定する管理栄養士は，1か月以内の欠勤については，欠勤期間中も(1)に規定する管理栄養士に算入することができる．なお，管理栄養士が欠勤している間も栄養管理のための適切な体制を確保している．

[以下，(10)および(11)は省略]

六　医科点数表第1章第2部通則第8号に規定する基準

当該保険医療機関内に，非常勤の管理栄養士または常勤の栄養士が1名以上配置されている．

2　入院時食事療養に係る費用の額の算定に関する基準

(1) 食事療養の費用額算定表

a.　入院時食事療養（Ⅰ）

① ②以外の食事療養を行う場合（1 食につき 640 円）

［算定要件］

別に厚生労働大臣が定める基準に適合しているものとして地方厚生局長等に届け出て，当該基準による食事療養を行う保険医療機関に入院している患者について，当該食事療養を行ったときに，1 日に 3 食を限度として算定する．

② 流動食のみを提供する場合（1 食につき 575 円）

［算定要件］

別に厚生労働大臣が定める基準に適合しているものとして地方厚生局長等に届け出て，当該基準による食事療養を行う保険医療機関に入院している患者について，当該食事療養として流動食（市販されているものに限る）のみを経管栄養法により提供したときに，1 日に 3 食を限度として算定する．

③ 特別食加算（1 食につき 76 円）

［算定要件］

別に厚生労働大臣が定める特別食を提供したときは，1 日に 3 食を限度として加算する．

ただし，a.　入院時食事療養（Ⅰ）の②を算定する患者については，算定しない．

④ 食堂加算（1 日につき 50 円）

［算定要件］

当該患者（療養病棟に入院する患者を除く）について，食堂における食事療養を行ったときに加算する．

b.　入院時食事療養（Ⅱ）

① ②以外の食事療養を行う場合（1 食につき 506 円）

［算定要件］

入院時食事療養（Ⅰ）を算定する保険医療機関以外の保険医療機関に入院している患者について，食事療養を行ったときに，1 日に 3 食を限度として算定する．

② 流動食のみを提供する場合（1 食につき 460 円）

［算定要件］

入院時食事療養（Ⅰ）を算定する保険医療機関以外の保険医療機関に入院している患者について，食事療養として流動食のみを経管栄養法により提供したときに，1 日に 3 食を限度として算定する．

3　特掲診療料の医学管理等診療報酬の算定

令和 2 年度診療報酬改定において，「地域包括ケアシステムの推進のための取組の評価」の一環として，「栄養情報の提供に対する評価」の新設と，外来栄養食事指導料および在宅患者訪問栄養食事指導料に係る「栄養食事指導の見直し」が行われた．

(1)栄養情報提供加算(新設)

第1　基本的な考え方

入院医療機関と在宅担当医療機関等との切れ目ない栄養連携を図る観点から，退院後も栄養管理に留意が必要な患者について，入院中の栄養管理等に関する情報を在宅担当医療機関等に提供した場合に，新たな評価を行う.

第2　具体的な内容

入院時栄養食事指導料を算定している患者について，退院後の栄養・食事管理について指導するとともに，在宅担当医療機関等の医師または管理栄養士に対して，栄養管理に関する情報を文書により提供を行った場合の評価として，栄養情報提供加算を新設する.

(新)栄養情報提供加算 50 点

[算定要件]

厚生労働大臣が定める者に対して，栄養指導に加え退院後の栄養・食事管理について指導し，入院中の栄養管理に関する情報を示す文書を用いて患者に説明するとともに，これを他の保険医療機関または介護老人福祉施設，介護老人保健施設，介護療養型医療施設もしくは介護医療院等の医師または管理栄養士に対して提供した場合に，入院中 1 回に限り，栄養情報提供加算として 50 点を所定点数に加算する.

(2)栄養食事指導の見直し

第1　基本的な考え方

外来・在宅患者に対する栄養食事指導を推進する観点から，他の医療機関等との連携した栄養食事指導について，診療所が他の医療機関等と連携した場合の取り扱いを含め要件を見直す.

第2　具体的な内容

診療所における外来栄養食事指導料および在宅患者訪問栄養食事指導料について，当該保険医療機関以外(他の保険医療機関または栄養ケア・ステーション)の管理栄養士が栄養指導を行った場合に評価する.

【外来栄養食事指導料】

イ　外来栄養食事指導料 1
- ①　初回　　　　　　　260 点
- ②　2 回目以降　　　　200 点

ロ　外来栄養食事指導料 2
- ①　初回　　　　　　　250 点
- ②　2 回目以降　　　　190 点

[算定要件]

注1　イについては，厚生労働大臣が定める基準を満たす保険医療機関において，入院中の患者以外の患者であって，別に厚生労働大臣が定める者に対して，医師の指示に基づき管理栄養士が具体的な献立等によって指導を行った場合に，初回の指導を行った月にあっては月 2 回に限り，その他の月にあっては月 1 回に限り算定する.

注2　ロについては，厚生労働大臣が定める基準を満たす保険医療機関（診療所に限る.）において，入院中の患者以外の患者であって，別に厚生労働大臣が定める者に対して，当該保険医療機関の医師の指示に基づき当該保険医療機関以外の管理栄養士が，具体的な献立等によって指導を行った場合に，初回の指導を行った月にあっては月 2 回に限り，その他の月にあっては月 1 回に限り算定する.

【在宅患者訪問栄養食事指導料】

① 在宅患者訪問栄養食事指導料1

  イ 単一建物診療患者が1人の場合   530点

  ロ 単一建物診療患者が2人以上9人以下の場合 480点

  ハ イおよびロ以外の場合   440点

② 在宅患者訪問栄養食事指導料2

  イ 単一建物診療患者が1人の場合   510点

  ロ 単一建物診療患者が2人以上9人以下の場合 460点

  ハ イおよびロ以外の場合   420点

[算定要件]

注1 ①においては，在宅で療養を行っており通院が困難な患者であって，別に厚生労働大臣が定める者に対して，診療に基づき計画的な医学管理を継続して行い，かつ，管理栄養士が訪問して具体的な献立等によって指導を行った場合に，単一建物診療患者（当該患者が居住する建物に居住する者のうち，当該保険医療機関の管理栄養士が訪問し栄養食事指導を行っているものをいう．）の人数に従い，患者1人につき月2回に限り所定点数を算定する．

注2 ②においては，在宅で療養を行っており通院が困難な患者であって，別に厚生労働大臣が定める者に対して，診療に基づき計画的な医学管理を継続して行い，かつ，当該保険医療機関の医師の指示に基づき当該保険医療機関以外の管理栄養士が訪問して，具体的な献立等によって栄養管理に係る指導を行った場合に，単一建物診療患者（当該患者が居住する建物に居住する者のうち，当該保険医療機関以外の管理栄養士が訪問して栄養食事指導を行っているものをいう．）の人数に従い，患者1人につき月2回に限り所定点数を算定する．

注3 在宅患者訪問栄養食事指導に要した交通費は，患家の負担とする．

(3)外来栄養食事指導料

① 初回   260点

② 2回目以降 200点

[算定要件]

 別に厚生労働大臣が定める基準を満たす保険医療機関において，入院中の患者以外の患者であって，別に厚生労働大臣が定めるものに対して，医師の指示に基づき管理栄養士が具体的な献立等によって指導を行った場合に，初回の指導を行った月にあっては月2回に限り，その他の月にあっては月1回に限り算定する．

[外来栄養食事指導料における留意事項]

(1) 外来栄養指導料は，入院中の患者以外の患者であって，別に厚生労働大臣が定める特別食を医師が必要と認めた患者，がん患者，摂食機能もしくは嚥下機能が低下した患者，または低栄養状態にある患者などに対し，当該保険医療機関の管理栄養士が医師の指示に基づき，患者ごとにその生活条件，嗜好を勘案した食事計画案などを必要に応じて交付し，初回にあってはおおむね30分以上，2回目以降にあってはおおむね20分以上，療養のために必要な指導を行った場合に算定する．

  [注1]摂食機能もしくは嚥下機能が低下した患者とは，医師が硬さ，付着性，凝集性などに配慮した嚥下調整食（日本リハビリテーション学会の分類に基づく）に相当する食事を要すると判断した患者である．

  [注2]低栄養状態にある患者とは，次のいずれかを満たす患者である．

    ① 血中アルブミンが3.0g/dL以下である患者

    ② 医師が栄養管理により低栄養状態の改善を要すると判断した患者

(2) 管理栄養士への指示事項は，当該患者ごとに適切なものとし，熱量・熱量構成，たんぱく質，脂質その他の栄養素の量，病態に応じた食事の形態などに係る情報のうち，医師が必要と認めるものに関する具体的な指示を含まなければならない．

(3) 管理栄養士は常勤である必要はなく，要件に適合した指導が行われれば算定できる．

(4) 外来栄養食事指導料は，初回の指導を行った月にあっては1月に2回を限度として，その他の月にあっては1月に1回を限度として算定する．ただし，初回の指導を行った月の翌月に2回指導を行った場合であって，初回と2回目の指導の間隔が30日以内の場合は，初回の指導を行った翌月に2回算定することができる．

(5) 特別食には，心臓疾患および妊娠高血圧症候群などの患者に対する減塩食，十二指腸潰瘍の患者に対する潰瘍食，侵襲の大きな消化管術後の患者に対する潰瘍食，クローン病および潰瘍性大腸炎などにより腸管の機能が低下している患者に対する低残渣食，高度肥満症(肥満度が+40%以上またはBMIが30以上)の患者に対する治療食ならびにてんかん食〔難治性てんかん(外傷性のものを含む)，グルコーストランスポーター1欠損症またはミトコンドリア脳筋症の患者に対する治療食であって，グルコースに代わりケトン体を熱量源として供給することを目的に炭水化物量の制限と脂質量の増加が厳格に行われたものに限る〕を含む．

　ただし，高血圧症の患者に対する減塩食(塩分の総量が6g未満のものに限る)および小児食物アレルギー患者〔食物アレルギー検査の結果(他の保険医療機関から提供を受けた食物アレルギー検査の結果を含む)，食物アレルギーをもつことが明らかな9歳未満の小児に限る〕に対する小児食物アレルギー食については，入院時食事療養(Ⅰ)の特別食加算の場合と異なり，特別食に含まれる．なお，妊娠高血圧症候群の患者に対する減塩食は，日本高血圧学会，日本妊娠高血圧学会などの基準に準じていること．

(6) 医師は，診療録に管理栄養士への指示事項を記載する．また，管理栄養士は，患者ごとに栄養指導記録を作成するとともに，指導内容の要点および指導時間を記録する．

令和2年度診療報酬改定における見直し(情報通信機器の活用)

栄養食事指導の効果を高めるために，外来および在宅で施行される栄養食事指導における継続的なフォローアップについて，情報通信機器を活用して実施した場合の評価が認められた．

【外来栄養食事指導料】
① 初回　　　　　　　　　　　　　260点
② 2回目以降
　ア　対面で行った場合　　　　　200点
　イ　情報通信機器を使用する場合　180点
［算定要件］
②のイについては，医師の指示に基づき当該保険医療機関の管理栄養士が，電話または情報通信機器によって必要な指導を行った場合に，月1回に限り算定することができる．

(4) 入院栄養食事指導料
a. 入院栄養食事指導料1
① 初回　　　260点
② 2回目　　200点
［算定要件］
別に厚生労働大臣が定める基準を満たす保険医療機関において，入院中の患者であって，別

に厚生労働大臣が定めるものに対して，医師の指示に基づき管理栄養士が具体的な献立などによって指導を行った場合に，入院中2回を限度として算定する．

b. 入院栄養食事指導料2
① 初回　　　250点
② 2回目　　190点
［算定要件］
　別に厚生労働大臣が定める基準を満たす保険医療機関(診療所に限る)において，入院中の患者であって，別に厚生労働大臣が定めるものに対して，当該保険医療機関の医師の指示に基づき，当該保険医療機関以外の管理栄養士が具体的な献立などによって指導を行った場合に，入院中2回を限度として算定する．

［入院栄養食事指導料における留意事項］
(1)　入院栄養食事指導料1は，入院中の患者であって，別に厚生労働大臣が定める特別食を医師が必要と認めた患者，がん患者，摂食機能もしくは嚥下機能が低下した患者または低栄養状態にある患者などに対し，当該保険医療機関の管理栄養士が医師の指示に基づき，患者ごとにその生活条件，嗜好を勘案した食事計画案などを必要に応じて交付し，初回にあってはおおむね30分以上，2回目にあってはおおむね20分以上，療養のため必要な栄養の指導を行った場合に，入院中2回を限度として算定する．ただし，1週間に1回を限度とする．
　　また，入院栄養食事指導料2は，有床診療所において，当該診療所以外(栄養ケア・ステーションおよび他の保険医療機関に限る)の管理栄養士が当該診療所の医師の指示に基づき，指導(対面に限る)を行った場合に算定する．

(2)　入院栄養食事指導料を算定するに当たって，上記以外の事項は前述の外来栄養食事指導料における留意事項の(2)および(3)(入院栄養食事指導料1に限る)，(5)および(6)の例による．

(5)集団栄養食事指導料(80点)
［集団栄養食事指導料における留意事項］
(1)　集団栄養食事指導料は，別に厚生労働大臣が定める特別食を医師が必要と認めた者に対し，当該保険医療機関の管理栄養士が医師の指示に基づき，複数の患者を対象に指導を行った場合に，患者1人につき月1回に限り所定点数を算定する．

(2)　集団栄養食事指導料は，入院中の患者については，入院期間が2か月を超える場合であっても，入院期間中に2回を限度として算定する．

(3)　入院中の患者と入院中の患者以外の患者が混在して指導が行われた場合であっても算定できる．

(4)　1回の指導における患者の人数は，15人以下を標準とする．

(5)　1回の指導時間は，40分を超えるものとする．

(6)　それぞれの算定要件を満たしていれば，集団栄養食事指導料と外来栄養食事指導料または入院栄養食事指導料を，同一日に併せて算定することができる．

(7)　集団栄養食事指導料を算定する医療機関にあっては，集団による指導を行うのに十分なスペースをもつ指導室を備えるものとする．ただし，指導室が専用であることを要し

ない.

(8)　医師は，診療録に管理栄養士への指示事項を記載する．管理栄養士は，患者ごとに栄養指導記録を作成するとともに，指導内容の要点および指導時間を記録する．

(9)　集団栄養食事指導料を算定するに当たって，上記以外の事項は，外来栄養食事指導料における留意事項の(2)，(3)および(5)の例による．ただし，同留意事項の(5)の小児アレルギー患者(9歳未満の小児に限る)に対する特別食の取り扱いを除く．

(6)在宅患者訪問栄養食事指導料

① 単一建物診療患者が1人の場合　　　　530点
② 単一建物診療患者が2〜9人の場合　　480点
③ ①および②以外の場合　　　　　　　　440点

[算定要件]

(1)　在宅患者訪問栄養食事指導料は，在宅での療養を行っている患者であって，疾病，負傷のために通院による療養が困難な者について，医師が当該患者に特掲診療料の施設基準等に規定する特別食を提供する必要性を認めた患者，がん患者，摂食機能もしくは嚥下機能が低下した患者，または低栄養状態にある患者などに対し，医師が栄養管理の必要性を認めた場合であって，当該医師の指示に基づき，管理栄養士が患家を訪問し，患者の生活条件，嗜好などを勘案した食品構成に基づく食事計画案または具体的な献立などを示した栄養食事指導せんを，患者またはその家族などに対して交付するととともに，当該指導せんに従い，食事の用意や摂取などに関する具体的な指導を30分以上行った場合に算定する．

(2)　単一建物診療患者の人数とは，当該患者が居住する建物に居住する者のうち，当該保険医療機関が在宅患者訪問栄養食事指導料を算定する者(当該保険医療機関と特別の関係にある保険医療機関において算定する者を含む．以下同じ)の人数を「単一建物診療患者の人数」という．

　　ただし，当該建築物において当該保険医療機関が在宅患者訪問栄養食事指導料を算定する者の数が，当該建築物の戸数の10%以下の場合または当該建築物の戸数が20戸未満であって，在宅患者訪問栄養食事指導料を算定する者の数が2人以下の場合には，それぞれ単一建物診療患者が1人であるものとみなす．

(3)　管理栄養士については，診療所の場合に在宅患者訪問褥瘡管理指導料の算定が，非常勤職員でも可能となっている．この取り扱いを病院にも適用(非常勤の管理栄養士でも可)する．

(4)　訪問のために必要な交通費は実費とする．

(5)　上記以外の点に関しては，外来栄養食事指導料における留意事項の例による．

4　チーム医療による加算関係

(1)摂食障害入院医療管理加算

① 30日以内　　　　　　　1日につき200点
② 31日以上60日以内　　　1日につき100点

[算定要件]

別に厚生労働大臣が定める施設基準に適合しているものとして，地方厚生局長等に届け出た

保険医療機関(以下，「届出保険医療機関」という.)に入院している患者であって，別に厚生労働大臣が定めるものに対して必要な治療を行った場合に，入院した日から起算して60日を限度として，当該患者の入院期間に応じてそれぞれ所定点数に加算する.

(2)栄養サポートチーム加算(週1回200点)

(1)　栄養サポートチーム加算は，栄養障害の状態にある患者や栄養管理をしなければ栄養障害の状態になることが見込まれる患者に対し，患者のQOLの向上，原疾患の治癒促進および感染症等の合併症予防などを目的として，栄養管理に係る専門的知識を有する多職種からなる医療チーム(栄養サポートチーム)が診療することを評価したものである.

(2)　栄養サポートチーム加算は，当該加算を算定できる病棟に入院している患者であって，次の各号のいずれかに該当する場合に算定できる.

　① 栄養管理計画に係る栄養スクリーニングの結果，血中アルブミン値が3.0 g/dL以下であって，栄養障害を有すると判定された患者

　② 経口摂取または経腸栄養への移行を目的として，現に静脈栄養法を実施している患者

　③ 経口摂取への移行を目的として，現に経腸栄養法を実施している患者

　④ 栄養サポートチームが，栄養治療により改善が見込めると判断した患者

(3)　1日当たりの算定患者数は，1チームにつきおおむね30人以内とする.

(4)　栄養サポートチームは，規定の診療を通じて栄養状態を改善させ，また，必要に応じて経口摂取への円滑な移行を促進することが必要である.

(5)　栄養サポートチームは，規定の診療を通じて当該保険医療機関における栄養管理体制を充実させるとともに，当該保険医療機関において展開されているさまざまなチーム医療との連携を図ることが必要である.

令和2年度診療報酬改正における見直し(結核病棟および精神病棟の追加)

　これまで栄養サポートチーム加算の対象病棟は，急性期一般入院料1〜7，地域一般入院料1〜3，特定機能病院入院基本料(一般病棟)，専門病院入院基本料(7対1，10対1，13対1)および療養病棟入院基本料1，2の算定病棟であった．ただし，療養病棟については，入院日から起算して6か月に限り算定可能とし，入院1か月までは週1回，入院2か月以降6か月までは月1回に限り算定可能とされていた.

　今回の改定において，結核病棟および精神病棟入院患者への栄養面の積極的な介入を推進する観点から，結核病棟入院基本料，精神病棟入院基本料および特定機能病院入院基本料(結核病棟および精神病棟に限る.)を算定する病棟を，新たに栄養サポートチーム加算の対象病棟として追加が認められた.

　ただし，今回追加が認められた結核病棟および精神病棟は，療養病棟と同様に入院した日から1か月以内は週1回，2か月以上6か月以内は月1回に限り加算ができる.

［算定要件］

　① 栄養管理体制その他の事項につき届出保険医療機関において，栄養管理を要する患者として別に厚生労働大臣が定める患者に対して，当該保険医療機関の保険医，看護師，薬剤師，管理栄養士等が共同して必要な診療を行った場合に，当該患者(「特別入院基本料等を除く.」または，特定入院料のうち栄養サポートチーム加算を算定できるものを現に算定している患者に限る.)について，週1回(療養病棟入院基本料，結核病棟入院基本料，精神病棟入院基本料および特定機能病院入院基本料(結核病棟および精神病棟に限る.)を算定している患者については，入院した日から起算して1か月以内の期間にあっては週1

回，1か月を超え6か月以内の期間にあっては月1回)に限り所定点数に加算する．この場合において，入院栄養食事指導料，集団栄養食事指導料および乳幼児育児栄養指導料は別に算定することができない．

② 医療提供体制の確保の状況にかんがみ，別に厚生労働大臣が定める地域に所在する保険医療機関であって，別に厚生労働大臣が定める施設基準に適合したものとして，地方厚生局長等に届け出たものについては，①に規定する届出の有無に関わらず当該加算の点数に代えて，栄養サポート加算(特定地域)として100点を所定点数に加算することができる．

[施設基準]

当該保険医療機関内に，以下により構成される栄養管理に係るチーム(以下「栄養サポートチーム」という.)が設置されていること．また，以下のうちのいずれか1人は専従であること．ただし，当該栄養サポートチームの診察する患者数が1日に15人以内である場合には，いずれも専任で差し支えない．

　ア 栄養管理に係る所定の研修を終了した専任の常勤医師
　イ 栄養管理に係る所定の研修を終了した専任の常勤看護師
　ウ 栄養管理に係る所定の研修を終了した専任の常勤薬剤師
　エ 栄養管理に係る所定の研修を終了した専任の常勤管理栄養士

(3) 糖尿病透析予防指導管理料(350点)

[算定要件]

別に厚生労働大臣が定める施設基準に適合しているものとして地方厚生局長等に届け出た保険医療機関において，糖尿病の患者(別に厚生労働大臣が定める者に限る)であって，医師が透析予防に関する指導の必要があると認めた入院中の患者以外の患者に対して，当該保険医療機関の医師，看護師または保健師および管理栄養士などが共同して必要な指導を行った場合に，月1回に限り算定する．

(4) 入院時支援加算(要件および評価の見直し)

令和2年度診療報酬改定において，「入院時支援加算」は，要件および評価の見直しが行われた．

注7　届出保健医療機関に入院している患者であって，厚生労働大臣が別に定める者に対して入院前に支援を行った場合に，次に掲げる点数をさらに所定点数に加算する．

　　イ　入院時支援加算1　　　　230点
　　ロ　入院時支援加算2　　　　200点

[算定要件]

(21)「注7」に規定する入院時支援加算を算定するに当たっては，入院が決まった患者に対し，入院中の治療や入院生活に係る計画に備え，入院前に以下のアからクまで(イについては，患者の要介護または要支援状態の場合のみ)を実施し，その内容をふまえ，入院中の看護や栄養管理等に係る療養支援の計画を立て，患者および入院予定先の病棟職員と共有した場合に算定する．入院前にアからク(イについては，患者の要介護または要支援状態の場合のみ)までをすべて実施して療養支援計画を立てた場合には入院時支援加算1を，患者の病態等によりアからクまでのすべては実施できず，ア，イおよびク(イについては，患者が要介護または要支援状態の場合のみ)を含む一部の項目を実施して療養支援計画を立てた場合には，入院時支援加算2を算定する．

　　ア 身体的・社会的・精神的背景を含めた患者情報の把握
　　イ 入院前に利用していた介護サービスまたは福祉サービスの把握

　　ウ　褥瘡に関する危険因子の評価

　　エ　栄養状態の評価

　　オ　服薬中の薬剤の確認

　　カ　退院困難な要因の有無の評価

　　キ　入院中に行われる治療・検査の説明

　　ク　入院生活の説明

(22)「注7」に規定する入院時支援加算を算定するに当たって，作成した療養支援計画書について患者の入院前に，入院予定先の病棟職員と共有する．また，入院前または入院日に患者またはその家族等に交付して説明し，その内容を診療録等に記載または添付する．なお，第1章第2部の通則7の規定に基づき作成する入院診療計画書等をもって，当該療養支援計画書としてもよい．

(23) 患者の栄養状態の評価や服薬中の薬剤の確認に当たっては，必要に応じて，管理栄養士や薬剤師等の関係職種と十分に連携を図る．

(5) 退院時共同指導料（見直し）

第1　基本的な考え方

　入院中の患者が退院後に安心して療養生活を送ることができるよう，関係機関間の連携を推進するため，退院時共同指導料について，医師および看護職員以外の医療従事者が共同指導する場合も評価の対象となるように見直す．また，入退院支援加算を算定する患者に係る退院後の診療などの療養に必要な情報の提供に対する評価について，算定対象を見直す．

第2　具体的な内容

　退院時共同指導料において，医師および看護職員以外の医療従事者が共同指導する場合も評価の対象となるように見直す．

【退院時共同指導料1】

［算定要件］

　保険医療機関に入院中の患者について，地域において当該患者の退院後の在宅療養を担う保険医療機関の保険医または当該保険医の指示を受けた看護師等，薬剤師，管理栄養士，理学療法士等もしくは社会福祉士が，患者の同意を得て，退院後の在宅での療養上必要な説明および指導を，入院中の保険医療機関の保険医，看護師等，薬剤師，管理栄養士，理学療法士等または社会福祉士と共同して行ったうえで，文書により情報提供した場合に，当該入院中1回に限り，地域において当該患者の退院後の在宅療養を担う保険医療機関において算定する．ただし，別に厚生労働大臣が定める疾病等の患者については，当該入院中2回に限り算定できる．

【退院時共同指導料2】

［算定要件］

　入院中の保険医療機関の保険医，看護師等，薬剤師，管理栄養士，理学療法士等または社会福祉士が，入院中の患者に対して，患者の同意を得て，退院後の在宅での療養上必要な説明および指導を，地域において当該患者の退院後の在宅療養を担う保険医療機関の保険医，もしくは当該保険医の指示を受けた看護師等，薬剤師，管理栄養士，理学療法士等もしくは社会福祉士，または当該患者の退院後の在宅療養を担う保険医療機関の保険医の指示を受けた訪問看護ステーションの看護師等（准看護師を除く）と共同して行ったうえで，文書により情報提供した場合に，当該患者が入院している保険医療機関において，当該入院中1回に限り算定する．ただし，別に厚生労働大臣が定める疾病等の患者については，当該入院中2回に限り算定できる．

⑹多職種チームによる摂食嚥下リハビリテーションの評価

　令和2年度診療報酬改定において，「多職種チームによる摂食嚥下リハビリテーションの評価」の一環として「摂食機能療法の経口摂取回復促進加算」に係る要件および評価の見直しが行われた.

第1　基本的な考え方

　摂食嚥下障害を有する患者に対する多職種チームによる効果的な介入が推進されるよう，摂食機能療法の経口摂取回復促進加算について要件および評価を見直す.

第2　具体的な内容

　摂食機能療法の経口摂取回復促進加算について，多職種チームによる介入を評価できるよう，要件および評価を見直すとともに名称の変更を行う.

【摂食嚥下支援加算(摂食機能療法)】

[算定要件]

注3　別に厚生労働大臣が定める施設基準に適合しているものとして地方厚生局長等に届け出た保険医療機関(以下，「届出医療機関」という.)において，当該保険医療機関の医師，看護師，言語聴覚士，薬剤師，管理栄養士等が共同して，摂食機能または嚥下機能の回復のために必要な指導管理を行った場合に，摂食嚥下支援加算として，週1回に限り200点を所定点数に加算する.

(6)「注3」に掲げる摂食嚥下支援加算は，届出医療機関において，摂食機能療法を算定する患者であって，摂食嚥下に係る専門知識を有した多職種からなるチーム(以下，「摂食嚥下支援チーム」という.)の介入によって摂食嚥下機能の回復が見込まれる患者に対して，多職種が共同して必要な指導管理を行った場合に算定できる.

(7)「注3」に掲げる摂食嚥下支援加算は，ア～ウの要件をいずれも満たす場合に算定する.

　ア　当該患者の診療を担う医師，看護師等と共同の上，摂食嚥下支援チームにより，内視鏡下嚥下機能検査または嚥下造影の結果に基づいてリハビリテーション実施計画書を作成し，またはすでに摂食機能療法に係る計画書が作成されている場合には，当該チームにより見直しを行いその内容を患者に説明の上交付するとともに，その写しを診療録に添付する.

　イ　当該患者について，月に1回以上，内視鏡下嚥下機能検査または嚥下造影を実施し，当該検査結果をふまえて，リハビリテーション計画等の見直しに係るカンファレンスを週に1回以上行う. 当該カンファレンスには，摂食嚥下支援チームの構成員のうち，医師，看護師，言語聴覚士，薬剤師，管理栄養士が参加していること.

　ウ　カンファレンスの結果に基づき，リハビリテーション計画の見直し，嚥下調整食の見直し(嚥下機能の観点から適切と考えられる食事形態に見直すことや量の調整を行うことを含む.)，摂食方法の調整や口腔管理等の見直しを行い，必要に応じて患者または家族等への指導管理を行う.

(8)「注3」に掲げる摂食嚥下支援加算を算定する場合は，当該患者のリハビリテーションの効果や進捗状況，内視鏡下嚥下機能検査または嚥下造影の結果およびカンファレンスの概要を診療録等に記載する. また，内視鏡下嚥下機能検査または 嚥下造影を実施した日付およびカンファレンスを実施した日付を診療報酬明細書の摘要欄に記載すること.

(9)「注3」に掲げる摂食嚥下支援加算を算定する月においては，内視鏡下嚥下機能検査または嚥下造影は別に算定できない. ただし，胃瘻造設の適否を判断するため事前に内視鏡下嚥下機能検査または嚥下造影を行った場合は，行った日付および胃瘻造設術を実施した日付を診療報酬明細書の摘要欄に記載したうえで，別に算定することができる.

［施設基準］

(1) 摂食嚥下機能の回復のために必要な指導管理を行うにつき十分な体制が整備されている.

(2) 摂食機能に係る療養についての実績を地方厚生局長等に報告している.

　(以下は新設)

(3) 当該保険医療機関内に, 以下から構成される摂食嚥下機能の回復の支援に係るチーム(以下「摂食嚥下支援チーム」という.)が設置されている. ただし, カについては, 歯科医師が摂食嚥下支援チームに参加している場合に限り, 必要に応じて参加していること.
　ア　専任の常勤医師または常勤の歯科医師
　イ　摂食嚥下機能障害を有する患者の看護に従事した経験を5年以上有する看護師であって, 摂食嚥下障害看護に係る適切な研修を終了した専任の常勤看護師
　ウ　専任の常勤言語聴覚士
　エ　専任の常勤薬剤師
　オ　専任の常勤管理栄養士
　カ　専任の歯科衛生士
　キ　専任の理学療法士または作業療法士

(4) 内視鏡下嚥下機能検査または嚥下造影の検査結果をふまえて実施する週1回以上のカンファレンスについては, 摂食嚥下支援チームのうち, 常勤の医師または歯科医師, 常勤の看護師, 常勤の言語聴覚士, 常勤の薬剤師, 常勤の管理栄養士が参加していること. なお, 歯科衛生士, 理学療法士または作業療法士については, 必要に応じて参加することが望ましい.

(5) 摂食嚥下支援加算を算定した患者について, 入院時および退院時の嚥下機能の評価等について, 別添の様式を用いて, 地方厚生局長等に報告している.

(7) 回復期リハビリテーション病棟入院料(栄養管理の充実・管理栄養士配置の見直し)

　令和2年度診療報酬改定において, 「回復期リハビリテーション病棟入院料」は, 栄養管理の充実を図る観点から要件の見直しが行われた.

第1　基本的な考え方

　回復期リハビリテーション病棟における実績要件について, アウトカムを適切に反映させるとともに, 栄養管理の充実を図る観点から, 回復期リハビリテーション病棟入院料について要件を見直す.

第2　具体的な内容

1) 回復期リハビリテーション病棟入院料1および回復期リハビリテーション病棟入院料3におけるリハビリテーション実績指数の要件について, それぞれ水準を引き上げる.

［施設基準］

(2) 回復期リハビリテーション病棟入院料1の施設基準
　リ　リハビリテーションの効果に係る実績の指数が40以上である.

(4) 回復期リハビリテーション病棟入院料3の施設基準
　ホ　リハビリテーションの効果に係る実績の指数が35以上である.

［経過措置］

　令和2年3月31日において現に回復期リハビリテーション病棟入院料1または回復期リハビリテーション病棟入院料3を届け出ているものについては, 令和2年9月30日までの間に限り, 当該基準を満たすものとみなす.

2) 回復期リハビリテーション病棟に入院した患者に対して，入院時 FIM(Functional Inde-
pendence Measure；機能的自立度評価法) および目標とする FIM について，リハビリテー
ション実施計画書を用いて説明し，計画書を交付すること．また，退院時 FIM についても
同様の取扱いとする．
［算定要件］
(8) 回復期リハビリテーション病棟入院料を算定するに当たっては，当該入院料を算定する
患者に対し，入院後2週間以内に入棟時の FIM 運動項目の得点について，また退棟(死亡
の場合を除く)に際して退棟時の FIM 運動項目の得点について，その合計および項目別内
訳を記載したリハビリテーション実施計画書を作成し，説明の上で患者の求めに応じて交
付する．

3) 回復期リハビリテーション病棟入院料における重症者の定義に，日常生活機能評価に代え
て FIM 総得点を用いてもよいものとする．
［算定要件］
(7) 回復期リハビリテーション病棟入院料を算定するに当たっては，当該回復期リハビリ
テーション病棟への入院時または転院時および退院時に 日常生活機能評価または機能的
自立度評価法(FIM)の測定を行い，その結果を診療録に記載する．

［施設基準］
(2) 回復期リハビリテーション病棟入院料1の施設基準
ト　重症の患者の3割以上が退院時に日常生活機能または FIM が改善している．

(4) 回復期リハビリテーション病棟入院料3の施設基準
ハ　重症の患者の3割以上が退院時に日常生活機能または FIM が改善している．

4) 回復期リハビリテーション病棟入院料1の施設基準である，「当該病棟に専任の常勤管理栄
養士が1名以上配置されていることが望ましい.」とされている基準を専任配置に変更する．
［施設基準］
(2) 回復期リハビリテーション病棟入院料1の施設基準
ロ　当該病棟に専任の常勤の管理栄養士が1名以上配置されている．

［経過措置］
令和2年3月31日において現に回復期リハビリテーション病棟入院料1を届け出ている
ものについては，令和3年3月31日までの間に限り，当該基準を満たすものとみなす．

5) 回復期リハビリテーション病棟入院料2〜6について，現状では管理栄養士の配置規定は
ないが，施設基準に「当該病棟に専任の常勤管理栄養士が1名以上配置されていることが
望ましい」旨を追加するとともに，栄養管理に係る要件を設ける．
［施設基準］
② 回復期リハビリテーション病棟入院料1および2の施設基準
(1)（中略）
また，回復期リハビリテーション病棟入院料2を算定しようとする病棟では，当該病
棟に専任の管理栄養士1名以上の常勤配置を行うことが望ましい．

③ 回復期リハビリテーション病棟入院料3，4，5および6の施設基準
(1)（中略）
また，当該病棟に専任の管理栄養士1名以上の常勤配置を行うことが望ましい．

［算定要件］
(14) 回復期リハビリテーション病棟入院料2〜6について，当該病棟に専任の常勤の管理

栄養士が配置されている場合には，栄養管理に関するものとして，次に掲げる内容を行うことが望ましい．

ア　当該入院料を算定するすべての患者について，患者ごとに行うリハビリテーション実施計画またはリハビリテーション総合実施計画の作成に当たっては，管理栄養士も参画し，患者の栄養状態を十分にふまえて行うとともに，リハビリテーション実施計画書またはリハビリテーション総合実施計画書における栄養関連項目に記載する．

イ　当該入院料を算定するすべての患者について，管理栄養士を含む医師，看護師その他医療従事者が，入院時の患者の栄養状態の確認，当該患者の栄養状態の定期的な評価および計画の見直しを共同して行う．

ウ　当該入院料を算定する患者のうち，栄養障害の状態にある者または栄養管理をしなければ栄養障害の状態になることが見込まれる者，その他の重点的な栄養管理が必要な者については，栄養状態に関する再評価を週1回以上行うとともに，再評価の結果もふまえた適切な栄養管理を行い，栄養状態の改善等を図る．

(8) 在宅患者訪問褥瘡管理指導料（管理栄養士の雇用形態等要件の見直し）

令和2年度診療報酬改定において，「質の高い在宅医療・訪問看護の確保」の一環として，「在宅患者訪問褥瘡管理指導料（管理栄養士の雇用形態等要件の見直し）」が行われた．

第1　基本的な考え方

在宅における褥瘡管理を推進する観点から，在宅患者訪問褥瘡管理指導料について，管理栄養士の雇用形態等を含め要件を見直す．

第2　具体的な内容

初回カンファレンスの実施および在宅褥瘡診療計画の策定を評価するとともに，管理栄養士の雇用形態に関わらず，褥瘡対策チームに参画できるよう要件を見直す．

［算定要件］

注1　届出保健医療機関において，重点的な褥瘡管理を行う必要が認められる患者（在宅での療養を行っている者に限る．）に対して，当該患者の同意を得て，当該保険医療機関の保険医，管理栄養士または当該保険医療機関以外の管理栄養士，看護師または連携する他の保険医療機関等の看護師が共同して，褥瘡管理に関する計画的な指導管理を行った場合には，初回のカンファレンスから起算して6か月に限り，当該患者1人につき3回を限度に所定点数を算定する．

(7)「注1」については，初回カンファレンス時に算定することができる．また，初回カンファレンスを起算日として3か月以内に評価カンファレンスを実施した場合には，2回目のカンファレンスとして算定できる．2回目のカンファレンスの結果，継続して指導管理が必要と認められた場合に限り，初回カンファレンス後4か月以上6か月以内に実施した3回目の評価カンファレンスについても，実施した場合に算定することができる．

(9) 緩和ケア診療加算（個別栄養食事管理加算の見直し）

令和2年度診療報酬改定において，「緩和ケア診療加算」は以下のような内容の見直しが行われた．

第1　基本的な考え方

患者の病状や希望に応じたきめ細やかな栄養食事支援を推進する観点から，緩和ケア診療加算について個別栄養食事管理加算の対象患者の要件を見直す．

第2　具体的な内容

個別栄養食事管理加算の算定対象に，後天性免疫不全症候群および末期心不全患者を加え

る.

【個別栄養食事管理加算(緩和ケア診療加算への追加)】

[算定要件]

厚生労働大臣が定める施設基準を満たす保険医療機関において,緩和ケアを要する患者に対して,緩和ケアに係る必要な栄養食事管理を行った場合には,個別栄養食事管理加算として,70点をさらに所定点数に加算する.

[施設基準]

イ 緩和ケアを要する患者の個別栄養食事管理を行うにつき,十分な体制が整備されている.

ロ 当該体制において,緩和ケアを要する患者に対する個別栄養食事管理に係る必要な経験を有する管理栄養士が配置されている.

(10)質の高い外来がん化学療法の評価:連携充実加算の新設

令和2年度診療報酬改定において,「緩和ケアを含む質の高いがん医療の評価」の一環として,「質の高い外来がん化学療法の評価」に係る『連携充実加算』,ならびに『外来化学療法での栄養管理の評価』が認められた.

第1 基本的な考え方

医療機関と薬局との連携強化やきめ細かな栄養管理を通じてがん患者に対するより質の高い医療を提供する観点から,外来化学療法加算の評価を見直す.

第2 具体的な内容

外来での抗がん剤治療の質を向上させる観点から,患者にレジメン(治療内容)を提供し,患者の状態をふまえた必要な指導を行うとともに,地域の薬局に勤務する薬剤師等を対象とした研修会の実施等の連携体制を整備している場合において,新たな評価を行う.

(新) 連携充実加算 150点(月1回)

[対象患者]

外来化学療法加算の1のAを算定する患者

[算定要件]

(1) 当該保険医療機関の医師の指示に基づき薬剤師が,治療の目的および治療の進捗等を文書により提供した上で,患者の状態をふまえて必要な指導を行った場合に,連携充実加算として150点を月1回に限り所定点数に加算する.

(2) その他以下の要件を満たすこと.

① 治療の状況等を共有することを目的に,提供した医療の目的および治療の進捗状況に関する文書を他の保険医療機関または保険薬局に提示するよう患者に指導を行う.

② 他の保険医療機関または保険薬局から服薬状況,抗悪性腫瘍剤の副作用等に関する情報が報告された場合には,必要な分析・評価等を行う.

③ 悪性腫瘍の治療を担当する医師の診察に当たっては,あらかじめ薬剤師,看護師等と連携して服薬状況,抗悪性腫瘍剤の副作用等に関する情報を収集し,診療に活用することが望ましい.

④ 療養のため必要な栄養の指導を実施する場合には,管理栄養士と連携を図る.

[施設基準]

(1) 外来化学療法加算1に係る届出を行っている.

(2) 外来化学療法加算1に規定するレジメン(治療内容)に係る委員会に管理栄養士が参加

している.

(3) 地域の保険医療機関および保険薬局との連携体制として，以下に掲げる体制が整備されている.

① 当該保険医療機関で実施される化学療法のレジメンを，当該保険医療機関のホームページ等で閲覧できるようにしておく.

② 当該保険医療機関において，外来化学療法に関わる職員および地域の薬局に勤務する薬剤師等を対象とした研修会等を，少なくとも年1回実施する.

③ 他の保険医療機関および保険薬局からの患者のレジメンや患者の状況に関する相談および情報提供等に応じる体制を整備する. また，当該体制について，ホームページや研修会等で周知する.

(4) 栄養指導の体制として，外来化学療法を実施している医療機関に5年以上勤務し，栄養管理(悪性腫瘍患者に対するものを含む.)に係る3年以上の経験を有する専任の常勤管理栄養士が勤務している.

［経過措置］

令和2年3月31日時点で外来化学療法加算1の届出を行っている保険医療機関においては，令和2年9月30日までの間，上記 (3)②の基準を満たしているものとする.

(11)外来化学療法での栄養管理の評価 (外来栄養食事指導料の要件の見直し)

第1　基本的な考え方

がんの化学療法は，外来での治療が主流になってきているが，副作用による食欲不振は栄養状態の低下を来たし，がん治療の継続に大きな影響を与えるため，個々の患者に対応した栄養食事指導が重要となる.

しかし，外来化学療法の患者は，副作用による体調不良等により，栄養食事指導を計画的に実施することができないことから，患者個々の状況に合わせたきめ細やかな栄養管理が実施できるよう，外来栄養食事指導料について，要件を見直す.

第2　具体的な内容

外来化学療法を実施しているがん患者に対して，専門的な知識を有した管理栄養士が，きめ細やかな栄養管理を患者の状況に合わせて継続的に実施した場合を評価する.

【外来栄養食事指導料】

［算定要件］

(1) 厚生労働大臣が定める基準を満たす保険医療機関において，入院中の患者以外の患者であって，別に厚生労働大臣が定めるものに対して，医師の指示に基づき管理栄養士が具体的な献立等によって指導を行った場合に，初回の指導を行った月にあっては月2回に限り，その他の月にあっては月1回に限り算定する.

(2) 厚生労働大臣が定める基準を満たす保険医療機関において，外来化学療法を実施している悪性腫瘍を有する当該患者に対して，医師の指示に基づき，外来化学療法加算連携充実加算の施設基準に該当する管理栄養士が，具体的な献立等によって月2回以上の指導を行った場合に限り，2回目にイの点数を算定する. ただし，外来化学療法加算を算定した日と同日であること.

［施設基準］

(6) 外来栄養食事指導料，入院栄養食事指導料および集団栄養食事指導料に規定する基準

ア　当該保険医療機関の屋内において喫煙が禁止されている.

イ　外来化学療法加算連携充実加算の施設基準に該当する管理栄養士であること.

(12)特定集中治療室での栄養管理の評価(早期栄養介入管理加算の新設)

令和2年度診療報酬改定では，「医療機能や患者の状態に応じた入院医療の評価」の一環として「特定集中治療室での栄養管理の評価」に係る『早期栄養介入管理加算』が新設された．

第1　基本的な考え方

患者の早期離床，在宅復帰を推進する観点から，特定集中治療室において，早期に経腸栄養等の栄養管理を実施した場合について新たな評価を行う．

第2　具体的な内容

重症患者の集中治療室への入室後，早期(48時間以内)に経口移行・維持および低栄養の改善等の栄養管理（栄養アセスメントに基づく栄養管理計画の作成・実施およびその後の頻回なモニタリングによる計画の見直し等)を実施した場合の評価として，早期栄養介入管理加算を新設する．

(新)　早期栄養介入管理加算　　400点(1日につき)

［算定要件］

(1) 特定集中治療室に入室後早期から，経腸栄養等の必要な栄養管理が行われた場合は，7日を限度として，所定点数に加算する．

［施設基準］

(1) 特定集中治療室に次の要件を満たす管理栄養士が専任で配置されている．

　① 栄養サポートチーム加算の施設基準にある研修を終了し，栄養サポートチームでの栄養管理の経験を3年以上有する．

　② 特定集中治療室における栄養管理の経験を3年以上有する．

　③ 特定集中治療室管理料を算定する一般病床の治療室における管理栄養士の数は，当該治療室の入院患者の数が10またはその端数を増すごとに1以上である．

［留意事項］

(1) 日本集中治療学会の「日本版重症患者の栄養療法ガイドライン」に沿った栄養管理を実施する．

(2) 入室患者全員に栄養スクリーニングを実施し，抽出された患者に対して次の項目を実施する．なお，①から③は，入室後48時間以内に実施する．

　① 栄養アセスメントの実施

　② 栄養管理に係る早期介入の計画を作成し，特定集中治療室の医師，看護師，薬剤師等とのカンファレンスおよび回診を実施

　③ 腸管機能評価を実施し，入室後48時間以内に経腸栄養を開始

　④ 経腸栄養開始後は，1日に3回以上のモニタリングを行い，その結果をふまえて計画の見直しおよび栄養管理を実施

　⑤ 医師の指示に基づく再アセスメントを実施し，胃管からの胃内容物の逆流の有無等を確認

　⑥ ①から⑤までの内容を診療録等に記載する．なお，④に関しては，経腸栄養の開始が入室後何時間目であったかを記載すること．加えて，上記項目を実施する場合，特定集中治療室の医師，看護師，薬剤師等とのカンファレンスおよび回診等を実施する．

　　　当該加算の1日当たりの算定患者数は，管理栄養士1名につき10人以内とする．また，当該加算および栄養サポートチーム加算を算定する患者数は，管理栄養士1名につき，合わせて15人以内とする．

(3) 早期離床・リハビリテーションチームが設置されている場合には，適切に連携して栄養管理を実施する．

参考文献

1) 東京都老人医療センター栄養科 編：食事基準説明書，1995
2) 東京都立大塚病院栄養科 編：約束食事基準等食事療養説明書，1998
3) 慶応義塾大学病院食養委員会 編：治療食指針，第一出版，1990
4) 芦川修貳，古畑　公 編：栄養士のための給食実務論，学建書院，2008
5) 厚生労働省「日本人の食事摂取基準」策定検討会報告書：日本人の食事摂取基準〔2020年版〕，第一出版，2019
6) 文部科学省科学技術・学術審議会資源調査分科会報告：日本食品標準成分表2015年版（七訂），2015
7) 日本糖尿病学会 編：第6版 糖尿病食事療法のための食品交換表，文光堂，2006
8) 東京社会保険事務所保険部：入院基本料における看護の基準及び入院時食事療養等に関する講習会資料，2008
9) 都立病院管理栄養士栄養士会：栄養業務研究集録 第19集，1994
10) 都立病院管理栄養士栄養士会：栄養業務研究集録 第21集，1996
11) 渡邉早苗，寺本房子，佐藤文代，笠原賀子 編：新しい臨床栄養管理 第2版，医歯薬出版，2001
12) 玉川和子，口羽章子，松下ツイ子 編・著：臨床栄養学実習書 第9版，医歯薬出版，2002
13) 山口和子 編：臨床栄養学 食事療法の実習 第4版，医歯薬出版，2002
14) 西岡葉子，齋藤禮子，芦川修貳，古畑　公 編：特定給食施設 給食管理事例集，学建書院，2007
15) 臨床栄養，Vol. 107，No. 4，臨時増刊号，医歯薬出版，2005
16) 日本高血圧学会高血圧治療ガイドライン作成委員会 編：高血圧治療ガイドライン2019，日本高血圧学会，2019
17) 日本糖尿病学会 編：糖尿病食事療法のための食品交換表 第7版，日本糖尿病協会/文光堂，2013
18) 日本糖尿病学会 編・著：糖尿病治療ガイド2020-2021，文光堂，2020
19) 日本腎臓学会 編：慢性腎臓病に対する食事療法基準2014年版，東京医学社，2014
20) 黒川　清 監修：腎臓病食品交換表 第9版，医歯薬出版，2016
21) 日本動脈硬化学会：動脈硬化性疾患予防のための脂質異常症診療ガイド2018年版，2018
22) 一般社団法人日本摂食嚥下リハビリテーション学会
https://www.jsdr.or.jp/wp-content/uploads/file/doc/classification2021-manual.pdf
23) 本田佳子 編：トレーニーガイド 栄養食事療法の実習 栄養ケアマネジメント 第12版，医歯薬出版，2020
24) 永井　徹，長谷川輝美 編・著：ステップアップ臨床栄養管理演習 基本症例で学ぶ栄養管理プロセスの実際 第2版，建帛社，2020

Memo

Memo

Memo

管理栄養士・栄養士になるための臨床栄養学実習　食事療養実務入門

平成16年4月10日	第1版第1刷発行		
平成17年3月30日	第2版第1刷発行		
平成18年3月31日	第3版第1刷発行		
平成20年3月10日	第4版第1刷発行		
平成22年7月31日	第5版第1刷発行		
平成24年2月10日	第5版第2刷発行		
平成25年5月1日	第5版第3刷発行		
平成27年2月15日	第6版第1刷発行		
平成29年3月1日	第7版第1刷発行		
（改題）	編　者	芦 川 修 貮
平成31年3月1日	第8版第1刷発行	服 部 富 子
令和2年9月1日	第9版第1刷発行	
令和4年3月30日	第10版第1刷発行	発行者	百 瀬 卓 雄

発行所　株式会社 学建書院

〒 112-0004　東京都文京区後楽 1-1-15-3F
TEL　(03)3816-3888
FAX　(03)3814-6679
http://www.gakkenshoin.co.jp
印刷所　あづま堂印刷㈱
製本所　㈲皆川製本所

ISBN978-4-7624-9864-0

管理栄養士・栄養士になるための臨床栄養学実習 別冊

食事療養実務実習書

－日本人の食事摂取基準（2020年版）対応－
－日本食品標準成分表2020年版（八訂）対応－

編著　芦川修貳　　服部富子

著　　石川祐一　　今泉博文
　　　須永将広　　田中　寛
　　　調所勝弘　　藤井　茂
　　　松本信子　　矢ヶ崎栄作

A4判 / 96頁 / 定価 1,650円（本体 1,500円＋税）
ISBN978-4-7624-4865-2（2022.3/5-1）

一般食から特別治療食への献立展開がスムーズに演習できる

　基本献立をはじめ各治療食献立への展開，献立作成，食品交換法の使い方など，系統的に実習できるように編集．姉妹編の『食事療養実務入門』と合わせて使うとより効果的．

書き込みができて便利！

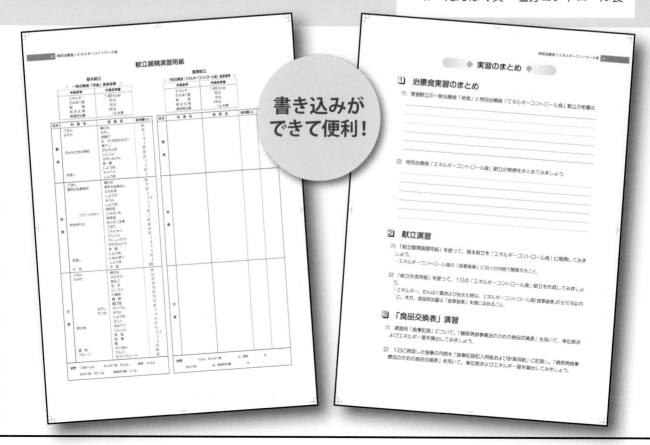